Dorothea Beigel

Bewegung und Balance bei Demenz

Gesundheitsförderung in Einzel- und Gruppenarbeit

Prävention – Gesundheitliche Pflege der Fachkräfte – Intervention

Danksagung

Herzlicher Dank!

- allen Kolleginnen und Kollegen aus Sozialarbeit, Pädagogik, Therapie, Medizin und Sportwissenschaft, die Konzept, Programme und Buch durch Gespräche, Erfahrungen, Umsetzung, Rückmeldungen unterstützt haben.

- allen Fach- und Pflegekräften, allen Betreuerinnen und Helferinnen, allen Ehrenamtlichen und Angehörigen, die mit den Programmen arbeiten und durch ihre Rückmeldungen die Programminhalte verfeinerten.

- allen Teilnehmerinnen und Teilnehmern der Programme. Ihre Mitarbeit ermöglichte es, praxisnah und sensibilisiert auf Variationen und Alternativen einzugehen.

- allen Mitwirkenden, die trotz Corona-Pandemie und der dadurch entstandenen zusätzlichen Belastung verlässlich und positiv denkend weiter mit den Programmen arbeiteten. Durch ihren Einsatz und ihre Nachfragen entwickelten sich erweiterte Variationen der Aktivitäten mit dem Schwerpunkt, körperliche Kontakte zu reduzieren oder diese in der Einzel- und/oder Gruppenförderung auszuschließen.

- für die Unterstützung von Nintendo Deutschland. Der Einsatz der Konsolen und Spiele bereichert die Betreuung und Arbeit im stationären und ambulanten Bereich. Die Teilnehmenden erleben das Zusatzangebot mit Freude, Motivation und Stolz.

Dorothea Beigel

Dorothea Beigel

Bewegung und Balance bei Demenz

Gesundheitsförderung in Einzel- und Gruppenarbeit

Prävention – Gesundheitliche Pflege der Fachkräfte – Intervention

verlag modernes lernen

Externe Links

Der Verlag weist ausdrücklich darauf hin, dass eventuell im Text enthaltene externe Links vom Verlag nur bis zum Zeitpunkt der Buchveröffentlichung eingesehen werden konnten. Auf spätere Veränderungen hat der Verlag keinerlei Einfluss. Eine Haftung des Verlages ist daher ausgeschlossen.

Unser Buchprogramm im Internet: www.verlag-modernes-lernen.de

Online-Material zu diesem Buch

So einfach geht's

- Materialseite **verlag-modernes-lernen.de/buecher/online-material** aufrufen
- Buchcode eingeben und Download starten

Ihr Buchcode: 2d234b70

Veröffentlicht in der Edition:
verlag modernes lernen Borgmann GmbH & Co. KG · Schleefstraße 14 · D-44287 Dortmund

Gesamtherstellung in Deutschland: Löer Druck GmbH, Dortmund

Bestell-Nr. 1319 ISBN 978-3-8080-0886-7

Inhalt

Einleitung

Liebe Leserin, lieber Leser

Die im Buch beschriebenen Programme des Konzepts „Bewegung und Balance bei Demenz“ beziehen Menschen verschiedener Betroffenheits-, Alters- und Berufsgruppen ein.

Sie eröffnen die Möglichkeit, Einzel- oder Kleingruppenförderung in Pflege, Betreuung, Therapie und Pädagogik durchzuführen.

Die Gesundheitsprogramme zur Demenz-Prävention und -Intervention sind im Bett liegend, sitzend, stehend oder in Bewegung – auch für Menschen mit ursächlich geistiger oder körperlicher Beeinträchtigung – umsetzbar. Bewusst beschreiben die Angebote zusätzliche Variationen für Teilnehmerinnen[1] mit Rollator oder im Rollstuhl.

Dies Buch beinhaltet mehr als 300 Übungen/Aktivitäten zu Schwerpunktthemen im Bereich Prävention und Intervention bei Demenz:

- Bewegungsanregungen der Fein- und Grobmotorik – mit und ohne Materialien
- Zielgerichtete Gleichgewichtspflege im Liegen, Sitzen, Stehen, Bewegen
- Gedächtnistraining und Gehirngymnastik in verschiedenen Anforderungs- und Schwierigkeitsstufen
- Massagen, Körperwahrnehmung, Achtsamkeits- und Entspannungsübungen

Ganz bewusst wird im Buch auch auf die Einbeziehung der Demenz-Betreuenden eingegangen. Zu schnell wird vergessen, dass Pflegen und Betreuen – das „Dasein für den andern“ – nur auf der Grundlage einer eigenen stabilen Gesundheit erfolgen kann!
Fachkräfte, Helferinnen, Ehrenamtliche und Angehörige leisten in Behandlung, Pflege und Betreuung von Hochbetagten und Demenzbetroffenen eine großartige und verlässliche Arbeit.
Körperlicher Einsatz, seelische Kraft und Stärke sowie geistige Frische und kontinuierliches praktisches und theoretisches Lernen werden verlangt und umgesetzt.
Diese Gründe untermauerten bei der Planung der Programme das Ansinnen, Demenz-Prävention/ Demenz-Intervention **mit gleichzeitiger** Gesundheitspflege und Fürsorge der Angehörigen, Ehrenamtlichen, Fach-, Pflege- und Betreuungskräfte zu verknüpfen. Die Rückmeldungen aus der Praxis machen Mut und erfreuen – sehr viele positive Rückmeldungen berichten, dass die Umsetzung erfolgreich durchgeführt wird.

Ich wünsche auch Ihnen, liebe Leserin und lieber Leser, viel Freude bei ihrer wertvollen Arbeit mit den anvertrauten Menschen und spürbaren Erfolg beim aktiven „Für sich selbst sorgen“.

---

1 Um eine bessere Lesbarkeit zu gewährleisten, wird im folgenden Text vorwiegend die weibliche Form benannt. Alle Pfleger, Betreuer, Übungsleiter … fühlen sich bitte ebenso angesprochen und wertgeschätzt.

Kapitel 1 Demenz

1.1 Formen der Demenz

In Deutschland gelten rund 1,7 Millionen Menschen als demenzkrank[1].
Der Begriff Demenz beinhaltet ca. 50 Krankheitsformen die unterschiedlichen Verlauf und eine Vielzahl von Ursachen aufweisen. Alle Demenzerkrankungen führen zum Verlust geistiger Leistungsfähigkeiten.

Alzheimer Erkrankung und Demenz werden häufig als Synonym verwendet. Alzheimer ist aber nur eine, wenn auch die häufigste Form der Demenz.
Ungefähr zwei Drittel der Demenzerkrankten sind von der Alzheimer Demenz[2] betroffen.
Die Weltgesundheitsorganisation (WHO) gibt an, dass alljährlich weltweit rund zehn Millionen Menschen die Diagnose Demenz bekommen, auch hier sind es zu zwei Dritteln Alzheimer-Fälle.[3]
Es wird davon ausgegangen, dass die Zahl der weltweit Betroffenen bis 2030 auf 82 Millionen steigen könnte, bis 2050 sogar auf 152 Millionen.
Grund dafür ist die steigende Lebenserwartung der Menschen und die gleichzeitige Tatsache, dass besonders ältere Menschen unter Alzheimer leiden.[4]
Bei der Altersgruppe der 80- bis 90-Jährigen ist mindestens jeder Fünfte betroffen, bei den über 90-Jährigen sogar mehr als ein Drittel.
Die meisten Alzheimererkrankten[5] sind älter als 65 Jahre – jedoch auch deutlich jüngere Menschen können davon betroffen sein.[6]
Im Gehirn von Alzheimer Patienten sterben – beginnend im Riechhirn – Nervenzellen und deren Verbindungen ab. Dieser Prozess weitet sich auf die Regionen aus, die für das Gedächtnis zuständig sind und führt zum Nachlassen des Kurz- und später auch des Langzeitgedächtnisses. Vergesslichkeit, Verwirrtheit, Orientierungsschwierigkeiten nehmen zu, Urteilsvermögen und Sprachfähigkeit nehmen im Verlauf der Krankheit ab. Auch Verhaltensveränderungen – Auftreten von depressivem oder aggressivem Verhalten – sind häufig zu beobachten.
Das Gehirn kann durch die Erkrankung bis zu einem Fünftel seiner Masse einbüßen.

Experten gehen davon aus, dass Demenz ohne erkennbare Symptome, der sogenannte asymptomatische Verlauf, etwa 30 Jahre vor dem Bemerkbarmachen der Krankheit entsteht[7].

Als zweithäufigste Demenzform gilt die vaskuläre Demenz, die etwa bei 10 – 15% der Demenzbetroffenen vorliegt. Verantwortlich für diese Form der Demenz sind Durchblutungsstörungen im Gehirn.
Die Medizin unterscheidet verschiedene Formen von vaskulärer Demenz. Multiinfarkt-Demenz[8], hervorgerufen durch mehrere kleine Hirninfarkte (Schlaganfälle), Subkortikale vaskuläre Demenz und die Gemischte vaskuläre Demenz.
Mischformen aus vaskulärer und Alzheimer-Demenz treten bei ca. 20% der Erkrankten auf.[9]

Die vaskuläre Demenz beginnt oft schleichend, ihr Fortschreiten ist allmählich. Oft ist sie schwer von der Alzheimer-Krankheit zu unterscheiden, obwohl nicht die Gedächtnisstörungen, sondern Verlangsamung, Denkschwierigkeiten oder Stimmungslabilität sie bestimmen.
Neben der medikamentösen Behandlung werden Bewegungs- und Musikangebote, besonders auch Stabilisierung der Gangsicherheit als Hilfe angesehen.

Zu den weiteren Demenzformen, die laut Statistik weniger Menschen betreffen, zählen die Lewy-Körperchen-Demenz[10]. Sie hat ähnliche Ursachen wie die Alzheimer Krankheit – Ablagerung von Eiweißresten in den Nervenzellen des Gehirns – und ähnelt ihr auch. Die Unterschiede zeigen sich darin, dass bei der Lewy-Körperchen-Demenz Gedächtnisinhalte länger erhalten bleiben, Sinnestäuschungen jedoch früher und häufiger auftreten, zudem das Schwanken der körperlichen und geistigen Verfassung festzustellen ist.
Bei der Lewy-Körperchen-Demenz gilt die nicht-medikamentöse Behandlung als wichtig – bedingt durch häufig schlechte Verträglichkeit der Medikamente.[11]
Bewegungsangebote, Musik, Gedächtnistraining gelten als geeignete Verfahren.

Zu den seltenen Formen der Demenz gehört auch die Frontotemporale Demenz, auch Pick-Krankheit (Morbus Pick) genannt.
Die Krankheit beginnt im Vergleich zu anderen Demenzerkrankungen oft schon in relativ jungen Jahren (Alter ab 20 Jahre). Bei dieser Form der Demenzerkrankung verändert sich – bedingt durch das Absterben von Nervenzellen im Frontallappen (Bereich „der Benimmregeln") – besonders die Persönlichkeit der Erkrankten, während das Gedächtnis und die Orientierung weitgehend erhalten bleiben.[12]
Erst im fortgeschrittenen Stadium ähnelt diese Form der Demenz der Alzheimer Erkrankung.
Zusätzlich zur medikamentösen Behandlung (z. B. Antidepressiva) werden Bewegungs-, Sport-, Musik- und Tanzangebote als Unterstützung angesehen.[13]

Eine weitere Form von Demenz, ist die Parkinson-Demenz[14], die nicht von allen Parkinson-Patienten entwickeln wird. Dennoch werden Parkinson-Patienten[15] etwa sechsmal häufiger dement als die Allgemeinbevölkerung. Das Risiko für eine Parkinson-Demenz besteht vor allem im höheren Alter. Im Alter der über 75-Jährigen entwickelt ungefähr jeder zweite Parkinson-Patient eine Demenz. Die Erkrankten sind in ihrer Aufmerksamkeit beeinträchtigt, im Denken verlangsamt. Zusätzlich entwickeln sie häufig Depressionen und Halluzinationen. Zum Unterschied zur Alzheimer Demenz bleibt die Fähigkeit der Parkinson-Demenz-Erkrankten, neue Dinge zu lernen, erhalten – auch wenn die Patienten die neu abgespeicherten Inhalte nur verzögert abrufen können. Neben Medikamenten bieten sich Bewegung und Gedächtnistraining bei leichten Formen von Parkinson-Demenz an.

1.2 Handlungsfelder

Als Risikofaktoren der Alzheimer-Erkrankung gelten, neben dem Altern und einem Bewegungsmangel, aber auch das Rauchen, Bluthochdruck, Diabetes mellitus, Fettleibigkeit, erhöhte Blutfettwerte (Hyperlipidämie). Ebenso spielen Faktoren wie Depression oder soziale Isolation (Einsamkeit) und Hörstörungen eine wichtige Rolle[16]. Allein ein Drittel aller Erkrankungsfälle geht auf das Konto dieser beeinflussbaren Faktoren.

Die WHO benennt verschiedene Handlungsfelder, um das Risiko einer Demenzerkrankung in der Bevölkerung zu senken[17].

Vorrangig wird körperliche Aktivität – ausreichende Bewegung empfohlen.
Sowohl für gesunde Erwachsene als auch für Erwachsene, bei denen bereits geringe kognitive Einschränkungen zu bemerken sind, steht körperliche Aktivität an oberster Stelle.

Die WHO empfiehlt außerdem kognitives Training und gibt Hinweis auf die Wichtigkeit von sozialer Aktivität und Teilhabe.

1.3 Studien und Alltagsbezug

Das menschliche Gehirn besitzt die Fähigkeit „zur kontinuierlichen Verbesserung, Anpassung und Integration neuer Zellen"[18].
Auch in den Gehirnen hochbetagter Menschen bilden sich kontinuierlich neue Nervenzellen und neue Verknüpfungen. Je dichter das Netz, desto effektiver die geistige Leistungsfähigkeit.

Im Hippocampus, einem Gehirnbereich, der die kognitive Vitalität beeinflusst und eine zentrale Schaltstelle des Gehirns ist, finden tatsächlich bis ins hohe Alter Neurogenese-Prozesse (Neubildung von Nervenzellen) statt.[19]
Diese Erkenntnis ist wichtig, denn der Hippocampus[20], der den Übergang von Informationen aus dem Kurzzeitgedächtnis ins Langzeitgedächtnis regelt und an der räumlichen Orientierung beteiligt ist, gilt als ein wichtiger Baustein bei Lernprozessen und bei der Gedächtnisbildung.
Eine Beeinträchtigung des Hippocampus zeigt sich bei demenzbetroffenen Menschen. Der Hippo-

campus ist laut Forschung[21] eines der ersten von der Alzheimer-Krankheit befallenen Areale. Das Fortschreiten der Krankheit zeigt eine Ausweitung auf die Hirnlappen[22].

Bekannt ist, dass lebenslanges Lernen das Gedächtnis verbessert, das Risiko für die Entwicklung einer Alzheimer Erkrankung reduziert und den Rückgang der Gehirnleistung bei Demenz verzögert[23].

1.3.1 Bewegung – Demenz

Bewegung erhöht – laut Forschung – die Bildung neuer Neuronen im Hippocampus.[24]
Eine Untersuchung (Deutschland 2016) zeigte, dass mangelnde körperliche Aktivität der bedeutsamste Risikofaktor einer Demenz ist und mit 21 % den höchsten Einfluss auf die Alzheimer-Prävalenz hat[25].

Das Global Council on Brain Health (GCBH) befasste sich auf internationaler Ebene mit dem Thema körperliche Aktivität und Hirngesundheit. Die Wissenschaftler (2016) veröffentlichten einen Konsens dazu – Ziel Aufrechterhaltung von Denkfähigkeit im Alter[26]. Dieser unterstreicht u. a. den positiven Einfluss körperlicher Aktivität auf die Hirngesundheit.

Forschungsergebnisse 2019, die im renommierten Journal „Nature Medicine" publiziert wurden, besagen, dass bei körperlichen Aktivitäten ein bestimmter Botenstoff aus dem Muskel freigesetzt wird und über den Blutkreislauf in das Gehirn gelangt. Bei Alzheimer-Patienten war ein erniedrigter Spiegel des Botenstoffs im Hippocampus (Kurzzeitgedächtnis) und in der Rückenmarksflüssigkeit (Liquor) zu ersehen[27].

In Tierexperimenten konnte durch eine Steigerung des Botenstoffs[28] eine Verbesserung der Vernetzung von Hirnarealen und Nervenzellen (synaptischen Plastizität) erreicht werden, die u. a. für das Lernen und Erinnern wichtig sind.
In vielen Studien konnte bereits belegt werden, dass Bewegung die Gehirnleistung unterstützt – Bewegung daher zur Demenzprävention empfohlen wird!
Der Mechanismus, der dahintersteckt war bisher aber nicht bekannt.

Eine 2019 veröffentlichte Interventionsstudie zeigte, dass sich bei Studienteilnehmer (mit und ohne kognitive Einschränkung / Alter von 61–88 Jahren), die über 12 Wochen trainierten, Gedächtnisleistung und Sprache verbesserten[29].

Eine EU Studie ermöglichte 250 älteren Menschen, die sich im Frühstadium der Erkrankung befanden und eher nicht aktiv waren, 12 Monate an einem moderaten Bewegungsprogramm teilzunehmen. Ergebnisse zeigten auch hier, dass sich das Fortschreiten der Erkrankungen bei Bewegungstraining verlangsamte – sich die kognitiven Leistungen von Probanden sogar verbesserten[30].

Prof. R. Dodel[31] betont, dass verschiedene Ergebnisse belegen, dass eine beginnende Demenz durch körperliche Aktivität positiv beeinflusst werden kann und es empfehlenswert ist, körperlich aktiv zu sein.[32]

Bewegung kann das Demenzrisiko insgesamt um ein Viertel reduzieren und das Alzheimerrisiko sogar knapp halbieren. Das ergab eine zusammenfassende Auswertung von 16 prospektiven Studien, in denen bei insgesamt 163.797 Menschen der Zusammenhang zwischen ihrer körperlichen Aktivität und der Entwicklung einer Demenzerkrankung untersucht worden war[33].

Das Gehirn von Frauen und Männern kann durch regelmäßiges Spazierengehen fit gehalten werden – zwei bis vier Kilometer am Tag senken das Demenzrisiko bereits deutlich[34].
Verbesserte Durchblutung, Senken von Entzündungswerten, Ausschüttung von Botenstoffen scheinen sich positiv auf die Bildung neuer Nervenzellen und den Verbindungen im Gehirn auszuwirken. Dies gilt auch bei begonnenem kognitiven Nachlassen.

Durch die Produktion von stimmungsaufhellenden Substanzen wie Serotonin oder Endorphinen profitiert auch die Seele von Bewegung. Menschen, die sich bewegen, sind seltener von Depressionen betroffen. Auch Menschen mit einer Depression profitieren von der Wirkung regelmäßiger Bewegung.[35]

Bezug zum Alltag

Bewegung fördert die geistige Fitness, vor allem das Konzentrations- und Erinnerungsvermögen. Grobmotorische Aktivitäten, wie Spazierengehen, Tanzen, Treppensteigen, Gymnastik, Haus- und Gartenarbeit können das Wachstum und die Verknüpfung neuer Nervenzellen und neuer Nervenverbindungen – insbesondere im Bereich des Hippocampus – anregen.

Ein angemessenes Bewegungs-Training, das individuell im Liegen, Sitzen, Stehen oder in Bewegung erfolgt, hat einen hohen Stellenwert[36]. Es ermöglicht den Erhalt oder die Wiedererlangung einer vorwiegend selbstständigen Lebensführung.
Es unterstützt die Verzögerung oder Verhinderung von Pflegebedürftigkeit.

1.3.1.1 Feinmotorik – Demenz

Feinmotorik umfasst alle kleinen Bewegungen, die mit Fingern, Hand, Fuß, Zehen, Zunge, Mund und der Gesichtsmuskulatur ausgeführt werden können.

Feinmotorik regt das Gehirn an, neue neuronale Verbindungen zu knüpfen.
In allen Altersstufen führen feinmotorische Bewegungen zu einer besseren Hirndurchblutung, zur erhöhten Wachheit und Aufnahmefähigkeit des Gehirns.

Besonders von Fingerspielen ist bekannt, dass sie in jedem Alter eine positive Auswirkung auf die Denkleistung des Menschen haben.
Forscher der Uni Basel entdeckten in einer Region des Mittelhirns[37] eine Gruppe von Nervenzellen, die ihre Verbindungen durch feinmotorisches Training veränderten.
Je mehr Greifübungen erfolgten, desto mehr Verbindungen entstanden innerhalb der Neuronengruppe[38].

Spiele zur Feinmotorik beinhalten u. a.[39]

- Das Training der Hand- und Finger-, Fuß- und Zehenkraft
- Das Üben einer angemessenen Kraftdosierung
- Das Pflegen der Gelenkigkeit von Schulter, Ellenbogen, Handgelenk, Finger, Fußgelenk und Zehen
- Das Fördern von Zielgenauigkeit und Üben der Auge-Hand-Koordination
- Die Unterstützung der Feinabstimmung von Mund- und Zungenmotorik

Bezug zum Alltag

Schon die scheinbar einfachsten feinmotorischen Bewegungen, wie das Ergreifen von Gegenständen, z. B. Besteck oder Alltagsmaterial, trainieren das menschliche Gehirn.
Genauso, wie andere täglich ausgeführte Bewegungen beim An- und Ausziehen, die Greifen erfordern, setzt die feinmotorische Tätigkeit Koordinationsfähigkeit voraus, die vom Gehirn erlernt, geübt und gepflegt werden kann.
Feinmotorische Fähigkeiten können auch im Erwachsenenalter trainiert und verbessert werden.
Aktivitäten, wie Kneten, Stricken, Häkeln, Malen, Basteln, feinmotorische Haus- und Gartenarbeit sind dabei Nahrung für das Gehirn.

Finger- und Fußspiele schulen die Feinmotorik.
Das gemeinsame Sprechen oder Singen bei den Aktivitäten, erhöht die Aufmerksamkeit der Teilnehmenden. Reime, Verse und Lieder, die mit Finger- und Fußspielen, Klatsch-, Patsch- und Bewegungsgesten verbunden sind, machen doppelten Spaß.
Die Spiele fördern zudem die sprachliche Fähigkeiten, bringen auch Erwachsene zum Lachen, sorgen für Entspannung, gute Laune und ein „Wir-Gefühl".[40]

1.3.2 Taktilität – Demenz

Das taktile Sinnessystem ist lebenslang das vielfältigste und flächenmäßig größte Sinnessystem des Menschen. Die Haut umhüllt und schützt den Menschen. Sie hat Rezeptoren für Druck und Bewegung, für Wärme und Kälte sowie für Schmerz. Die Haut spiegelt die Empfindungen von Menschen wider; sie erblasst, errötet, schwitzt. Sie schützt den Menschen, sie reguliert, atmet und warnt. Die menschliche Haut hat somit in jedem Alter eine lebenserhaltende Funktion. Reize von fast jedem Quadratzentimeter der Haut erreichen das Zentralnervensystem und werden dort verarbeitet und integriert[41]. Viele Reize werden dem Menschen nicht bewusst, leiten aber auf niedrigerer Ebene des Gehirns Bewegungen und/oder Gefühlsäußerungen ein. Montagu[42] sieht die Bedeutung der taktilen Funktion auch darin, dass ihr im Gehirn deutlich größere Zonen zuzuordnen sind als anderen Funktionen.
Laut einer gemeinsamen Studie (2019) von Forschern des Max-Planck-Instituts für Kognitions- und Neurowissenschaften in Leipzig und der Ruhr Universität Bochum, sind mehr als zehn Prozent der Großhirnrinde an der Verarbeitung von Informationen des menschlichen Tastsinns beteiligt – ein größerer Bereich als zuvor angenommen. Die Forschung zeigte, dass die Wahrnehmungen der Berührung nicht nur im somatosensorischen Cortex stattfinden. Auch Teile des präfrontalen Cortex und des hinteren Scheitellappens – Hirnregionen von denen bekannt ist, dass sie wichtig für die Aufmerksamkeitsfokussierung und die Körperwahrnehmung sind – werden aktiviert[43].

Die Haut wird während der Entstehung des Menschen – wie das Nervensystem – aus der gleichen Gewebsschicht, dem Ektoderm gebildet. Deshalb spielen die Haut und Bewegungsreize eine Schlüsselrolle bei der Organisation des Gehirns. In diesem Zusammenhang ist von Bedeutung, dass der Mensch zwar taub und blind leben kann, die Funktion der Haut aber lebensnotwendig ist[44].

Bis in das Seniorenalter hinein ist zu erkennen, dass taktile Reize positive Auswirkungen auf die Psyche sowie die körperliche und geistige Fitness haben. „Das Bedürfnis nach peripherer Hautstimulation dauert so lange wie das Menschenleben, aber es ist am intensivsten und wesentlichsten in der frühen Phase der reflektiven Verbindung."[45]

Tiffany Field von der University of Miami[46] bestätigte 2014 die positive Wirksamkeit von Massagen auf verschiedene Krankheitsbilder (Wirksamkeit zur Stimulierung des Wachstums bei Frühgeborenen, Vorteile der Berührung auf Schmerzbehandlungen bei Kindern und Erwachsenen, älteren Menschen). Sie kam jedoch zu dem Schluss, dass vor allem Massagen mit mittlerem Druck effektiv sind. Dies spiegelte sich auch im Gehirn der Behandelten wider: Mit moderatem Druck ausgeführte Massagen verändern laut Field die Aktivität in Hirnregionen wie der Amygdala, dem Hypothalamus und dem anterioren Gyrus cinguli[47].

Bezug zum Alltag

Die Berührung der Haut – berühren und berührt werden – ist ein Grundbedürfnis des Menschen![48]

Intensiver Hautkontakt erfolgt über direkte körperliche Berührungen, z. B. das Anfassen, das Streicheln, das Massieren, das Berühren ...

Hautkontakt wird auch aktiviert durch das Greifen, Ergreifen und Begreifen von Materialien. Naturmaterialien, wie Kastanien, Sand, Wasser ..., Alltagsmaterialien, wie Stoff, Teig, Stifte ..., Therapiematerialien, wie Knete, Schaum ...

Sonne, Wind, Regen ... vermitteln Hautkontakt mit der Natur.

Hautkontakt – Eigenhautkontakt entsteht durch Bewegung, z. B. beim Händeklatschen, bei Fingerspielen, beim Barfußlaufen ...

Körperkontakt erfolgt zusätzlich über das in Beziehung treten mit einer anderen Person, z. B. durch Blickkontakt, Mimik, Gestik, Körperhaltung oder stimmliche Signale.

1.3.3 Propriozeption – Demenz

Auch die Propriozeption – Eigenwahrnehmung oder Tiefensensibilität genannt – ist für Menschen bis ins hohe Alter von besonderer Bedeutung. Beeinträchtigungen in diesem Wahrnehmungsbereich haben Auswirkungen auf Bewegung und Wahrnehmung, auf das Lernen und das psychische Befinden.

Die Propriozeption, der Stellungs- und Spannungssinn, registriert die sensorischen Informationen, die durch Kontraktion und Streckung von Muskeln und Sehnen sowie durch Drücken und Ziehen von Gelenken verursacht werden. Dies ermöglicht uns, Körperbewegungen schnell und geschickt auszuführen. Ohne eine exakte Propriozeption müssen Bewegungen immer durch visuelle Kontrolle geplant und gesteuert werden. Bei Störungen in der Propriozeption kann es zu wenig differenzierten Finger- und Zehenbewegungen sowie zu schlaffem oder verspanntem Tonus kommen.

Senioren mit mangelnder Propriozeption fallen durch Zunahme von Ungeschicklichkeit auf. Sie verschütten Flüssigkeiten, werfen unabsichtlich Gegenstände zu Boden. Sie haben Schwierigkeiten, mit Essbesteck umzugehen. Stiftführung und das Einhalten von Begrenzungslinien fällt schwer. Mundmotorische Auffälligkeiten wie nuschelnde Aussprache, ausdrucksarme Mimik, Speichelfluss, häufiges Offenstehen des Mundes sowie zu langsames oder zu hastiges Arbeitsverhalten fallen auf. Soziale Missverständnisse und geringe Akzeptanz können die Folge sein. Die verminderte Ausdruckslosigkeit in der Mimik führt zu dem Eindruck, sie seien gegenüber Vorwürfen abgestumpft.

Bezug zum Alltag

Jede Bewegung zählt!!! - Einmal ist besser als Keinmal![49]
Es geht nicht um's Können – es geht um's Tun!

Das propriozeptive Wahrnehmungssystem kann u. a. unterstützt und geschult werden durch
- Gleichgewichtsspiele (z. B. das Stehen und Bewegen auf einer zusammengerollten Gymnastikmatte, Rückwärtslaufen)
- Barfußlaufen, Fußspiele, Fußmassagen
- Konzentrationsspiele (z. B. Bewegungen mit geschlossenen Augen)

Das Gehirn braucht auch für Bewegungsabläufe Wiederholungen – Wiederholungen sind wichtig! Das Gehirn profitiert bei Spielen, Aktivitäten, Übungen von klaren Strukturen, von Regelmäßigkeit und Verlässlichkeit.

Spiel, Freude und eine angenehme Atmosphäre sind wunderbare Unterstützer des sensomotorischen Trainings!

1.3.4 Gleichgewicht – Demenz

Laut Erkenntnissen eines französischen Forscherteams ist die Gleichgewichtsfähigkeit ein konkreter Hinweis auf eine drohende Demenz.[50]: Weniger als fünf Sekunden auf einem Bein stehen zu können, wird als ein konkreter Hinweis auf eine drohende Demenz angesehen.
Die enge körperliche und geistige Verbundenheit zeigt sich auch in den Ergebnissen von Wissenschaftlern der Universität Heidelberg[51]. Sie konnten über einen längeren Beobachtungszeitraum (12 Jahre) nachweisen, dass Senioren, die ihr Gleichgewicht gut halten konnten, dreimal seltener an Alzheimer erkrankten als andere Probanden.

1.3.4.1 Körperliches Gleichgewicht – Demenz

Studien belegen, dass ältere Menschen durch ein gezieltes Gleichgewichtstraining ein merklich besseres Reflexverhalten zeigen.
„Gezieltes Gleichgewichtstraining reduziert die Häufigkeit von Stürzen im Alter deutlich“[52].
Gleichgewichtstraining verbessert jedoch nicht nur die Gleichgewichtsfähigkeit, sondern zusätzlich auch – unabhängig vom Alter – die maximale Kraftentwicklungsrate[53].
Muskelanteile und Muskelkraft reduzieren sich mit zunehmenden Alter.
Regelmäßige Gleichgewichtsübungen wirken dem entgegen! Wissenschaftliche Studien belegen, dass selbst über 80-jährige Menschen von körperlichem Training profitieren[54].
Demenzbetroffene Patienten können vergleichbare Trainingserfolge wie nicht von Demenz betroffenen Menschen erzielen.
Die wissenschaftliche Studie des Klinikums der Universität Heidelberg beschreibt beispielsweise vergleichbare Trainingserfolge – Steigerungen um 30%–50% im Bereich der Leistungsfähigkeit bei Alltagsbewegungen[55].

Bezug zum Alltag

Stand-, Gang- und Gleichgewichtsdefizite sind Hauptrisikofaktoren für Stürze im Alter.
Ein gezieltes Gleichgewichtstraining kann Altersschwindel verringern, Stürzen vorbeugen und Sicherheit und Vertrauen präventiv oder begleitend aufbauen.
Gleichgewichtsübungen unterstützen

- Stand-, Gang-, Bewegungssicherheit
- Beweglichkeit und Elastizität von Muskeln und Sehnen
- Kraftzuwachs
- Feinmotorik
- Sehwahrnehmung
- Hörwahrnehmung
- Atmung, Sprechen
- Aufmerksamkeit, Konzentration
- Orientierung
- Lernen, Leisten, Verhalten

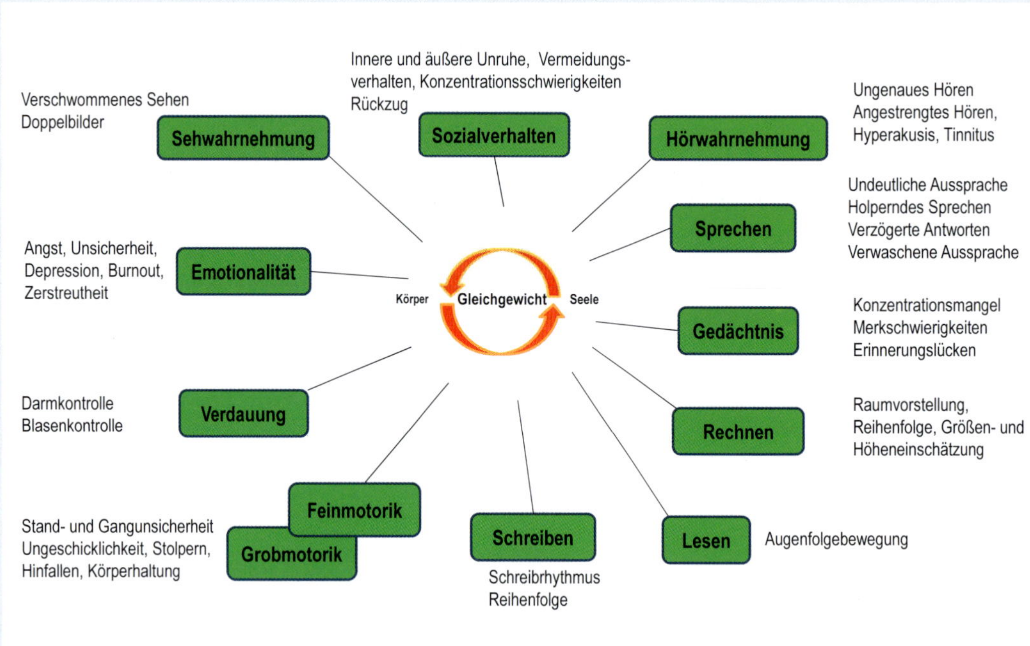

1.3.4.2 Seelisches Gleichgewicht – Demenz

Dr. Ekaterina Zotcheva von der Universität in Trondheim, Norwegen berichtete 2018 beim internationalen Kongress der Alzheimer's Association (AAIC) in Chicago[56], dass regelmäßiger Sport im mittleren Lebensalter das Demenzrisiko senken könnte, viel psychischer Stress das Risiko hingegen erhöht.
Dr. Zotcheva bezog sich dabei auf Auswertungen von ca. 28.000 Teilnehmenden an der Nord-Trøndelag Health Study (HUNT). Von den 1984 bis 1986 in die Studie Aufgenommenen (Befragung nach körperlichen Aktivität und psychischen Stress) wurden Teilnehmende, die sich sportlich betätigten, zu 20 % seltener von einer Demenz betroffen (auch bei Berücksichtigung andere Demenzrisikofaktoren).
Bei Teilnehmenden mit Rückmeldung von Angst- und Depression fanden die Forscher hingegen ein Drittel häufiger eine Demenz als bei Probanden ohne psychische Belastung. Bewegungsaktivitäten verringerten auch in dieser Gruppe die Demenzerkrankung.

„Eine moderate bis anstrengende körperliche Tätigkeit reduziert die Demenzinzidenz sowohl bei Personen mit als auch ohne psychischen Stress"[57], schlussfolgerte Zotcheva.

Auch die Auswertung des US-Versicherers Kaiser Permanente[58] legte dar, dass Stress im mittleren Lebensalter eine Demenz zu begünstigen scheint. Dr. Paola Gilsanz von der Universität in San Francisco berichtete, dass von rund 12.300 Teilnehmern (regelmäßige Gesundheits-Checkups Anfang der 1970er-Jahre) gehäuft Teilnehmende mit psychischen Belastungen von einer Demenz betroffen waren.

Bezug zum Alltag

Seelisches Gleichgewicht – Demenz
Körperliches und seelisches Gleichgewicht sind untrennbar miteinander verbunden.
Der Verlust von körperlichem Gleichgewicht verringert die Stand-, Gang- und Bewegungssicherheit. Er beeinflusst aber auch die innere Selbstsicherheit und das Vertrauen in den eigenen Körper. Oftmals folgt der Minderung des Selbst-Vertrauens eine Schmälerung des Selbstwertgefühls.

Eine Unterstützung des seelischen Gleichgewichts zeigt ihre positiven Wirkungen z. B. in Zunahme einer inneren, wohltuenden Ausgeglichenheit oder in erlebter und ausstrahlender Ruhe. Körperlich ist die seelische Balance in Form von Kopf- und Körperaufrichtung, in entspannter Körperhaltung, in ausgeglichenem Muskeltonus, in fein- und grobmotorischer Bewegungssicherheit zu ersehen.
Seelisches Ungleichgewicht zeigt sich beispielsweise in innerer Unruhe oder einem Verlust, sich selbst zu spüren.
Die körperlichen Auswirkungen der inneren Balance finden sich parallel in Bereichen einer räumlichen Orientierungsschwierigkeit oder in Gefühlen, wie scheinbarem „Taumeln", wie „auf Watte gehen", wie „alkoholisiert zu sein".[59]

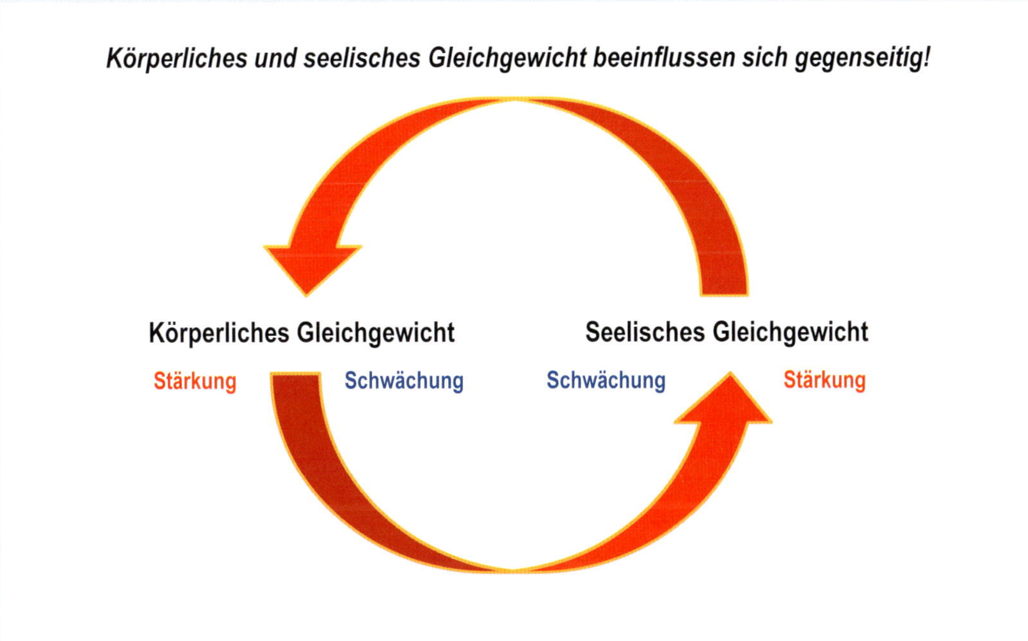

1.3.5 Kognition – Demenz

Kognition – ein Begriff, der in der Psychologie nicht einheitlich verwendet wird – umfasst alle neuronalen Prozesse, durch die Wahrnehmungen aus der Umwelt aufgenommen, verarbeitet, gespeichert und wieder abgerufen werden[60].
Dazu zählen Gedächtnis, Sprache, Aufmerksamkeit, Emotionen, Exekutivfunktionen und die Intelligenz[61].
Die Demenzerkrankung geht mit der Minderung kognitiver Fähigkeiten einher. Merkfähigkeit, Orientierungsmöglichkeit, Konzentrationsfähigkeit verschlechtern sich. Exekutive Funktionen, die Menschen helfen, ihr Verhalten zu steuern, Aufgaben zu planen, Probleme zu lösen, um ein bestimmtes Ziel zu erreichen, verringern sich.
Folgende Bereiche und Fähigkeiten, die dem Bereich der Kognition zugeordnet werden, sind häufig betroffen:

- Merkfähigkeit
  Kurzzeitgedächtnis – die Fähigkeit, Informationen, die kurze Zeit später benötigt werden, vorübergehend zu speichern.
  - Auditives Kurzzeitgedächtnis – die Fähigkeit, gehörte Informationen über eine kurze Zeitspanne hinweg im Gedächtnis zu behalten.
    - Benennung – die Fähigkeit, sich an ein Wort zu erinnern und es abzurufen.

- Visuelles Kurzzeitgedächtnis – die Fähigkeit, visuelle Informationen vorübergehend zu speichern.
  - Wiedererkennung – die Fähigkeit, Personen, Gegenstände, Orte wiederzuerkennen und sich an ihre Namen zu erinnern.

- Orientierung
  - Räumliches Vorstellungsvermögen – die Fähigkeit, sich in Räumen, Gebäuden, Gegenden zurechtzufinden oder diese wiederzufinden.

- Aufmerksamkeit
  - Fokussierung – die Fähigkeit, die Aufmerksamkeit auf einen bestimmten Reiz zu fokussieren.
  - Reaktionszeit – die Fähigkeit, den wahrgenommenen Reiz zu verarbeiten und darauf angemessen zu reagieren
  - Konzentrationsspanne – die Fähigkeit, sich über einen Zeitraum mit einem Reiz oder einem Thema zu beschäftigen.
  - Planung – die Fähigkeit im Themenbereich vorauszudenken, d.h. die Ausführung einer Aufgabe mental korrekt vorauszuplanen.

- Kognitive Flexibilität – die Fähigkeit, Gedanken und eigenes Verhalten an neue, sich verändernde Umstände anzupassen.
  - Denken und Schlussfolgern. Handlungen planen, ausführen, überwachen und bewerten.
  - Soziale Verhaltensregeln einhalten

Bezug zum Alltag

Kognitive Leistungsfähigkeiten werden besonders durch geistige Beanspruchung, neues und vertiefendes Lernen gefördert.
Monotones Sitzen, monotone Tagesabläufe sowie monotone Arbeitsabläufe wirken eher hemmend auf das Pflegen und Trainieren kognitiver Leistungsfähigkeiten.

Kognitive Leistungen lassen sich hervorragend mit grob- und feinmotorischen Bewegungsangeboten, mit Gleichgewichtsübungen und spielerischen Elementen unterstützen.

Bewegung und Gleichgewichtstraining erhöht die Konzentrationsfähigkeit und verbessert das Gedächtnis.
Spiele sind eine gute Möglichkeit, geistigen Fähigkeiten ohne Stress zu pflegen und zu unterstützen.
Stressfreies, freudvolles Arbeiten und Spielen unterstützt maßgeblich die Arbeit des Hippocampus!

1.3.6 Multidimensionale Ansätze zur Prävention und Intervention bei Demenz

Die erste große Interventionsstudie mit multidimensionalem Ansatz zur Prävention kognitiver Beeinträchtigungen (2015-Finger-Studie aus Finnland: Finnish Geriatric Intervention Study)[62], bezog 1.260 Probanden mit beginnenden Demenzerscheinungen im Altersbereich 60–77 Jahren ein. Kognitive Funktionen wurden mit Hilfe neuropsychologischer Tests erhoben.
Zu den Modulen gehörten u.a. die Stärkung der Muskulatur durch Bewegung und das Training der geistigen Fähigkeiten.

Ergebnisse besagten, dass regelmäßiges körperliches und kognitives Training und eine ausgewogene Ernährung entscheidend dazu beitragen, den geistigen Abbau um Jahre hinauszuzögern[63].

Prof. Wolf D. Oswald, Institut für Psychogerontologie, Universität Erlangen-Nürnberg setzt zudem auf frühzeitiges Handeln. „Wir können Alzheimer zwar nicht heilen, aber durch geeignete kognitive und psychomotorische Therapien das Fortschreiten des Krankheitsverlaufs verzögern"[64].
Nach seinen Beobachtungen lässt sich die Symptomatik zumindest für einige Zeit stabil halten, wenn Alzheimerpatienten im Frühstadium Wahrnehmung, Koordination und Gleichgewicht schulen. Bei Kontrollpersonen ohne entsprechende Übungseinheiten verschlechterten sich die kognitiven Fähigkeiten dagegen weiter.

Dual-Task-Training – Demenz
Kombination aus körperlicher Bewegung und geistigem Training

Trainingseffekte des Dual-Task-Trainings auf die Aufmerksamkeitsleistungen konnten weltweit nachgewiesen werden[65].
Bisher vorliegende Resultate im Bereich des Einsatzes von motorisch-kognitiven Aufgabenstellungen bei Demenzbetroffenen unterstreichen die Aussage, motorisch-kognitive Trainings zu nutzen[66].

Bezug zum Alltag

Beim Intermodalen Wahrnehmungstraining wird die Aufmerksamkeitsleistung der Teilnehmenden über das gleichzeitige Ausführen einer Bewegung (z. B. vorwärts- rückwärts- oder seitwärts Gehen, Prellen eines Balls, Schwingen eines Jongliertuches, ...) und einer kognitiven Aufgabe (z. B. Benennung von Namen, Aufzählung von Gegenständen, Buchstabieren, Rechnen, ...) gepflegt, geschult und verbessert.

Gedächtnistraining und gezieltes Bewegen halten unser Gehirn bist ins höchste Alter fit!

1 https://www.bundesgesundheitsministerium.de/fileadmin/Dateien/5_Publikationen/Pflege/Broschueren/190429_BMG_RG_Demenz.pdf. 13. aktualisierte Auflage: März 2019

2 Alzheimer Demenz: benannt nach Alois Alzheimer 1864–1915, Würzburger Nervenarzt und Neuropathologe, später Professor für Psychiatrie in Breslau

3 https://www.deutsche-alzheimer.de

4 https://www.t-online.de/gesundheit/krankheiten-symptome/id_83121348/alzheimer-forschung-kein-durchbruch-aber-hoffnung.html

5 1910 Erste Erwähnung der „Alzheimerischen Krankheit" im „Lehrbuch der Psychiatrie"

6 https://www.wegweiser-demenz.de/informationen/medizinischer-hintergrund-demenz/alzheimer/alzheimer-krankheit.html

7 https://www.dasgehirn.info/krankheiten/morbus-alzheimer/schleichend-zum-vergessen

8 https://www.wegweiser-demenz.de/informationen/medizinischer-hintergrund-demenz/demenzerkrankung.html

9 https://www.netdoktor.de/krankheiten/demenz/vaskulaere-demenz/

10 Lewy Körperchen Demenz: benannt nach Friedrich H. Lewy, Mitarbeiter von Alois Alzheimer

11 https://www.wegweiser-demenz.de/informationen/medizinischer-hintergrund-demenz/weitere-demenzformen/lewy-koerperchen-demenz.html;

12 Die Krankheit wurde erstmals 1892 von dem Prager Neurologen Arnold Pick beschrieben.

13 https://www.wegweiser-demenz.de/informationen/medizinischer-hintergrund-demenz/weitere-demenzformen/fronto-temporale-demenz-pick.html

14 Die Krankheit ist benannt nach dem Britischen Arzt James Pakinson, 1755–1824
https://www.muenchen-klinik.de/demenz/

15 https://www.parkinson-aktuell.de/was-ist-parkinson/symptome-fuer-parkinson/psychische-beschwerden-bei-parkinson

16 Livingston G, Sommerlad A, Orgeta V et al. Dementia prevention, intervention, and care. Lancet. 2017 Dec 16;390(10113):2673-2734. doi: 10.1016/S0140-6736(17)31363-6

17 https://www.aerzteblatt.de/nachrichten/103046/WHO-stellt-Leitlinie-fuer-oeffentliche-Demenzpraevention-vor

18 Hongjun Song/Forscherteam der University of Pennsylvania, siehe auch: https://www.mdr.de/wissen/gehirn-bildet-bis-ins-alter-neue-nervenzellen-100.html

19 https://www.scinexx.de/news/biowissen/gehirn-erneuert-sich-bis-ins-hohe-alter/

20 Beide Gehirnhälften verfügen jeweils über einen Hippocampus.

21 https://www.alzheimer-forschung.de/alzheimer/wasistalzheimer/veraenderungen-im-gehirn/anatomie-des-gehirns/

22 Zu den Hirnlappen zählen: Frontal-, Scheitel-, Schläfen- und Hinterhauptslappen

23 https://www.ndr.de/ratgeber/gesundheit/Gehirntraining-Im-Alter-geistig-fit-bleiben,gehirntraining102.html

24 https://www.zeitschrift-sportmedizin.de/bewegung-neuroplastizitaet-das-gehirn-kein-muskel-und-doch-unglaublich-trainierbar/2/

25 Luck T, Riedel-Heller SG. [Prevention of Alzheimer's dementia in Germany: A projection of the possible potential of reducing selected risk factors]. [Article in German]. Nervenarzt. 2016 Nov;87(11):1194-1200.

26 The Brain-Body Connection: GCBH Recommendations on Physical Activity and Brain Health. Global Council on Brain Health (GCBH). http://www.aarp.org/content/dam/aarp/health/brain_health/2016/05/gcbh-the-brain-body-connection.pdf

27 Lourenco MV, Frozza RL, de Freitas GB et al. Exercise-linked FNDC5/irisin rescues synaptic plasticity and memory defects in Alzheimer's models. Nature Medicine 2019; 25, 165–175.

28 FNDC5/Irisin-Konzentration

29 [5] Lourenco MV, Frozza RL, de Freitas GB et al. Exercise-linked FNDC5/irisin rescues synaptic plasticity and memory defects in Alzheimer's models. Nature Medicine 2019; 25, 165–175.

30 Projekt DENKSPORT: https://www.bmbf.de/de/demenz---aktiv-gegen-das-vergessen-5858.html

31 Prof. Dr. Richard Dodel, Lehrstuhlinhaber an der Medizinischen Fakultät der Universität Duisburg-Essen

32 https://www.apotheken.de/news/12659-sport-gut-bei-demenz

33 https://www.ncbi.nlm.nih.gov/pubmed/18570697/

34 https://www.dasgehirn.info/grundlagen/das-gehirn-im-alter/drei-fronten-gegen-demenz

35 https://www.medizinpopulaer.at/archiv/bewegung-fitness/details/article/bewegung-in-den-besten-jahren.html

36 Siehe dazu auch: Entdecken Sie Ihr Gleichgewicht. Verlag modernes lernen. Dortmund

37 Verbindung im Nucleus ruber/Region des Mittelhirns

38 https://www.unibas.ch/de/Aktuell/News/Uni-Research/Greifen-und-Zugreifen.html

39 Siehe dazu. Beigel, D: Bildung beginnt schon auf dem Wickeltisch. Verlag modernes lernen. Dortmund

40 Siehe dazu auch: Beigel, D.: Flügel und Wurzeln. Verlag modernes lernen. Dortmund

41 Entnommen aus: Beigel, D: Flügel und Wurzeln. Verlag modernes lernen. Dortmund

42 Montagu, 1995 in Beigel, D.: Flügel und Wurzeln. Verlag modernes lernen. Dortmund

43 https://news.rub.de/wissenschaft/2019-11-25-neurologie-herantasten-die-beruehrungswahrnehmung-im-gehirn

44 Beigel, D: Bildung beginnt schon auf dem Wickeltisch. Verlag modernes lernen. Dortmund

45 Clay, 1966 in Montague, 1992, S.145

46 Professorin in den Abteilungen für Pädiatrie, Psychologie und Psychiatrie an der Medizinischen Fakultät der Universität von Miami und Direktorin des Touch Research Institute.

47 https://www.scinexx.de/dossierartikel/heilsame-handgriffe/

48 Beigel, D: Bildung beginnt schon auf dem Wickeltisch. Verlag modernes lernen. Dortmund

49 Dorothea Beigel

50 Michael Nehls, Dr. med. 2017 Heyne Verlag München in Verlagsgruppe Random House GmbH, München, S. 354

51 Rolland, Y et al:An abnormal one-leg balance test predicts cognitive decline during Alzheimer's disease, J.Alzheimers Dis V.16,2009, S. 525–531; Sattler, C. et al:Physical fitness as a protective factor for cognitive im pairment in a prospective population-based study in Germany, Alzheimers Dis V 26, 2011, S. 709–718

52 Urs Granacher, Sportwissenschaftler, Uni Basel

53 Granacher U, Gruber M, Strass D, Gollhofer A. Auswirkungen von sensomotorischem Training im Alter auf die Maximal- und Explosivkraft. Deutsche Zeitschrift für Sportmedizin 2007; 58: 446–451.
Gruber M, Gollhofer A. Impact of sensorimotor training on the rate of force development and neural activation. Eur J Appl Physiol 2004; 92: 98–105.

54 https://www.researchgate.net/publication/15009418_Exercise_Training_and_Nutritional_Supplementation_for_Physical_Frailty_in_Very_Elderly_People

55 https://optiformblog.me/2017/12/28/kann-koerperliches-training-vor-demenz-schuetzen/

56 https://www.aerztezeitung.de/Medizin/Diese-Faktoren-beguenstigen-eine-Demenz-228591.html

57 https://link.springer.com/article/10.1007/s11298-019-7171-1

58 H. Lorenz, Dr. med. (2019): Gesund alt werde, S.260 BoD – Books on Demand;

59 Siehe auch: Beigel, D.: Traumhafte Bewegungen. Verlag modernes lernen. Dortmund

60 Zimbardo PG & Floyd L (1983). Psychologie. Springer Verlag.

61 Wagenknecht H (1980). Lexikon der Psychologie. Verlag Herder KG. Freiburg
Zimbardo PG (1995). Zimbardo Psychologie. Springer Verlag. Berlin Heidelberg

62 https://www.researchgate.net/publication/273577668_A_2_year_multidomain_intervention_of_diet_exercise_cognitive_training_and_vascular_risk_monitoring_versus_control_to_prevent_cognitive_decline_in_at-risk_elderly_people_FINGER_A_randomised_controlled_

63 Ngandu T et al., Lancet 2015, epub 12.3.15)

64 http://dzd.blog.uni-wh.de/index.html%3Fp=13214.html

65 https://www.neuronalfit.ch/gehirntraining-dual-tasking-ubungen-unterstutzen-den-transfer-optimal/

66 https://archiv.ub.uni-heidelberg.de/volltextserver/26522/

Kapitel 2 Bewegung – Balance – Demenz

2.1 Information zum Konzept „Bewegung und Balance bei Demenz“ (Intervention und Prävention)

Das auf wissenschaftlichen Erkenntnissen und langjährigen praktischen Erfahrungen basierende Konzept „Bewegung und Balance bei Demenz“ beinhaltet drei Einzelprogramme (K1, K2, K3), deren Inhalte jeweils auf bestimmte Personenkreise eingehen.

Jedes der kleinschrittig aufgebauten und in sich abgeschlossenen Einzelprogramme ist individuell und situationsbedingt umsetzbar. Alle Einzelprogramme bieten die Möglichkeit, Menschen mit Rollator oder Rollstuhl ebenso wie Menschen mit ursächlich geistiger oder körperlicher Beeinträchtigung einzubeziehen.

Alle drei Programme stellen Pflege, Erhalt und Förderung von motorischen, sensorischen und kognitiven Fähigkeiten der Menschen in den Mittelpunkt.

Unterstützt werden die körperliche Leistungsfähigkeit, das seelische Wohlbefinden und die Aktivierung des Erinnerungs- und Aufmerksamkeitsvermögens.
Ziel der sensomotorisch-kognitiven Aktivitäten sind der Erhalt und/oder die Wiedergewinnung von Selbsttätigkeit, Selbstständigkeit und Selbstvertrauen.
Teilnehmende an den Programmen sind:

- Patienten im Krankenhaus (mit und ohne Demenz)
- Pflegeheim- und Seniorenheimbewohner (Prävention und Intervention)
- Häuslich Betreute und Tagespflegebesucher (Prävention und Intervention)
- Selbstständige ältere und jüngere Erwachsene (Prävention)

Gesamtprogramm „Bewegung und Balance bei Demenz“

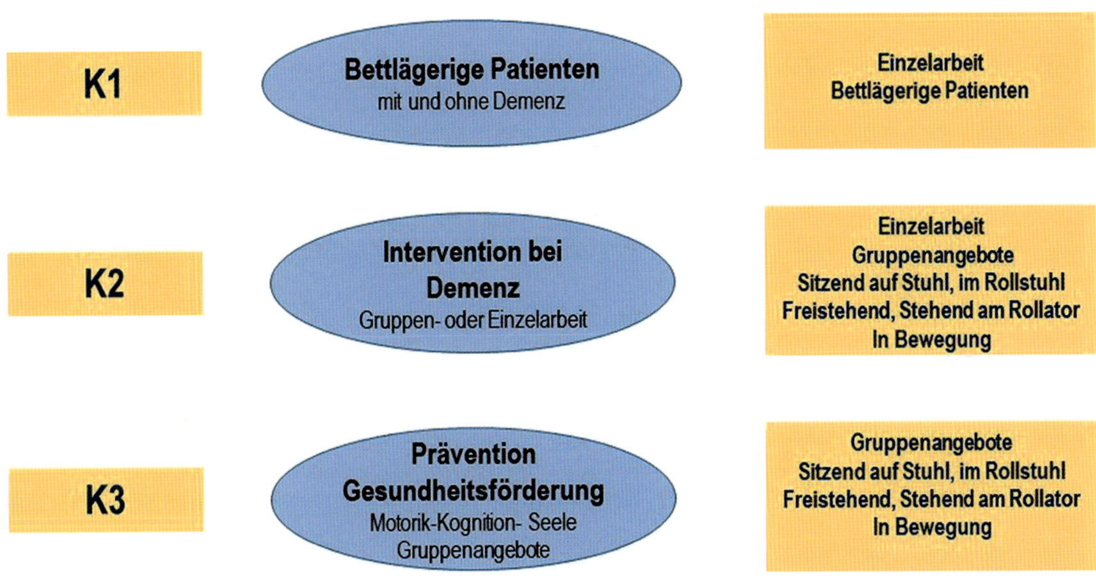

Das Gesamtprogramm ist in allen drei Anteilen (K1, K2, K3) individuell und situationsbedingt umsetzbar.

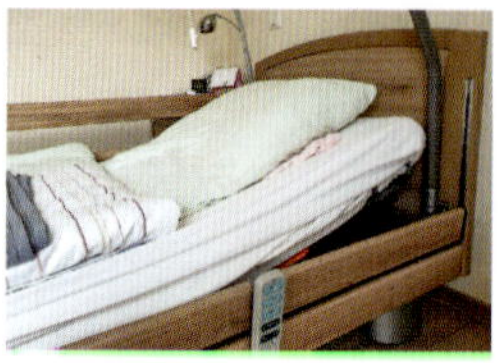

Programm K1

K1 beinhaltet ein Einzelprogramm, das mit bettlägerigen Patienten – mit oder ohne Demenzerkrankung – durchgeführt wird.
Schwerpunkte des Tagestrainings – gesamte Zeitrahmen ca. 5 Minuten pro Tag

- Sanftes Gleichgewichtstraining – passiv oder aktiv durchführbar
- Kurzminütiges Gehirntraining – nach Schwierigkeitsstufen wählbar
- Einheit zur wohltuenden Körperwahrnehmung

Unterstützt werden die bettlägerigen Patienten in der Klinik durch geschultes Pflege- und Fachpersonal, im häuslichen Bereich nach ärztlicher Absprache durch Pflegedienste oder eingewiesene Angehörige.

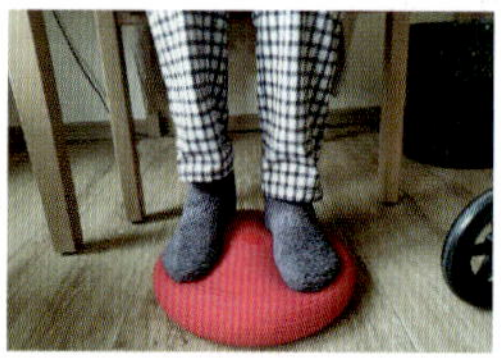

Programm K2

K2 beinhaltet einmal wöchentlich stattfindende Kleingruppen-Aktivitäten zur Unterstützung demenzbetroffener Menschen mit oder ohne vorherigem Krankenhausaufenthalt.
Tägliche oder wöchentliche Einzelangebote für Demenzbetroffene bieten eine Alternative zum Kleingruppenprogramm.

Die Aktivitäten finden im Krankenhaus, in Seniorenresidenzen, Pflegheimen, in der Tagespflege, in der Therapie, im Verein oder im häuslichen Umfeld statt. Die sensomotorischen Übungen werden im Sitzen, im Stehen oder in Bewegung durchgeführt. Die Teilnahme am Rollator und im Rollstuhl ist unproblematisch möglich. Das Gleichgewichtstraining findet in Kombination mit kleinschrittigem Gehirntraining und Entspannungsübungen statt.

Die Teilnehmerinnen und Teilnehmer werden vielfach von Angehörigen, Betreuern oder Ehrenamtlichen begleitet, die ebenfalls an den Stunden teilnehmen. Tägliche, ritualisierte Übungen mit einem Zeitaufwand von ca. drei bis fünf Minuten ergänzen das Wochentreffen.

Die Durchführung der Kursstunden und die Unterstützung erfolgt durch Betreuungskräfte, Pflegepersonal, Ehrenamtliche, Übungsleiter, Alltagsbegleiter und Angehörige.

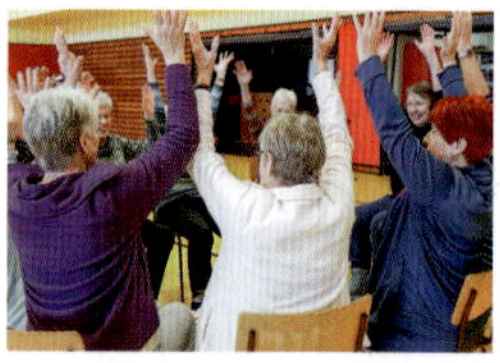

Programm K3

K3 ist ein reines Präventionsangebot, das Bürgerinnen und Bürger höherer Altersklassen (auch jüngere Menschen sind willkommen) angeboten wird.
Wöchentlich stattfindende Gruppenstunden beinhalten ein Koordinationstraining zur Gesundheitsförderung.

Die Angebote unterstützen den Erhalt und/oder die Wiedergewinnung des äußeren und inneren Gleichgewichts, die körperliche und geistige Fitness, den Kraftaufbau, die individuelle Hör- und Sehwahrnehmung.
Sie schulen Achtsamkeit, üben Entschleunigung, trainieren das Gedächtnis.
Pflege, Wiederherstellung und Steigerung der eigenen Fein- und Grobmotorik, Stärkung der Selbsttätigkeit, des Selbstwertgefühls und der Kooperationsfähigkeit stehen ebenso im Mittelpunkt.
Der Besuch der wöchentlichen Gruppenstunden ist mit und ohne Partner/Partnerin möglich.

K3 entspricht mit Inhalten und Zielen dem aktuellen Leitfaden Prävention „Handlungsfelder und Kriterien des GKV-Spitzenverbandes zur Umsetzung von §§ 20, 20 a und 20 b SGB V“ und wurde aus diesem Grund als Präventionskonzept „Gesundheitsförderung durch Verbesserung der Koordination“ von der Kooperationsgemeinschaft gesetzlicher Krankenkassen durch die Zentrale Prüfstelle Prävention zertifiziert.
Voraussetzung für die Bezuschussung des Präventionskurses durch die Krankenkassen ist die Durchführung der Kurse von Kursleiterinnen/Kursleitern, die in das Programm „Gesundheitsförderung durch Verbesserung der Koordination“ nach Dorothea Beigel® eingearbeitet wurden[1].

2.2 Besonderheiten des Konzepts und seiner Programme (K1, K2, K3)

Das Erwähnenswerte der Programme sind nicht nur die individuellen Abholmöglichkeiten der Teilnehmenden – das Besondere ist auch die eher ungewöhnliche Einbeziehung der Gesundheitspflege/Gesundheitsfürsorge der beteiligten Pflegekräfte, Therapeuten, Betreuer, Helfer und Angehörigen.

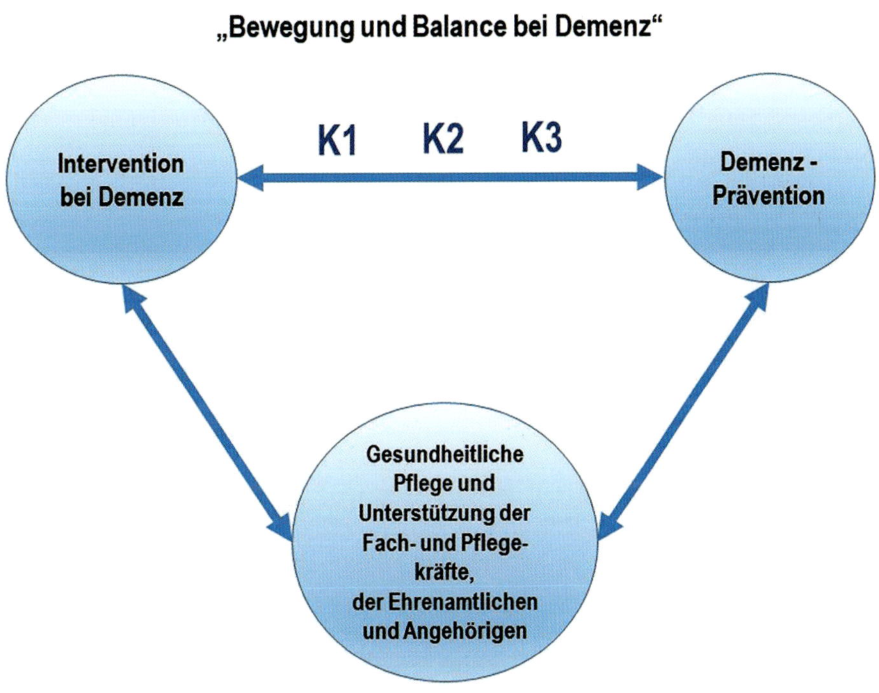

Körperlich-seelische Pflege von Demenz-Betreuenden
Be- und Überlastung von Fachkräften, Helfern und Angehörigen in der Pflege und Betreuung von Hochbetagten und Demenzbetroffenen sind bekannt. Das Konzept bezieht in seiner praktischen Umsetzung der drei Einzelprogramme ganz bewusst auch die Unterstützenden in die kurzminütige körperlich-seelisch-geistige Gesundheitspflege ein.

Das Ansinnen einer Demenz-Prävention/Demenz-Intervention **mit gleichzeitiger** Gesundheitspflege und Fürsorge der Angehörigen, Ehrenamtlichen, Pflege- und Betreuungskräfte wird mit positiver Rückmeldung in den verschiedenen Arbeitsbereichen umgesetzt.

2.3 Zusatzmöglichkeiten

Individuelle Unterstützung benötigt in Einzelfällen noch mehr als die Möglichkeit, innerhalb eines Programms differenzieren zu können. Aus der praktischen Arbeit ergaben sich oftmals zusätzliche Fragen und Notwendigkeiten zur individuellen Nutzung der Konzeptinhalte.
Die Zusammensetzung der Gruppen – die körperlich-seelische und geistige Ausgangslage der Teilnehmenden – ist unterschiedlich. Alternativangebote und Variationen bei den K1/K2/K3-Aktivitäten wurden daher für jede Sequenz erarbeitet, erprobt und eingesetzt – sie ergeben eine breite Palette an Möglichkeiten. Zusätzlich wird im Folgenden noch auf darauf aufbauende praktische Erfahrungen in Bezug auf konzeptinterne Vernetzungsmöglichkeiten und auf Zusammenarbeit mit anderen Programmen hingewiesen.

2.3.1 Konzeptinterne Vernetzungsmöglichkeiten

Die Inhalte der Programme K1, K2, K3 beinhalten gleiche Grundlagen.
Die Bausteine „Motorik-Sensorik-Kognition“ können innerhalb jedes einzelnen Programms individuell und/oder gruppengerecht genutzt werden.
Die praktische Präventions- und Interventionsarbeit hat ergänzend dazu positiv belegt, dass auch die Inhalte der drei Programme untereinander zielorientiert vernetzbar sind.
Bedarf besteht, wenn es beispielsweise darum geht, für einzelne Patienten/Klienten einen individuellen Unterstützungsbedarf zu entwickeln, der über das Angebots- und Variationsspektrum eines einzelnen Programms hinausgeht.

Beispiel
Kombiniert wurde mit gutem Erfolg
- Gleichgewichtstraining/K2
- Gehirntraining, Stufe 2/K1
- Massage/K1

Bei Wunsch, die Kursstunden länger als 10 Gruppenstunden stattfinden zu lassen, ergab sich aus der Praxis wiederholt die Möglichkeit
- Grundkurs K2-Training
- Weiterführender Kurs/Aufbaukurs K3 Training

2.3.2 Vernetzung mit anderen Programmen

Als weitere Möglichkeiten der Vernetzung hat sich in der praktischen Arbeit die Kombination folgender Kurse/Programme ergeben und bewährt:
- Grundkurs K2-Training – Aufbaukurs „Älter werden in Balance“[2]
- Grundkurs K3-Training – Aufbaukurs „Bleib in Balance“[3]

„Bewegung und Balance bei Demenz“

Das Gesamtprogramm ist in allen drei Anteilen (K1, K2, K3) individuell und situationsbedingt umsetzbar.

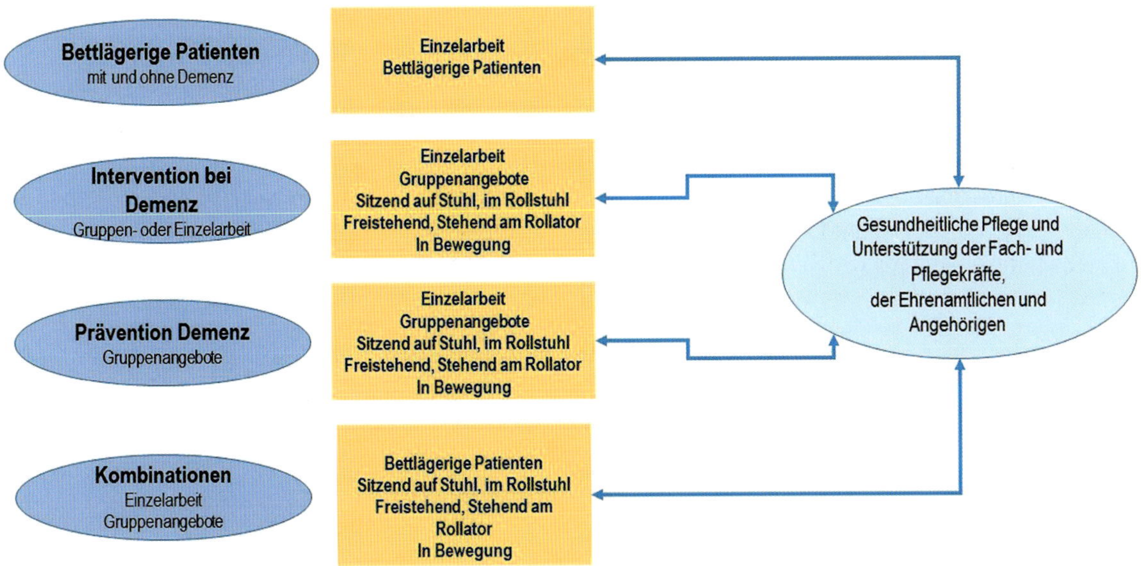

2.4 Schritte zur praktischen Umsetzung

Schulungen, Unterlagen und Hinweise zur Durchführung der Programme untermauern die zielgerichtete Unterstützung der anvertrauten Patienten/Klienten/Gruppenteilnehmer.
Beispielhaft wird hier das Projekt „Bewegung und Balance bei Demenz“ der Asklepios-Kliniken Harz, gefördert durch das Land Niedersachsen, erwähnt.
Es wurde wie folgt vorgegangen:

1. Weiterbildung

Beschäftigte aus Kliniken (Geriatrie, Intensivstation, Onkologie ...), Ergotherapie, Physiotherapie, Logopädie, Pflegeheimen, Seniorenresidenzen, Häuslichen Pflegediensten, Ausbildungsschulen, Diakonie, DRK, AWO, Lebenshilfe, Psychiatrischen Zentren ... sowie Ehrenamtliche, Betreuer, Angehörige haben/hatten die Möglichkeit an 40 Unterrichtseinheiten zur theoretischen und praktischen Einweisung in das Projekt teilzunehmen.

2. Nachhaltigkeit

Um die Nachhaltigkeit des Vorhabens „Bewegung und Balance bei Demenz“ zu sichern, finden/fanden regelmäßige (freiwillige) monatliche Treffen mit Austausch und Supervision statt.
Eine wöchentliche Telefonbereitschaft ermöglicht zudem das kurzzeitige Beantworten von Fragen.

3. Zusatzqualifikation

Nach Absolvierung der Weiterbildungen und einem Jahr der praktischen Mitarbeit im Konzept erhalten/erhielten die Teilnehmenden ein Zertifikat der ausrichtenden Institution. Dies bescheinigt die „Zusatzqualifikation zur Fachkraft für sensomotorische Förderung bei Demenz“.

ZUSATZQUALIFIKATION

ZUR FACHKRAFT FÜR SENSOMOTORISCHE FÖRDERUNG BEI DEMENZ

Frau/Herr ______________________________

hat von Januar 2020 bis Dezember 2020 mit Erfolg an den von den Asklepios Harzkliniken Goslar angebotenen Fortbildungen im Rahmen des vom Lande Niedersachsen geförderten Programms teilgenommen.

Einweisung (40 UE) und begleitete Durchführung des Programms (12 Monate)

„BEWEGUNG UND BALANCE BEI DEMENZ“

Trainingsprogramm zur Intervention und Prävention nach Dorothea Beigel®

ASKLEPIOS
Harzkliniken GmbH

Goslar, den ______________________________

Unterschrift Klinikleitung   Stempel

Beispiel: Asklepios Harzkliniken Goslar

Regionale/überregionale Verbände/Kliniken/Fachschulen/Praxen/Organisationen/Vereine, die sich auf den Weg machen wollen, Demenz-Prävention und Intervention gleichzeitig mit der Gesundheitspflege und Fürsorge der Pflege- und Betreuungskräfte zu verbinden und an Kooperation/Vernetzung mit dem Projekt interessiert sind, sind/waren willkommen!

2.5 Methodisch-didaktische Grundlagen der Programme

Ergänzende methodisch-didaktische Richtlinien der Programme finden sich in allen folgenden Kapiteln bei der Beschreibung der einzelnen Programme.
Für alle gleichermaßen gelten jedoch die Grundlagen

1. Freundlichkeit und Höflichkeit

Freundliche Kontaktaufnahme und motivierende Kommunikation der Anleitenden begleiten die Programme. Körpersprache, Gestik, Mimik, Haltung und Bewegung sind die ältesten – und auch heute noch geltenden – Formen zwischenmenschlicher Verständigung. Durch sie signalisieren Menschen Zu- und Abneigung, Wünsche, Erwartungen, Vertrauen.

Ein freundlicher Blickkontakt unterstützt die Motivation und die emotionale Sicherheit der Klienten/Patienten/Kursteilnehmer. Forschungsergebnisse moderner Neurowissenschaften decken sich dabei mit Erkenntnissen der Reformpädagogik.

Regeln der Höflichkeit, die Würdigung des Einzelnen gehören zu allen Angeboten – unabhängig von Alter und Gesundheitszustand der Patienten/Klienten/Kursteilnehmer.
Einander zuhören – andere ausreden lassen, ohne zu unterbrechen ... auch dies sind Beispiele von höflichem Umgang miteinander.

2. Angenehme Ansprache und Kommunikation

Zu den Grundlagen der Kommunikation gehören zudem von Seiten der Anleitenden ein angemessenes Sprechtempo und ein angenehmer Tonfall.
Sprechtempo und Tonfall unterstützen im sensorischen Bereich besonders das Hören und Zuhören, emotional bewirken sie eine wohlfühlende Atmosphäre.
Da gerade in der Zusammenarbeit mit älteren Menschen bedacht werden muss, dass Hörbeeinträchtigungen vorliegen könnten – müssen auch Lautstärke, Aussprache und Artikulation dem Einzelnen/der Gruppe stets angepasst werden.
In Kombination mit gut hörbaren und inhaltlich verständlichen Worten, unterstützen kleinschrittig angebotene Anweisungen und strukturierte Abläufe die Kommunikation in den Übungsstunden.
Im Einzel- und Gruppengeschehen gelten für Erklärungen und Anleitungen

- Einfache Ausdrucksweise (Fachbegriffe sollten z. B. vermieden werden)
- Klare Artikulation (mit zu den Angesprochenen zugewandtem Gesicht)
- Blickkontakt (schon ein netter Blick oder eine anerkennende Geste bringt das Gehirn auf Trab)
- Die Patienten/Klienten/Kursteilnehmenden sollen genügend Zeit bekommen, um zu reagieren

3. Freudvolles Lernen und Leisten

In keinem Alter und in keiner Lebensphase darf die Lust am Lernen verschüttet werden.
Die Merkfähigkeit des Gehirns ist erhöht, sobald Emotionen im Spiel sind – Lob und Anerkennung unterstützen Lernen und Behalten.
Gemeinsames Lachen, Singen, Spielen und Bewegen erhöhen die Lernfreude und helfen, Erfahrungen, Erinnerungen und Lerninhalte zu verarbeiten und zu vertiefen.
Lernen geschieht nicht nur im Kopf, sondern mit dem ganzen Körper! Bewegung fördert die gesamte Gehirnentwicklung!
Die Einbeziehung von Fein- und Grobmotorik, von Sensorik, wie Sehen, Hören, Tasten, ... in Verbindung mit Freude, Spaß, Kommunikation, Selbstvertrauen beugt Ermüdung vor und lässt Lernphasen in jedem Alter ergiebig werden.

4. Regelmäßigkeit und Wiederholungen

Wiederholungen sind wichtig, denn sie unterstützen das Lernen und die Merkfähigkeit.
Das gilt u. a. für die Gleichgewichtsübungen und die damit verbundenen Trainings-Hausaufgaben.
Wer täglich wiederholt, sorgt für die Übernahme des Gelernten ins Langzeitgedächtnis.
Regelmäßige kleine Pausen (z. B. Wassertrinkpausen) zwischen den Aktivitäten haben ihren Sinn. Sie entspannen und sorgen dafür, dass neue Informationen besser aufgenommen und abgespeichert werden.

***„Alles, was beim Lernen Freude macht, unterstützt das Gedächtnis.“** (J. A. Comenius)*[4]

1 Voraussetzung zur Erteilung der ZPP-Kurse: Die Leitung der Gruppen erfolgt durch qualifizierte Fachkräfte: Personen mit abgeschlossener pädagogischer, therapeutischer, medizinischer, psychologischer oder sportwissenschaftlicher Grundausbildung und zusätzlicher Bescheinigung der Zusatzqualifikation/Einführung in das Konzept nach Dorothea Beigel®.

2 ZPP zertifizierter Kurs, s. Beigel, D. (2019): Erwachsene und Senioren im Gleichgewicht. Verlag modernes lernen. Dortmund

3 ZPP zertifizierter Kurs, ebenda

4 J. A. Comenius (1592–1670) Philosoph, Theologe, Pädagoge, ist einer der Begründer der Didaktik, 17.Jahrhundert.

Kapitel 3 Programm K1 – Übungen für Bettlägerige

K1 beinhaltet ein Einzelprogramm, das mit bettlägerigen demenzbetroffenen (wie auch mit nicht demenzbetroffenen bettlägerigen Patienten) durchgeführt wird. Schwerpunkte sind: Passives oder aktives Gleichgewichtstraining, ein in Stufen wählbares kurzminütiges Gehirntraining und eine kurze Einheit zur wohltuenden Körperwahrnehmung. Der gesamte Zeitrahmen benötigt ca. 5 Minuten pro Tag.

K1

Legende

K1 *= Bezeichnung des Programms*

Ü *= Stufe der Übungsfolge*

GG = Gleichgewichtübungen

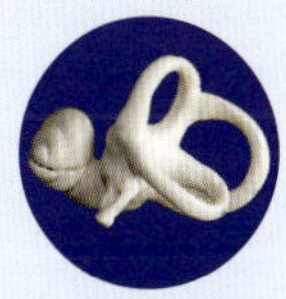

GG/A = Gleichgewichtsübungen aktiv

GG/P = Gleichgewichtübungen passiv

GG/Material = Gleichgewichtsübung mit Material

GT = Gedächtnistraining

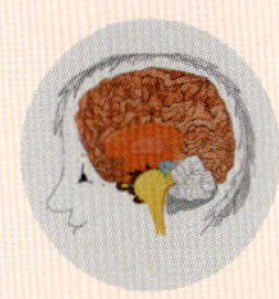

Gedächtnistraining Stufe 1

Gedächtnistraining, Stufe 2

Gedächtnistraining, Stufe 3

Gedächtnistraining/Material

MA = Massage/Entspannung

Massage aktiv

Massage passiv

Ausführung: Übungen im Bett

Durchführung: Pro Stufe 1–4 Wochen

Anwendung: 1–3× täglich

Vorbereitung: Wasser als Getränk bereitstellen

Gesamtzahl der möglichen Übungen: 54

K1

ÜE	GG/Aktiv[1]	GG/Material	GG/Passiv	GT, Stufe 1	GT, Stufe 2	GT, Stufe 3	GT Material	MA
Ü1	GG/A1 Liegen 1/1	Fingerpuppe Dynairkissen Lied, Vers	GG/P1 Verstellbares Bett	Hände fausten-strecken	Hände fausten-strecken, dabei Benennung von Wochentagen	Hände fausten-strecken 1 × 1 Reihe	Mit beiden Händen gleichzeitig einen weichen Küchenschwamm drücken.	Handmassage Passiv Aktiv
Ü2	GG/A2 Liegen 1/4	Fingerpuppe Dynairkissen Lied, Vers	GG/P2 Passives Üben	Finger spreizen-schließen	Finger spreizen-schließen, dabei Benennung von Küchengegenständen	Finger spreizen-schließen rückwärts zählen	Um beide Hände (vom kleinen Finger bis zum Daumen) werden Gummibänder gespannt.	Hand-Arm-Massage Passiv Aktiv
Ü3	GG/A3 Liegen 1/3	Fingerpuppe, Dynairkissen Kissen, Lied, Vers	GG/P3 Passives Üben	Faust-Finger strecken-spreizen	Faust-Finger strecken-spreizen, dabei Benennung von Back- und Kochzutaten	Faust-Finger strecken-spreizen rückwärts zählen in zweier Schritten	Vom kleinen Finger bis zum Zeigefinger umspannt ein Gummiband die Hände	Hand-Arm-Schulter-Massage Passiv Aktiv
Ü4	GG/A4 Liegen 1/3 Variation	Handpuppe Dynairkissen Lied, Vers	GG/P4 Passives Üben	Beidhändig Fingertippen gleichseitig	Beidhändig Fingertippen gleichseitig, dabei Aufsagen eines Gedichts	Beidhändig Fingertippen gleichseitig mit Aufsagen 1. Strophe „Wasser-trinken“	Beidhändig gleichseitig Fingertippen: Ein Tuch (Band, Seil) liegt zwischen den Fingern.	Fußmassage Passiv Aktiv
Ü5	GG/A5 Liegen 1/2	Handpuppe Lied, Vers	GG/P5 Passives Üben	Beidhändig Fingertippen gegengleich	Beidhändig gegengleich Fingertippen, dabei lautes Aufsagen von eigenem Namen, Adresse	Beidhändig gegengleich Fingertippen mit Aufsagen 1. und 2. Strophe Wassertrinken	Beidhändig gleichseitigen und gegengleiches Fingertippen: Eine Wäscheklammer wird zwischen den Fingern gehalten.	Fuß-Bein-Massage Passiv Aktiv
Ü6	GG/A6 Liegen 5/4	Handpuppe Lied, Vers	GG/P6 Passives Üben	Füße und Zehen machen 4 Bewegung	Füße und Zehen machen 8 Bewegungen	Füße und Zehen machen 8 Bewegungen , gleichzeitig Händeklatschen	Die Füße bewegen sich auf einem Dynairkissen	Ohrmassage Passiv Aktiv

3.1 Aktiv ausgeführte Gleichgewichtsübungen

K1/G

GG/A-Übungen (Aktiv ausgeführte Gleichgewichtsübungen)

Information:
Die Gleichgewichtsübungen werden je nach Betroffenheitsgrad der Patienten/Klienten über einen Zeitraum von 1–4 Wochen täglich – wahlweise 1–3 × täglich – durchgeführt.
Bei Bedarf kann es hilfreich sein, einzelne Übungen über einen längeren Zeitraum durchzuführen.
Ein Kombinieren der GG-Übungen ist möglich, sollte jedoch erst nach längerer Durchführung der einzelnen Übung erfolgen.
Nach jeder Gleichgewichtsübung trinkt die Patientin/Klientin Wasser.
Nützliche Helfer: Fingerpuppe, Handpuppe[2]

GG/A1[3]

Die Patientin/Klientin liegt auf dem Rücken.
Ihre Augen sind geöffnet.
Ihr Kopf liegt mittig, sie schaut zur Decke.
Die Beine sind angewinkelt oder gestreckt.

Sehr langsam und behutsam bewegt die Patientin ihr Kinn ein kleines Stückchen in Richtung Decke.
Sie stoppt die Bewegung und bleibt einige Sekunden in dieser Stellung.
Langsam uns sacht bewegt die Patientin/Klientin ihr Kinn in Richtung Brustbein. Der Kopf wird dabei nicht angehoben.
Sie stoppt die Bewegung und bleibt einige Sekunden in dieser Stellung.
Die Patientin/Klientin bewegt ihren Kopf langsam zurück in die Ausgangsposition.

Wichtiger Hinweis: Die Bewegungen werden kleinräumig, sanft und langsam von der Patientin/Klientin ausgeführt. Es kommt zu keiner Überstreckung im Hals-Nackenbereich.

Mögliche Unterstützung durch Begleitperson: Die sanften und kleinräumigen Bewegungen werden durch das sehr langsame Führen einer Finger- oder Handpuppe unterstützt.

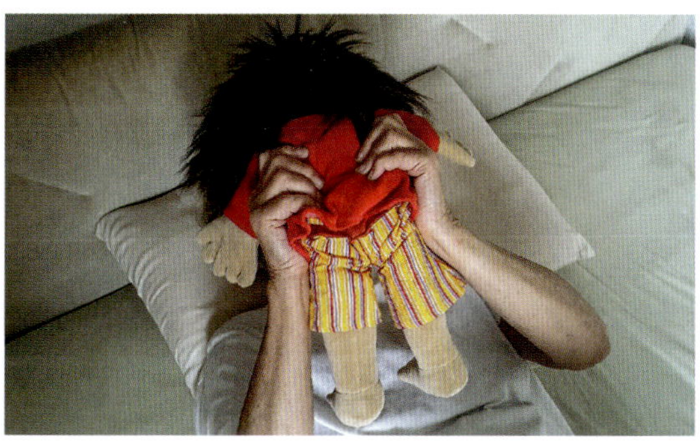

Die sanften und kleinräumigen Bewegungen können auch durch das alleinige Führen einer Finger- oder Handpuppe unterstützt werden.

Erschwernis: Die Bewegungsfolge wird mit einem Luftkissen unter dem Kopf durchgeführt.
Erschwernis: Die Bewegungsfolge wird mit geschlossenen Augen durchgeführt.
Variation: Die Bewegungsfolge wird mit Musik, Lied oder Vers verbunden.

GG/A2[4]

Die Patientin/Klientin liegt auf dem Rücken.
Ihre Augen sind geöffnet.
Ihr Kopf liegt mittig, sie schaut zur Decke.
Die Beine sind angewinkelt oder gestreckt.
Sehr langsam und behutsam dreht die Patientin/Klientin ihren Kopf zur Seite in Richtung Schulter.
Sie bleibt einige Sekunden in dieser Stellung. Langsam und behutsam dreht sie ihren Kopf zur anderen Seite.
Sie bleibt einige Sekunden in dieser Position. Sie dreht ihren Kopf langsam und behutsam zurück zur ersten Seite.
Sie bleibt einige Sekunden in dieser Position. Die Patientin/Klientin dreht ihren Kopf langsam zurück zur Mitte.

Wichtiger Hinweis: Die Bewegungen werden kleinräumig, sanft und langsam von der Patientin/Klientin ausgeführt. Es kommt zu keiner Überdehnung im Hals-Nackenbereich.

Mögliche Unterstützung durch Begleitperson: Die sanften und kleinräumigen Bewegungen werden durch das sehr langsame Führen einer Finger- oder Handpuppe unterstützt.

Erschwernis:
Die Bewegungsfolge wird mit einem Luftkissen unter dem Kopf durchgeführt.

Erschwernis:
Die Bewegungsfolge wird mit geschlossenen Augen durchgeführt.

Variation:
Die Bewegungsfolge wird mit Musik, Lied oder Vers verbunden.

GG/A3[5]

Die Patientin/Klientin liegt auf dem Rücken.
Ihre Augen sind geöffnet.
Ihr Kopf liegt mittig, sie schaut zur Decke.
Die Beine sind angewinkelt oder gestreckt.

Langsam und sanft beugt die Patientin/Klientin ihren Kopf zur Seite, sodass sich ihr Ohr der Schulter nähert.
Sie bleibt einige Sekunden in dieser Stellung.
Langsam und sacht bewegt die Patientin/Klientin ihren Kopf zurück zur Mitte.
Sie bleibt einige Sekunden in dieser Position.
Die Patientin/Klientin wiederholt die Bewegungsfolge langsam und sanft zur anderen Seite.

Wichtiger Hinweis: Die Bewegungen werden kleinräumig, sanft und langsam von der Patientin/Klientin ausgeführt. Es kommt zu keiner Überdehnung im Hals-Nackenbereich.

Mögliche Unterstützung durch Begleitperson:
Die Bewegungsfolge wird zuerst mit Hilfe einer Handpuppe vorgespielt.
Ein kleines Kissen liegt auf der Schulter, um der Patientin/Klientin eine Berührung mit dem Gegenstand zu ermöglichen (hilft die Bewegungsrichtung des Kopfes zu unterstützen).

Erschwernis:
Die Bewegungsfolge wird mit einem Luftkissen unter dem Kopf durchgeführt.

Erschwernis:
Die Bewegungsfolge wird mit geschlossenen Augen durchgeführt.

Variation:
Die Bewegungsfolge wird mit Musik, Lied oder Vers verbunden.

GG/A4[6]

Die Patientin/Klientin liegt auf dem Rücken.
Ihre Augen sind geöffnet.
Ihr Kopf liegt mittig, sie schaut zur Decke.
Die Beine sind angewinkelt oder gestreckt.

Langsam und sanft senkt die Patientin/Klientin ihren Kopf in Richtung Brustbein. Der Kopf wird dabei nicht angehoben.
Langsam und sanft rollt die Patientin/Klientin ihren Kopf nun erst in Richtung der einen, dann sanft in Richtung der anderen Schulter. Diese Bewegungsfolge führt sie zwei bis drei Mal durch.
Die Patientin/Klientin bleibt mit ihrem Kopf in der Mitte.
Sie bewegt ihren Kopf sanft in die Ausgangslage.

Wichtiger Hinweis: Die Bewegungen werden kleinräumig, sanft und langsam von der Patientin/Klientin ausgeführt. Es kommt zu keiner Überdehnung/Überstreckung im Hals-Nackenbereich.

Mögliche Unterstützung durch Begleitperson:
Die Bewegungsfolge wird zuerst mit Hilfe einer Handpuppe vorgespielt.

Erschwernis:
Die Bewegungsfolge wird mit einem Luftkissen unter dem Kopf durchgeführt.

Erschwernis:
Die Bewegungsfolge wird mit geschlossenen Augen durchgeführt.

Variation:
Die Bewegungsfolge wird mit Musik, Lied oder Vers verbunden.

GG/A5[7]

Die Patientin/Klientin liegt entspannt auf der Seite.
Ihre Augen sind geöffnet.
Ihr Kopf kann bei Wunsch durch eine Unterlage unterstützt werden. Die Beine sind leicht angezogen.

Langsam und behutsam bewegt die Patientin/Klientin ihren Kopf in Richtung Bauch, gleichzeitig zieht sie ihre Beine ein kleines Stück näher zum Körper heran.
Sie stoppt die Bewegung und bleibt einige Sekunden in dieser Stellung.
Langsam und behutsam bewegt die Patientin/Klientin nun Kopf und Beine zurück in die Ausgangsposition.
Sie bleibt einige Sekunden in dieser Stellung.
Langsam dreht sich die Patientin/Klientin auf die andere Körperseite. Sie wiederholt den Bewegungsablauf auf dieser Seite.

Wichtiger Hinweis: Die Bewegungen werden kleinräumig, sanft und langsam von der Patientin/Klientin ausgeführt. Es kommt zu keiner Überdehnung/Überstreckung im Hals-Nackenbereich.

Mögliche Unterstützung durch Begleitperson:
Die Bewegungsfolge wird zuerst mit Hilfe einer Handpuppe vorgespielt.

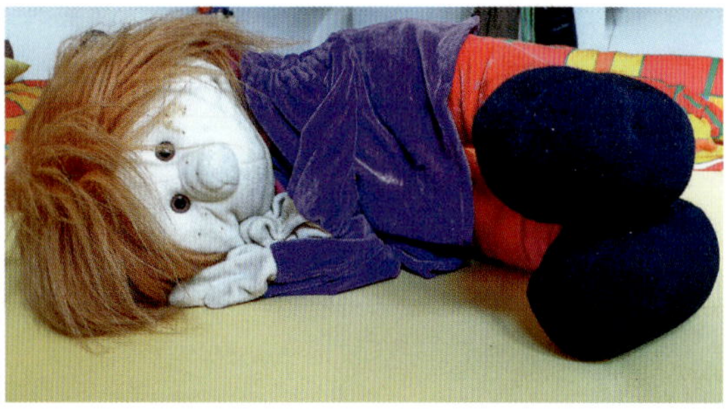

Die Bewegungsfolge wird mit Hilfe einer Handpuppe vorgespielt.

GG/A6[8]

Die Patientin/Klientin liegt auf dem Rücken.
Ihre Augen sind geöffnet.
Ihr Kopf liegt mittig, sie schaut zur Decke.
Ein Bein ist gestreckt. Das andere Bein ist angebeugt, es steht auf dem Fuß auf.

Langsam und sacht bewegt die Patientin/Klientin ihren Kopf zur Seite des gestreckten Beins – gleichzeitig schiebt sie das gebeugte Knie kleinräumig in Richtung des gestreckten Beins.
Sie bleibt einige Sekunden in dieser Position.
Die Patientin/Klientin bewegt Kopf und Bein zurück zur Mitte.
Sie beugt das gestreckte Bein an und streckt das bisher gebeugte Bein.
Langsam und sacht bewegt die Patientin/Klientin ihren Kopf zur Seite des gestreckten Beins – gleichzeitig schiebt sie das das gebeugte Knie kleinräumig in Richtung des gestreckten Beins.
Sie bleibt einige Sekunden in dieser Position.
Die Patientin/Klientin bewegt Kopf und Bein zurück zur Mitte.
Sie streckt beide Beine und bleibt einen Moment in dieser Position.

Wichtiger Hinweis: Die Bewegungen werden kleinräumig, sanft und langsam von der Patientin/Klientin ausgeführt. Es kommt zu keiner Überdehnung im Hals-Nacken oder Hüftbereich.
Mögliche Unterstützung durch Begleitperson: Die Bewegungsfolge wird zuerst mit Hilfe einer Handpuppe vorgespielt.

3.2 Passiv durchgeführte Gleichgewichtsübungen

GG/P-Übungen (Gleichgewichtsübungen passiv)

Die Patientin/Klientin trinkt nach der Übung Wasser.
Nützliche Helfer: Luftkissen, Kissen, Handtuch

GG/P1

Der Kopfteil des Bettes ist leicht hochgestellt.
Die Patientin/Klientin liegt auf dem Rücken.
Die Beine sind wahlweise angebeugt oder gestreckt.
Ihre Augen sind geöffnet.
Ihr Kopf liegt mittig, sie schaut nach vorn.

Der Kopfteil des Bettes wird langsam hochgefahren, sodass die Patientin in eine Sitzposition kommt.
Die Patientin/Klientin bleibt einen Moment in dieser Position.
Sie schaut geradeaus.

Der Kopfteil des Bettes wird langsam in eine waagerechte Position gefahren, sodass die Patientin flach im Bett liegt.
Die Patientin/Klientin bleibt einen Moment in dieser Position.
Sie schaut zur Decke.

Der Kopfteil des Bettes wird nochmals langsam hochgefahren, sodass die Patientin zum zweiten Mal in eine Sitzposition kommt.
Die Patientin/Klientin bleibt einen Moment in dieser Position.
Sie schaut geradeaus.

Der Kopfteil des Bettes wird langsam in die Ausgangsposition gefahren, sodass die Patientin wieder wie am Anfang im Bett liegt.
Die Patientin/Klientin bleibt einen Moment in dieser Position.

Erleichterung
Der Kopfteil des Bettes wird nur einmal langsam hoch- und wieder runtergefahren.

Erschwernis
Die Übung wir mit geschlossenen Augen durchgeführt.

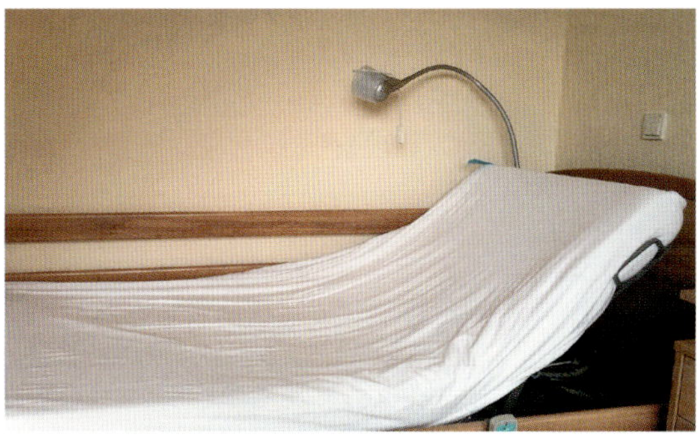

Kopfteil des Bettes wird langsam hochgefahren

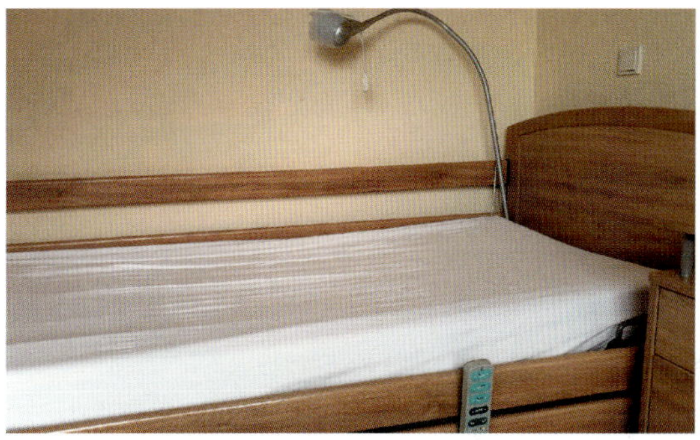

Bett wird langsam in eine waagerechte Position gefahren

GG/P2

Das Bett ist waagerecht, sodass die Patientin/Klientin flach im Bett liegt.
Die Augen sind geöffnet.
Die Beine sind wahlweise gestreckt oder gebeugt.
Gestreckte Beine:
Die Unterstützerin legt ein Luftkissen unter die Fersen der Patientin/Klientin. Sie fasst die Füße an und bewegt sie langsam und sacht mehrmals gemeinsam von der einen zur anderen Seite.
Körper und Kopf dürfen sich sanft mitbewegen.

Gebeugte Beine:
Die Unterstützerin stellt die Füße der Patientin/Klientin auf ein Luftkissen. Sie umfasst die Knie von außen und bewegt sie gemeinsam langsam und sacht von einer zur anderen Seite.
Alternativ:
Die Unterstützerin stellt die Füße der Patientin/Klientin auf ein Luftkissen. Sie fasst die Füße an und bewegt sie langsam und sacht gemeinsam von der einen zur anderen Seite.

Variationen ohne Körperkontakt

Gestreckte Beine/Variation 1:
Ein Handtuch wird unter die Beine der Patientin/Klientin gelegt. Das Handtuch wird von der Unterstützerin im Wechsel rechts und links hoch gezogen

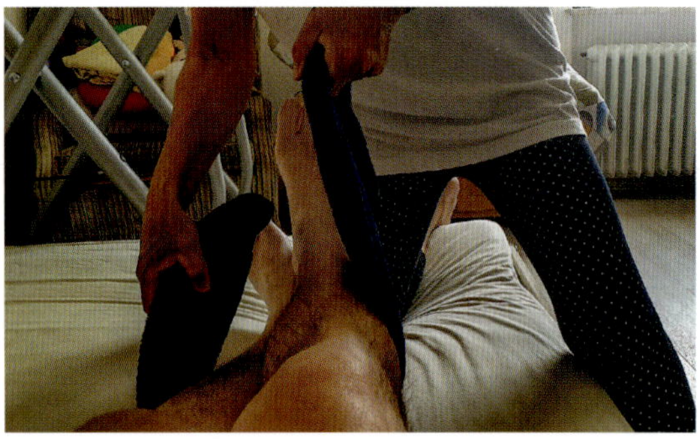

Variation: Handtuch unter den Waden

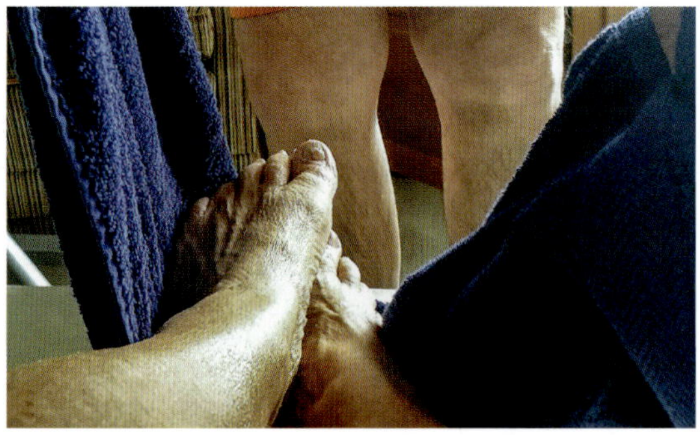

Variation: Handtuch unter den Füßen

Gestreckte Beine/Variation 2:
Ein großes Luftkissen wird unter die Waden der Patientin/Klientin gelegt. Die Unterstützerin drückt im Wechsel rechts und links auf das Kissen.

Angebeugte Beine/aufgestellte Füße

Variation 1
Ein Handtuch wird unter die Füße der Klientin/Patientin gelegt. Das Handtuch wird von der Anleiterin im Wechsel rechts und links sanft hoch gezogen.

Variation 2
Ein Luftkissen wird unter die Füße der Klientin/Patientin gelegt. Die Unterstützerin drückt im Wechsel rechts und links auf das Kissen.

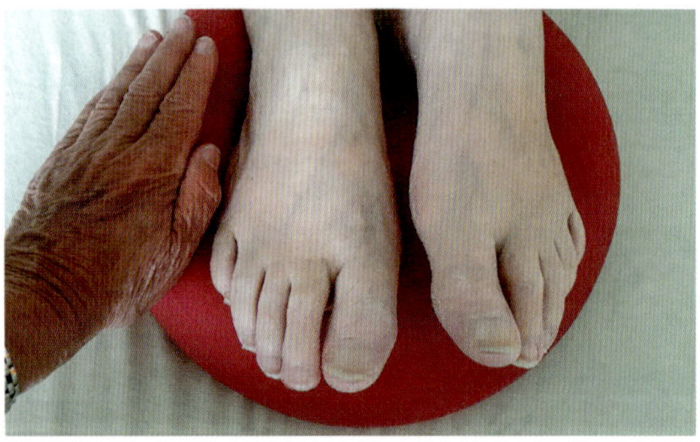

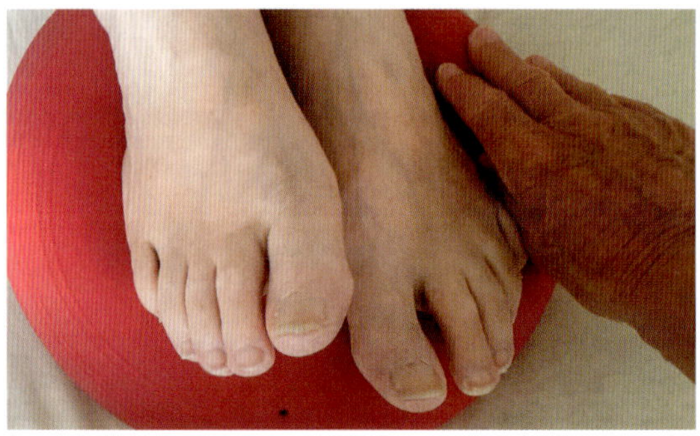

Der Druck auf das Luftkissen unterstützt die Fußbewegungen und die damit verbundenen Körperimpulse in die verschiedenen Richtungen.

Erschwernis

Die Übung wird mit geschlossenen Augen durchgeführt.

GG/P3

Das Bett ist waagerecht, sodass die Patientin/Klientin flach im Bett liegt.
Die Augen sind geöffnet.
Die Beine sind wahlweise gestreckt oder gebeugt.

Gestreckte Beine:
Die Unterstützerin legt ein Luftkissen unter die Fersen der Patientin/Klientin.
Sie fasst die Füße an und bewegt beide gleichzeitig – langsam und sacht – zuerst in Richtung Kopf der Patientin/Klientin und dann in Richtung Körper der Unterstützerin (Beugung und Streckung der Füße). Körper und Kopf dürfen sich sanft mitbewegen. Die Bewegungsfolge wird 1–3 Mal langsam und sacht wiederholt.

Gebeugte Beine:
Die Unterstützerin legt ein Luftkissen unter die Füße der Patientin/Klientin.
Sie umfasst die Knie und drückt sie gleichzeitig – mit leichtem, langsamem Druck – in Richtung Kopf der Patientin/Klientin und holt sie sanft wieder zurück.
Körper und Kopf folgen der sanft zur Schaukelbewegung.
Die Bewegungsfolge wird 1–3 Mal langsam und sacht wiederholt.

Variationen ohne Körperkontakt

Die Beine der Patientin/Klientin sind gestreckt. Ein großes Luftkissen wird unter die Waden gelegt. Die Unterstützerin drückt langsam im Wechsel oben und unten auf das Kissen. Die Bewegungsfolge wird 1–3 Mal langsam und sacht wiederholt.

Die Beine der Patientin/Klientin sind angebeugt. Ein Luftkissen wird unter die Füße gelegt. Die Unterstützerin drückt langsam im Wechsel oben und unten auf das Kissen.
Die Bewegungsfolge wird 1–3 Mal langsam und sacht wiederholt.

Erschwernis

Die Übung wird mit geschlossenen Augen durchgeführt.

GG/P4

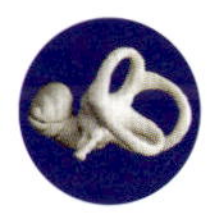

Das Bett ist waagerecht, sodass die Patientin/Klientin flach im Bett liegt.
Die Augen sind geöffnet.
Die Beine sind wahlweise gestreckt oder gebeugt.

Gestreckte Beine:
Die Füße der Patientin/Klientin liegen mit den Fersen auf einem Luftkissen. Die Unterstützerin umfasst die Füße und bewegt sie langsam und sacht mehrmals im Kreis.
Körper und Kopf dürfen sich sanft mitbewegen.

Gebeugte Beine:
Die Unterstützerin legt ein Luftkissen unter die Füße der Patientin/Klientin.
Sie umfasst die Knie und bewegt sie langsam und sanft mehrmals im Kreis.
Körper und Kopf folgen der sanften Kreisbewegung.
Alternativ:
Die Unterstützerin fasst die Füße an und dreht sie gleichzeitig langsam und sacht mehrmals im Kreis.
Körper und Kopf dürfen sich sanft mitbewegen.

Variationen ohne Körperkontakt

Gestreckte Beine:
Ein (großes) Luftkissen wird unter die Waden der Patientin/Klientin gelegt. Die Unterstützerin drückt mehrmals nacheinander in der Reihenfolge rechts – oben – links – unten – auf das Kissen.

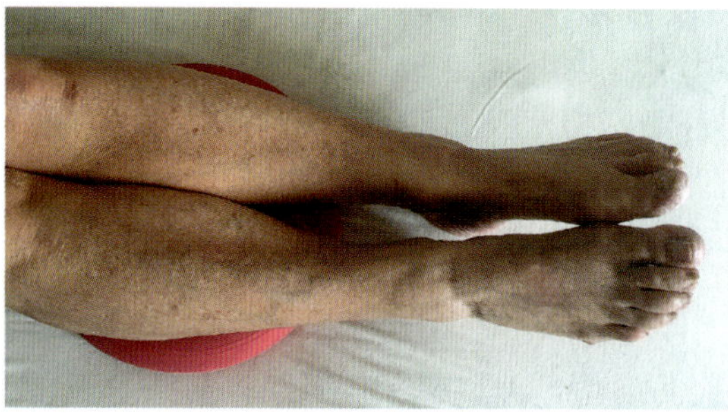

Luftkissen unter den Waden

Gebeugte Beine:
Ein Luftkissen wird unter die Füße der Patientin/Klientin gelegt. Die Unterstützerin drückt mehrmals nacheinander in der Reihenfolge rechts – oben – links – unten – auf das Kissen.

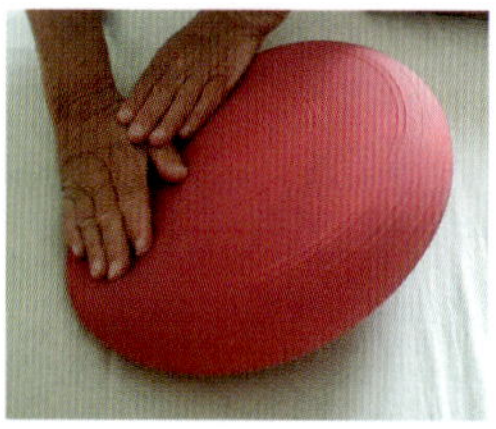 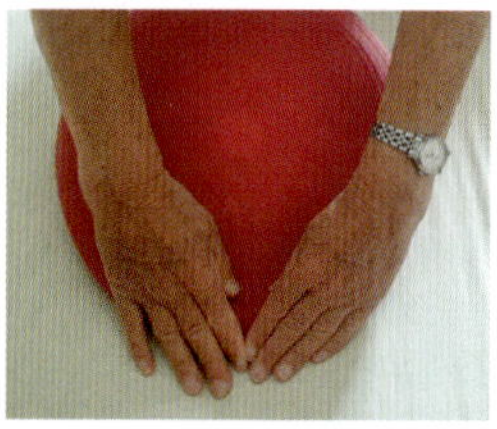 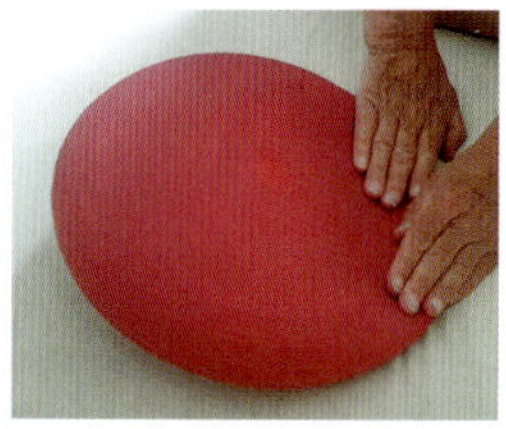 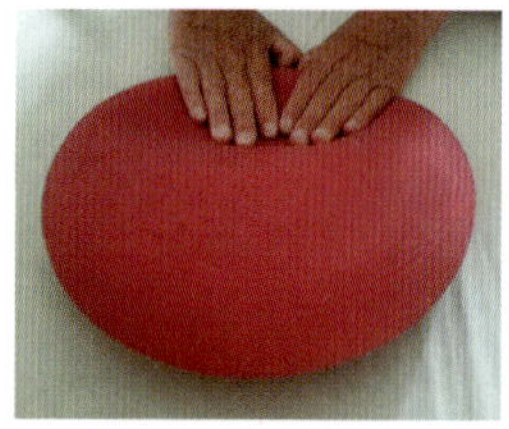

Erschwernis

Die Übung wir mit geschlossenen Augen durchgeführt

GG/P5

Das Bett ist waagerecht, sodass die Patientin/Klientin flach im Bett liegt.
Die Augen sind geöffnet.
Die Beine sind wahlweise gestreckt oder gebeugt.
Gestreckte Beine:
Die Unterstützerin legt ein Luftkissen unter die Fersen der Patientin/Klientin.
Sie umfasst die Füße und bewegt sie langsam und sacht mehrmals in Form einer liegenden Acht.
Körper und Kopf dürfen sich sanft mitbewegen.
Gebeugte Beine:
Die Unterstützerin umfasst die Knie und bewegt sie langsamen und sanft in Form einer liegenden Acht.
Körper und Kopf folgen der sanften Bewegung.

Variationen ohne Körperkontakt
Die Unterstützerin umwickelt die Füße der Patientin/Klientin mit einer Decke oder einem Handtuch. Sie nimmt die Enden von Decke/Handtuch in die Hände und dreht die „eingepackten Füße" langsam und sacht mehrmals in Form einer liegenden Acht.
Körper und Kopf dürfen sich sanft mitbewegen.

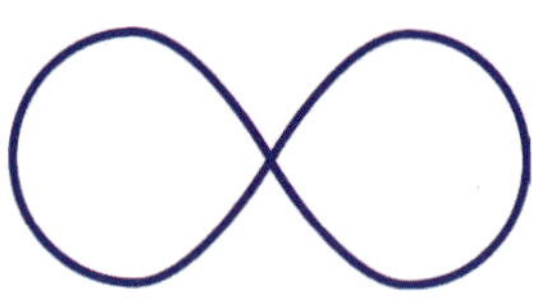

Erschwernis
Die Übung wir mit geschlossenen Augen durchgeführt.

GG/P6

Das Bett ist waagerecht, sodass die Patientin/Klientin flach im Bett liegt.
Die Augen sind geöffnet.
Die Beine sind wahlweise gestreckt oder gebeugt.

Gestreckte Beine:
Die Füße liegen mit den Fersen auf einem Luftkissen. Die Unterstützerin umfasst die Füße bewegt sie sehr langsam und sacht mehrmals in Form eines Kleeblattes.
(Kleeblatt = Bewegung der liegenden Acht – von der Mittellinie aus danach in eine aufrechte Acht gehen)
Körper und Kopf dürfen sich sanft mitbewegen.

Gebeugte Beine:
Die Unterstützerin umfasst die Knie und bewegt sie langsamen und sanft in Form eines Kleeblattes.
Körper und Kopf folgen der sanften Bewegung.
Alternativ:
Die Unterstützerin fasst die Füße an und bewegt sie langsam und sacht mehrmals in Form eines Kleeblattes.
Körper und Kopf dürfen sich sanft mitbewegen.

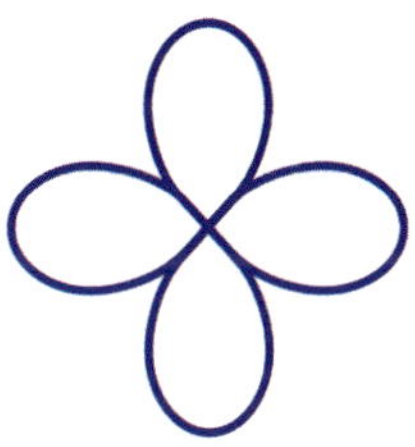

Variationen ohne Körperkontakt
Die Unterstützerin umwickelt die Füße der Patientin/Klientin mit einer Decke oder einem Handtuch. Sie nimmt die Enden von Decke/Handtuch in die Hände und dreht die „eingepackten Füße“ langsam und sacht mehrmals in Form eines Kleeblatts.
Körper und Kopf dürfen sich sanft mitbewegen.

Erschwernis
Die Übung wir mit geschlossenen Augen durchgeführt.

3.3 Gehirntraining

GT-Übungen (Gehirntraining)

Die Übungen zum Gehirntraining werden je nach Betroffenheitsgrad der Patienten über einen Zeitraum von 1–4 Wochen täglich – wahlweise 1–3 × täglich – durchgeführt.
Bei Bedarf ist es auch hilfreich, einzelne Übungen über einen längeren Zeitraum durchzuführen.
Eine Kombination der GT-Übungen ist möglich, empfiehlt sich jedoch erst nach längerer Durchführung der einzelnen Übung.
Beim Gehirntraining wählen die Betreuungspersonen Übungen, die ihren Patienten/Klienten angemessen erscheinen – siehe Angebot in den Schwierigkeitsstufen 1–3.

GT1

Die Patientin/Klientin liegt auf dem Rücken oder sitzt im Bett.
Ihre Augen sind geöffnet.
Ihr Kopf ist mittig.
Die Beine sind wahlweise angewinkelt oder gestreckt.

Schwierigkeitsstufe 1
Die Patientin/Klientin faustet und streckt die Hände mehrmals im Wechsel.
1. Durchgang: Mehrmaliger schneller Wechsel der Bewegungen.
2. Durchgang: Mehrmaliger bewusst langsam ausgeführter Wechsel der Bewegungen.

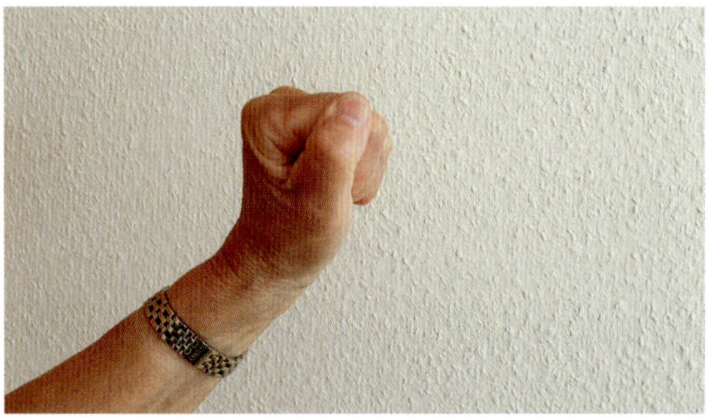

Fausten ...

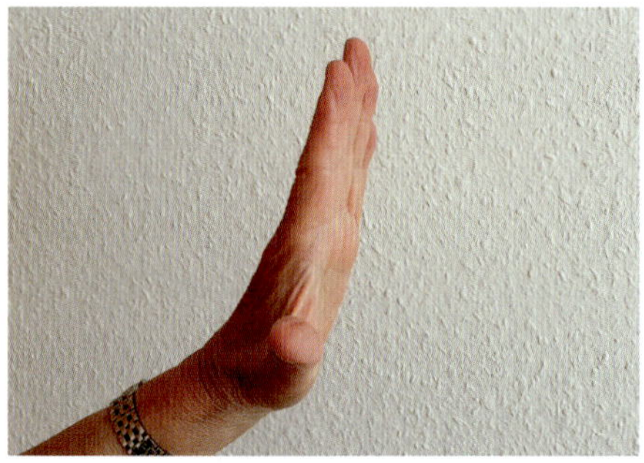

Strecken ...

Schwierigkeitsstufe 2:
Die Patientin/Klientin faustet und streckt die Hände mehrmals im Wechsel, dazu sagt sie die Wochentage auf.

Schwierigkeitsstufe 3:
Die Patientin/Klientin faustet und streckt die Hände mehrmals im Wechsel, dazu sagt sie eine beliebige 1×1 Reihe auf.

GT2

Die Patientin/Klientin liegt auf dem Rücken oder sitzt im Bett.
Ihre Augen sind geöffnet.
Ihr Kopf ist mittig.
Die Beine sind wahlweise angewinkelt oder gestreckt.

Schwierigkeitsstufe 1
Die Patientin/Klientin spreizt und schließt die Finger beider Hände mehrmals im Wechsel.

1. Durchgang: Mehrmaliger schneller Wechsel der Bewegungen.

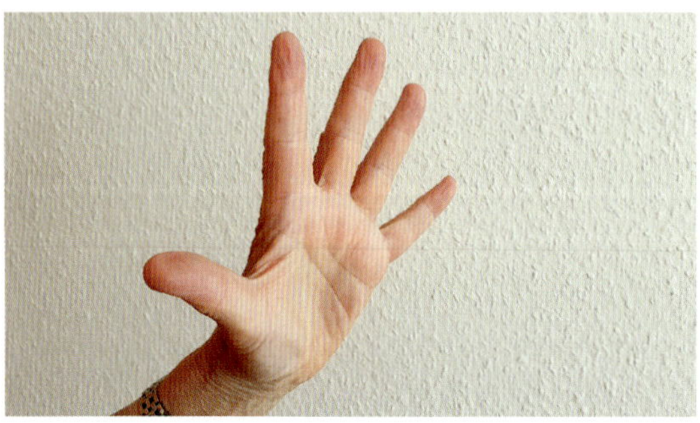

Spreizen ...

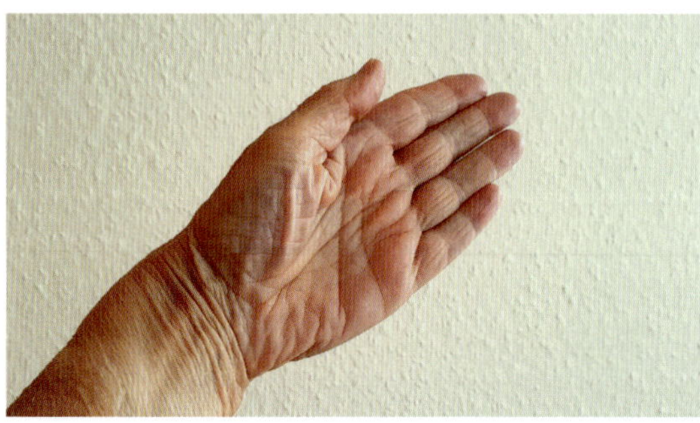

Schließen ...

2. Durchgang: Mehrmaliger bewusst langsam ausgeführter Wechsel der Bewegungen.
3. Durchgang: Die Hände werden flach gegeneinander gelegt – die Finger spreizen und schließen gemeinsam.

Schwierigkeitsstufe 2:
Die Patienten/Klienten spreizen und schließen die Hände mehrmals im Wechsel, dazu nennen sie alle Gegenstände, die sich in einer Küche befinden.

Schwierigkeitsstufe 3:
Die Patienten/Klienten spreizen und schließen die Hände mehrmals im Wechsel, dazu zählen sie rückwärts ab einer bestimmten Zahl.

GT3

Die Patientin/Klientin liegt auf dem Rücken oder sitzt im Bett.
Ihre Augen sind geöffnet.
Ihr Kopf ist mittig.
Die Beine sind wahlweise angewinkelt oder gestreckt.

Schwierigkeitsstufe 1
Die Patienten/Klienten fausten, öffnen, spreizen und schließen ... die Finger der Hände mehrmals im Wechsel.

1. Durchgang: Mehrmaliger schneller Wechsel der Bewegungen.
2. Durchgang: Mehrmaliger bewusst langsam ausgeführter Wechsel der Bewegungen.
3. Durchgang: Die Hände werden flach gegeneinander gelegt – die Finger fausten, öffnen, spreizen und schließen gemeinsam.

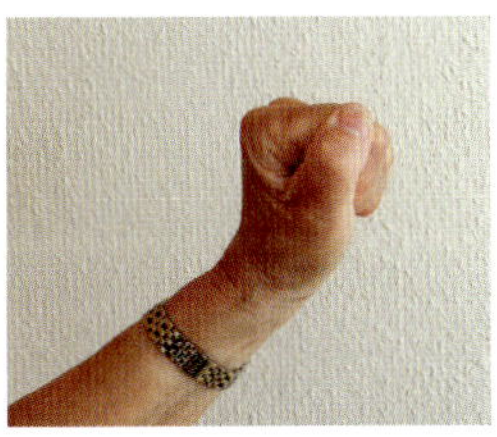
Fausten ...

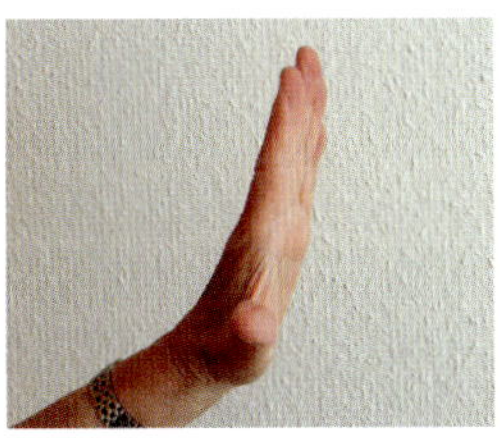
Strecken ...

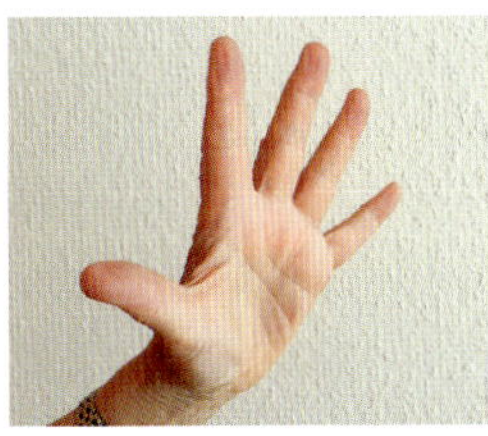
Spreizen ...

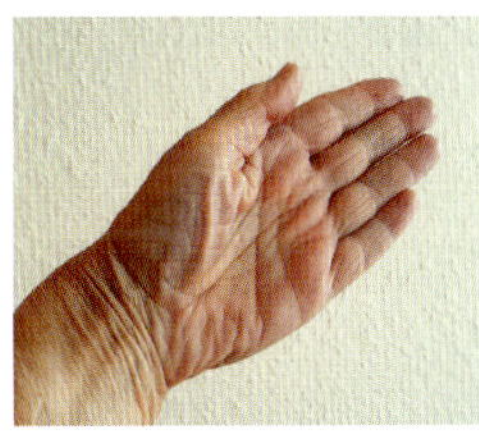
Schließen ...

Schwierigkeitsstufe 2:
Die Patienten/Klienten fausten, öffnen, spreizen und schließen die Hände mehrmals im Wechsel, dazu nennen sie alle Gegenstände, die zum Backen, zum Kochen oder zur Gartenarbeit benötigt werden.

Schwierigkeitsstufe 3:
Die Patienten/Klienten fausten, öffnen, spreizen und schließen die Hände mehrmals im Wechsel, dazu zählen sie rückwärts in 2er Schritten von einer bestimmten Zahl aus.

GT4

Die Patientin/Klientin liegt auf dem Rücken oder sitzt im Bett.
Ihre Augen sind geöffnet.
Ihr Kopf ist mittig.
Die Beine sind wahlweise angewinkelt oder gestreckt.

Schwierigkeitsstufe 1
Die Patienten/Klienten tippen nacheinander mit den Fingerspitzen zusammen: Daumen-Zeigefinger, Daumen-Mittelfinger, Daumen-Ringfinger, Daumen-Kleiner Finger.
Die Bewegungsfolge wird erst mit der einen, dann mit der anderen Hand durchgeführt.
Zum Schluss tippen beide Hände gleichzeitig mit den Fingerspitzen zusammen.

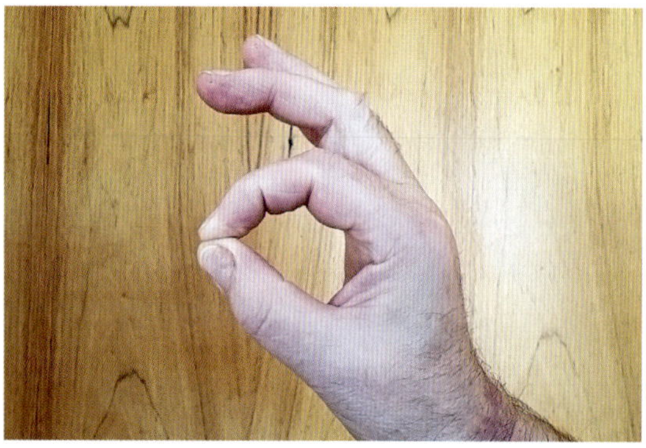

Sie tippen nacheinander mit den Fingerspitzen zusammen

Schwierigkeitsstufe 2
Die Patienten/Klienten tippen nacheinander mit den Fingerspitzen zusammen: Daumen-Zeigefinger, Daumen-Mittelfinger, Daumen-Ringfinger, Daumen-Kleiner Finger. Während sie mit den Fingerspitzen tippen, sagen sie laut ein ihnen bekanntes Gedicht auf.

Schwierigkeitsstufe 3
Die Patienten/Klienten tippen nacheinander mit den Fingerspitzen zusammen: Daumen-Zeigefinger, Daumen-Mittelfinger, Daumen-Ringfinger, Daumen-Kleiner Finger. Während sie mit den Fingerspitzen tippen, sagen sie laut einen neuen Spruch auf: „Ich trink Wasser, wer macht mit? Es macht mich munter und hält mich fit."

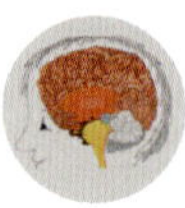

GT5
Die Patientin/Klientin liegt auf dem Rücken oder sitzt im Bett.
Ihre Augen sind geöffnet.
Ihr Kopf ist mittig.
Die Beine sind wahlweise angewinkelt oder gestreckt.

Schwierigkeitsstufe 1
Die Patienten/Klienten tippen in umgekehrter Reihenfolge mit den Fingerspitzen zusammen: Daumen-Kleiner Finger, Daumen-Ringfinger, Daumen-Mittelfinger, Daumen-Zeigefinger ... nacheinander zuerst mit der rechten, dann mit der linken Hand.
Zum Schluss tippen sie gleichzeitig, aber gegengleich mit den Fingerkuppen beider Hände zusammen.
Rechte Hand:
Daumen-Zeigefinger, Daumen-Mittelfinger, Daumen-Ringfinger, Daumen-Kleiner Finger, ...

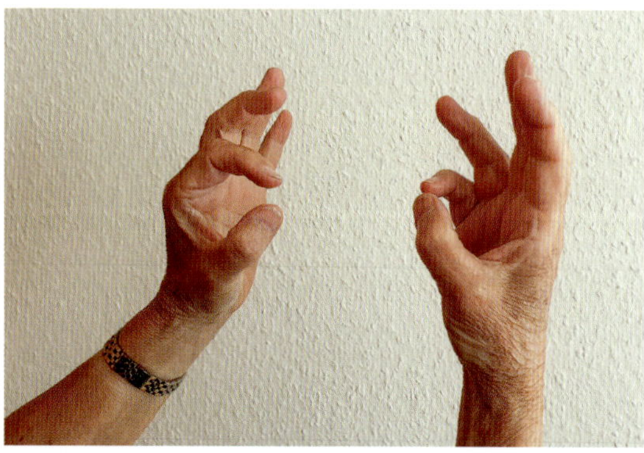

Gegengleiches Tippen

Linke Hand:
Daumen-Kleiner Finger, Daumen-Ringfinger, Daumen-Mittelfinger, Daumen-Zeigefinger, ...

Schwierigkeitsstufe 2
Die Patienten/Klienten tippen mit den Fingerspitzen gegengleich (s. Stufe 1) zusammen, dabei nennen sie laut ihren Namen und ihre Adresse.

Schwierigkeitsstufe 3
Die Patienten/Klienten tippen mit den Fingerspitzen gegengleich (s. Stufe 1) zusammen, dabei sagen sie laut den erweiterten Spruch vom Wassertrinken:
„Ich trink Wasser, wer macht mit? Es macht mich munter und hält mich fit“
„Ich trinke Wasser, ich weiß wieso! Es hält mich wach beim Denken und macht gesund und froh!“

GT6

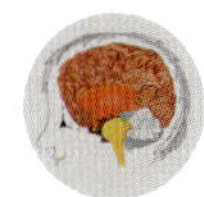

Die Patientin/Klientin liegt auf dem Rücken oder sitzt im Bett.
Ihre Augen sind geöffnet.
Ihr Kopf ist mittig.
Die Beine sind wahlweise angewinkelt oder gestreckt.

Schwierigkeitsstufe 1
Die Patienten/Klienten bewegen ihre Füße nach dem Spruch[9]:

Füße wollen laufen	*Mit den Füßen Schrittbewegungen machen.*
Woll’n sich auch mal raufen.	*Die Füße reiben sich aneinander.*
Zehen woll’n sich recken	*Die Zehen werden gestreckt.*
Und dann schnell verstecken.	*Die Zehen werden eingekrallt.*

Schwierigkeitsstufe 2
Die Patienten/Klienten bewegen ihre Füße nach dem Spruch[10]:

Füße wollen laufen	*Mit den Füßen Schrittbewegungen machen.*
Woll’n sich auch mal raufen.	*Die Füße reiben sich aneinander.*
Zehen woll’n sich recken	*Die Zehen werden gestreckt.*
Und dann schnell verstecken.	*Die Zehen werden eingekrallt.*
Füße woll’n auf Fersen steh’n	*Die Füße werden auf die Fersen gestellt.*
Und nach beiden Seiten seh’n.	*Die Füße werden seitlich hin und her bewegt.*
Füße sagen nun auf Wiederseh’n	*Die Füße winken.*
Denn sie woll’n nach Hause geh’n.	*Mit den Füßen Schrittbewegungen machen*

Schwierigkeitsstufe 3
Die Patienten klatschen in die Hände, parallel dazu bewegen sie ihre Füße nach dem Spruch aus Schwierigkeitsstufe 2

3.4 Gehirntraining mit Material

GT-Übungen (Gehirntraining) mit Material

Nützliche Helfer: Schwamm, Gummiband, Tuch, Wäscheklammer, Luftkissen

GT1/Material

Die Patientin/Klientin liegt auf dem Rücken oder sitzt im Bett.
Ihre Augen sind geöffnet.
Ihr Kopf ist mittig.
Die Beine sind wahlweise angewinkelt oder gestreckt.

Schwierigkeitsstufe 1

Die Patientin/Klientin hält in jeder Hand einen Haushaltsschwamm.
Sie presst beide Schwämme mehrmals im Wechsel (dabei faustet und streckt sie die Hände.)
1. Durchgang: Mehrmaliger schneller Wechsel der Bewegungen.
2. Durchgang: Mehrmaliger bewusst langsam ausgeführter Wechsel der Bewegungen.

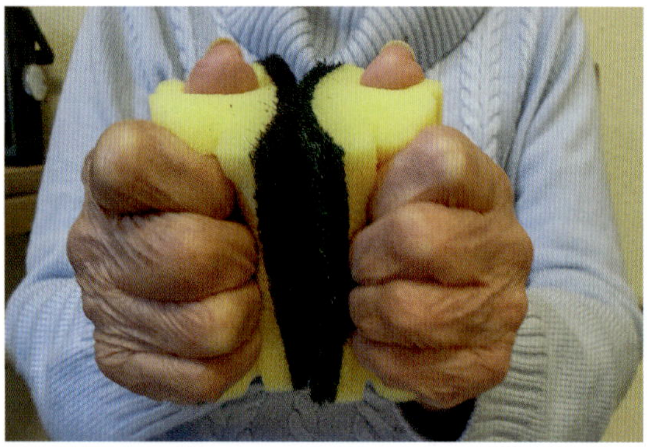

Haushaltsschwämme pressen ...

Schwierigkeitsstufe 2:

Die Patientin/Klientin faustet und streckt die Hände mehrmals im Wechsel, dazu sagt sie die Wochentage (oder Monate) auf

Schwierigkeitsstufe 3:

Die Patientin/Klientin faustet und streckt die Hände mehrmals im Wechsel, dazu sagt sie eine beliebige 1×1 Reihe (oder das Alphabet) auf.

GT2/Material

Die Patientin/Klientin liegt auf dem Rücken oder sitzt im Bett.
Ihre Augen sind geöffnet.
Ihr Kopf ist mittig.
Die Beine sind wahlweise angewinkelt oder gestreckt.

Schwierigkeitsstufe 1

Die Patientin/Klientin umspannt um beide Hände (jeweils vom kleinen Finger bis zum Daumen) ein Gummiband.
Nun spreizt und schließt sie die Hände mehrmals im Wechsel.
1. Durchgang: Mehrmaliger schneller Wechsel der Bewegungen.
2. Durchgang: Mehrmaliger bewusst langsam ausgeführter Wechsel der Bewegungen.
3. Durchgang: Die Hände werden flach gegeneinander gelegt – die Finger spreizen und schließen gemeinsam.

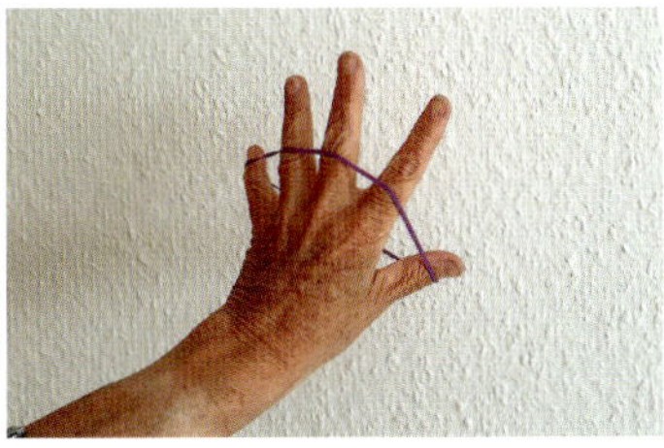

Spreizen ...

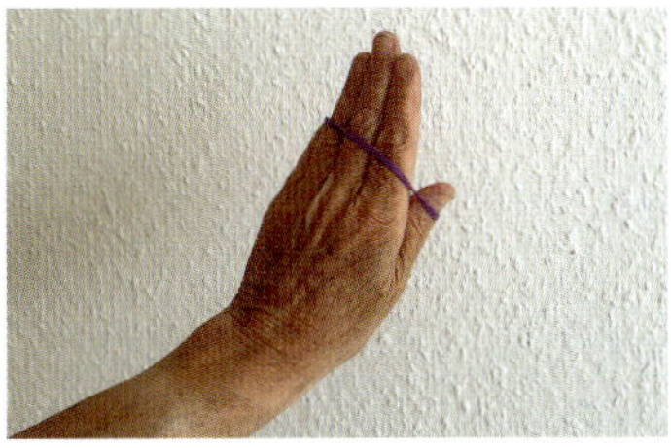

Schließen ...

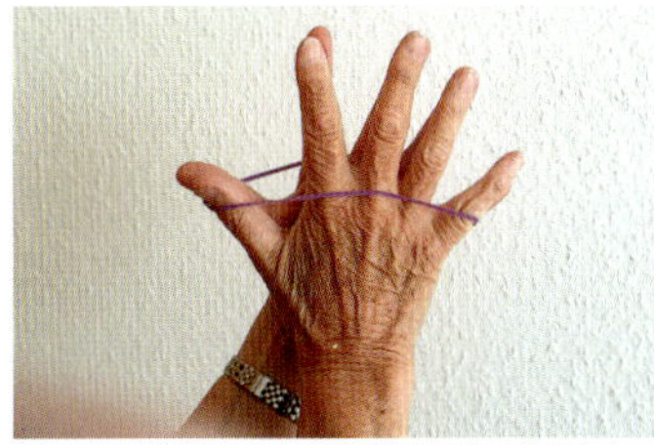

Gemeinsames spreizen und schließen

Schwierigkeitsstufe 2
Die Patienten/Klienten spreizen und schließen die Hände mehrmals im Wechsel, dazu nennen sie alle Gegenstände, die sich in einer Küche (in einem Schlafzimmer) befinden.

Schwierigkeitsstufe 3
Die Patienten/Klienten spreizen und schließen die Hände mehrmals im Wechsel, dazu zählen sie rückwärts ab einer bestimmten Zahl.

GT3/Material

Die Patientin/Klientin liegt auf dem Rücken oder sitzt im Bett.
Ihre Augen sind geöffnet.
Ihr Kopf ist mittig.
Die Beine sind wahlweise angewinkelt oder gestreckt.
Die Patienten/Klienten umspannen die Finger (vom kleinen Finger bis zum Zeigefinger) mit einem Gummiband. Sie fausten, öffnen, spreizen und schließen ... die Hände mehrmals im Wechsel.

1. Durchgang: Mehrmaliger schneller Wechsel der Bewegungen.
2. Durchgang: Mehrmaliger bewusst langsam ausgeführter Wechsel der Bewegungen.
3. Durchgang: Die Hände werden flach gegeneinander gelegt – die Finger fausten, öffnen, spreizen und schließen gemeinsam.

Schwierigkeitsstufe 2
Die Patienten/Klienten fausten, öffnen, spreizen und schließen die Hände mehrmals im Wechsel, dazu nennen sie alle Gegenstände, die zum Backen oder Kochen (für die Gartenarbeit) benötigt werden.

Schwierigkeitsstufe 3
Die Patienten/Klienten fausten, öffnen, spreizen und schließen die Hände mehrmals im Wechsel, dazu zählen sie rückwärts in 2er Schritten von einer bestimmten Zahl aus (alternativ: sagen eine 1×1 Reihe rückwärts auf).

GT4/Material

Die Patientin/Klientin liegt auf dem Rücken oder sitzt im Bett.
Ihre Augen sind geöffnet.
Ihr Kopf ist mittig.
Die Beine sind wahlweise angewinkelt oder gestreckt.

Schwierigkeitsstufe 1
Die Patienten/Klienten tippen mit den Fingerspitzen zusammen (s. GT4), dabei halten sie ein Tuch (alternativ ein Band oder ein Seil) zwischen den jeweiligen Fingern. Sie tippen nacheinander zuerst mit der rechten, dann mit der linken Hand.
Zum Schluss tippen sie gleichzeitig mit den Fingerkuppen beider Hände zusammen – und halten dabei das Tuch zwischen den jeweiligen Fingern.

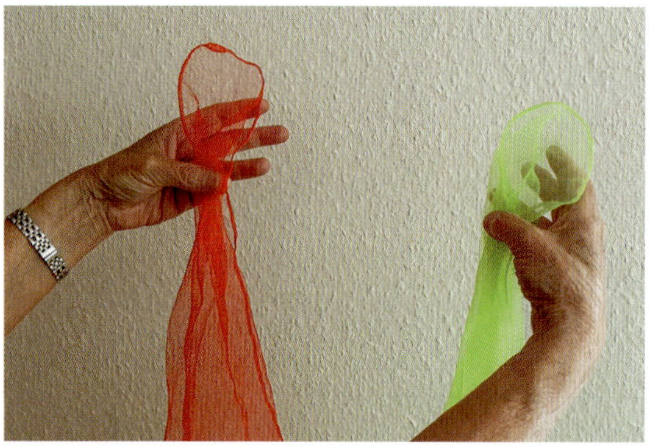

Tippen mit Tuch

Schwierigkeitsstufe 2
Die Patienten/Klienten tippen mit den Fingerspitzen zusammen, dabei halten sie ein Tuch zwischen den jeweiligen Fingerspitzen. Parallel dazu sagen sie ein ihnen bekanntes Gedicht laut auf.

Schwierigkeitsstufe 3
Die Patienten/Klienten tippen mit den Fingerspitzen zusammen, dabei halten sie ein Tuch mit den jeweiligen Fingerspitzen. Parallel dazu sagen sie den erlernten Spruch vom Wassertrinken auf:
„Ich trink Wasser.
Wer macht mit?
Es macht mich munter
Und hält mich fit.“

GT5/Material

Die Patientin/Klientin liegt auf dem Rücken oder sitzt im Bett.
Ihre Augen sind geöffnet.
Ihr Kopf ist mittig.
Die Beine sind wahlweise angewinkelt oder gestreckt.

Schwierigkeitsstufe 1
Die Patienten/Klienten klammert mit den Fingerspitzen eine Wäscheklammer auf und zu ... nacheinander zuerst mit der rechten, dann mit der linken Hand.
Zum Schluss klammern die Finger beider Hände zur gleichen Zeit.

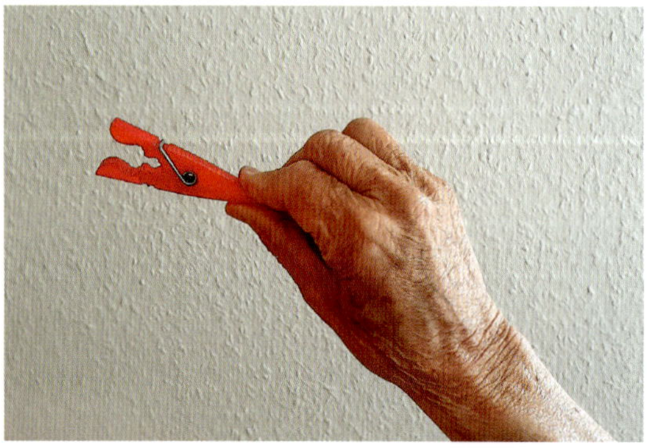

Klammern

Schwierigkeitsstufe 2
Die Patienten/Klienten klammert mit den Fingerspitzen eine Wäscheklammer auf und zu ... nacheinander zuerst mit der rechten, dann mit der linken Hand.
Zum Schluss drücken sie die Wäscheklammern in ihren Händen gleichzeitig, aber gegengleich mit den Fingern zusammen.

Rechte Hand klammert:
Daumen-Zeigefinger, Daumen-Mittelfinger, Daumen-Ringfinger, Daumen-Kleiner Finger, ...
Linke Hand klammert:
Daumen-Kleiner Finger, Daumen-Ringfinger, Daumen-Mittelfinger, Daumen-Zeigefinger, ...

Schwierigkeitsstufe 3
Die Patienten/Klienten drücken mit jeweils Daumen/Finger eine Wäscheklammer auf und zu (Daumen und Zeigefinger – Daumen und Mittelfinger – Daumen und Ringfinger – Daumen und kleiner Fingersagen).
Parallel dazu sagen sie laut ihren Namen und ihre Adresse.

Alternativ:
Die Patienten/Klienten drücken die Wäscheklammer in ihren Händen gleichzeitig, aber gegengleich mit den Fingern zusammen.
Rechte Hand klammert:
Daumen-Zeigefinger, Daumen-Mittelfinger, Daumen-Ringfinger, Daumen-Kleiner Finger, ...
Linke Hand klammert:
Daumen-Kleiner Finger, Daumen-Ringfinger, Daumen-Mittelfinger, Daumen-Zeigefinger, ...
Parallel dazu sagen sie den Spruch vom Wassertrinken auf:
„Ich trink Wasser
Wer macht mit?
Es macht mich munter
Und hält mich fit.“
„Ich trinke Wasser,
Ich weiß wieso!
Es hält mich wach beim Denken
Und macht gesund und froh!“

GT6

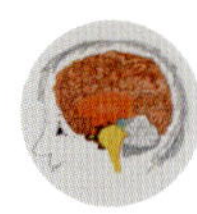

Die Patientin/Klientin liegt auf dem Rücken oder sitzt im Bett.
Ihre Augen sind geöffnet.
Ihr Kopf ist mittig.
Die Beine sind wahlweise angewinkelt oder gestreckt.

Schwierigkeitsstufe 1
Die Patienten/Klienten haben ein Dynairkissen unter den Füßen. Sie bewegen ihre Füße nach dem Spruch[11]:

Füße wollen laufen	*Mit den Füßen Schrittbewegungen machen.*
Woll'n sich auch mal raufen.	*Die Füße reiben sich aneinander.*
Zehen woll'n sich recken	*Die Zehen werden gestreckt.*
Und dann schnell verstecken.	*Die Zehen werden eingekrallt.*

Schwierigkeitsstufe 2
Die Patienten/Klienten bewegen ihre Füße auf dem Dynairkissen nach dem Spruch[12]:

Füße wollen laufen	*Mit den Füßen Schrittbewegungen machen.*
Woll'n sich auch mal raufen.	*Die Füße reiben sich aneinander.*
Zehen woll'n sich recken	*Die Zehen werden gestreckt.*
Und dann schnell verstecken.	*Die Zehen werden eingekrallt.*
Füße woll'n auf Fersen steh'n	*Die Füße werden auf die Fersen gestellt.*
Und nach beiden Seiten seh'n.	*Die Füße werden seitlich hin und her bewegt.*
Füße sagen nun auf Wiederseh'n	*Die Füße winken.*
Denn sie woll'n nach Hause geh'n.	*Mit den Füßen Schrittbewegungen machen.*

Schwierigkeitsstufe 3
Die Patienten/Klienten bewegen ihre Füße auf dem Dynairkissen nach dem Spruch aus Schwierigkeitsstufe 2.
Parallel dazu pressen sie einen Haushaltsschwamm auf und zu (alternativ drücken sie eine Wäscheklammer gleichseitig oder gegengleich).

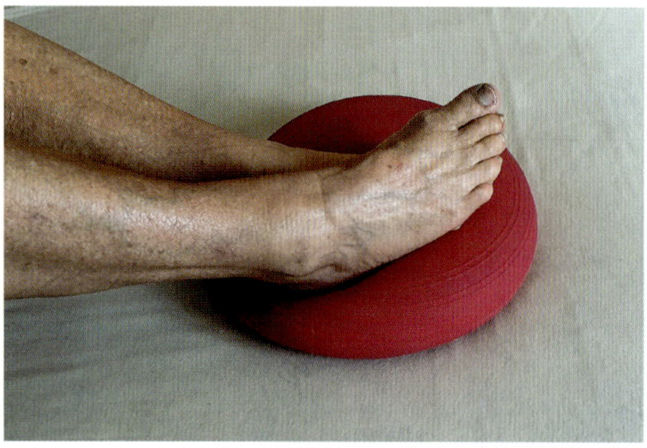

Füße „wollen raufen ...“

3.5 Massagen

MA-Übungen (Massage/Entspannung)

Die einzelnen Massagen werden je nach Bedarf über einen Zeitraum von 1–4 Wochen 1× täglich durchgeführt.
Bei Wunsch ist es auch möglich, einzelne Massagen über einen längeren Zeitraum durchzuführen.
Eine Kombination der Massagen ist möglich.
Nützliche Helfer zur Durchführung der Massagen ohne Körperkontakt: Murmel, Bierdeckel, Tennisball.

MA 1

Handmassage

Die Patientin/Klientin liegt auf dem Rücken oder sitzt im Bett.
Achtung!
Die Handmassage wird mit klarem Input ausgeführt. Das Aktivieren der einzelnen Finger erfolgt seitlich der Finger.
Abfolge der Massage:
Handinnenfläche der Hand mit Daumenballen massieren.
Handrücken der Hand mit Daumenballen massieren.
Sanftes Längen der einzelnen Finger einer Hand mit Daumen/Zeigefinger/Mittelfinger.
Faust mit beiden Händen sanft umschließen.
Sanftes Drehen im Handgelenk.

Abfolge bei der anderen Hand wiederholen.

Variation ohne Körperkontakt
Die Patientin/Klientin liegt auf dem Rücken oder sitzt im Bett.

Variation 1
Die Betreuerin sitzt gegenüber und dient der Patientin/Klientin als Spiegel für den Bewegungsablauf.
Die Patientin/Klientin massiert ihre eigenen Hände.

Variation 2
Die Massage wird mit einem Gegenstand mit glatter Oberfläche durchgeführt.
Möglichkeiten:
Druckmassage (z. B. mit Bierdeckel)
Rollmassage (z. B. mit Tennisball, Fingerzwischenräume: Murmel)

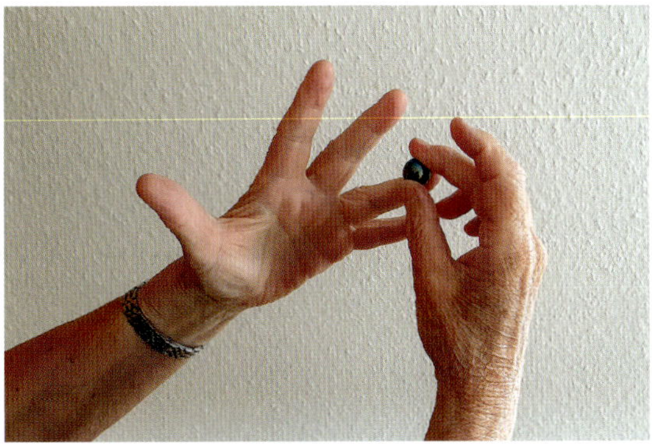

Massieren der Fingerzwischenräume

MA 2

Hand-Arm-Massage

Die Patientin/Klientin liegt auf dem Rücken oder sitzt im Bett.
Achtung!
Die Handmassage wird mit klarem Input ausgeführt. Das Aktivieren der einzelnen Finger erfolgt seitlich der Finger.
Abfolge der Handmassage siehe MA 1, darauf folgt:
Streichen mit flacher Hand vom Handrücken bis zur Schulter – auf dem Außenarm.
Sanftes Streichen vom Oberarm bis in die Handinnenfläche – im Innenarm.

Abfolge auf anderem Arm wiederholen.

Variation ohne Körperkontakt
Die Patientin/Klientin liegt auf dem Rücken oder sitzt im Bett.

Variation 1
Die Betreuerin sitzt gegenüber und dient der Patientin/Klientin als Spiegel für den Bewegungsablauf.
Die Patientin/Klientin massiert ihre eigenen Hände und Arme.

Variation 2
Die Massage wird mit einem Gegenstand mit glatter Oberfläche durchgeführt.
Möglichkeiten:
Druckmassage (z. B. mit Bierdeckel)
Rollmassage (z. B. mit Tennisball, Fingerzwischenräume: Murmel)

MA 3

Hand-Arm-Schulter-Massage

Die Patientin/Klientin liegt auf dem Rücken oder sitzt im Bett.
Abfolge der Hand-Armmassage siehe MA 2
Darauf folgt:
Wiederholtes Streichen mit flacher Hand von der Wirbelsäule nach außen zu den Schultern/Oberarmen.

Variation ohne Körperkontakt
Die Patientin/Klientin liegt auf dem Rücken oder sitzt im Bett.
Die Massage wird mit einem Gegenstand mit glatter Oberfläche durchgeführt.
Möglichkeiten:
Druckmassage (z. B. mit Bierdeckel)
Rollmassage (z. B. mit Tennisball, Fingerzwischenräume: Murmel)

MA 4

Fußmassage

Die Patientin/Klientin liegt auf dem Rücken oder sitzt im Bett.
Achtung!
Die Fußmassage wird mit klarem Input ausgeführt. Das Aktivieren der einzelnen Zehen erfolgt seitlich der Zehen.
Abfolge der Massage:
Fußinnenfläche des Fußes mit Daumenballen massieren (klarer Druck).
Fußrücken des Fußes mit Daumenballen massieren.
Sanftes Längen der einzelnen Zehen eines Fußes mit Daumen/Zeigefinger/Mittelfinger.
Zehen einrollen – Fuß mit beiden Händen sanft umschließen.
Sanftes Drehen im Fußgelenk.

Abfolge beim anderen Fuß wiederholen.

Variation ohne Körperkontakt
Die Massage wird mit einem Gegenstand mit glatter Oberfläche durchgeführt.
Möglichkeiten:
Druckmassage (z. B. mit Bierdeckel)
Rollmassage (z. B. mit Tennisball, Zehenzwischenräume: Murmel)

MA 5

Fuß-Bein-Massage

Die Patientin/Klientin liegt auf dem Rücken oder sitzt im Bett.
Achtung!
Die Fußmassage wird mit klarem Input ausgeführt. Das Aktivieren der einzelnen Zehen erfolgt seitlich der Fußzehen.
Abfolge der Fußmassage siehe MA 4 darauf folgt:
Streichen mit flacher Hand vom Fußrücken seitlich des Knies bis zur Oberschenkel – auf dem Außenbein.
Sanftes Streichen – im hinteren Bereich des Beins – vom Oberschenkel bis in die Fußinnenfläche.

Variation ohne Körperkontakt
Die Patientin/Klientin liegt auf dem Rücken oder sitzt im Bett.
Die Massage wird mit einem Gegenstand mit glatter Oberfläche durchgeführt.
Möglichkeiten:
Druckmassage (z. B. mit Bierdeckel)
Rollmassage (z. B. mit Tennisball, Zehenzwischenräume: Murmel)

MA 6

Ohrmassage

Die Patientin/Klientin liegt auf dem Rücken oder sitzt im Bett.

Achtung!

Die Ohr-Massage kann, je nach Befinden der Patientin, selbsttätig oder durch eine Begleitperson ausgeführt werden.

Das Gebiet um die Ohren herum wird mit den Fingerspitzen sanft kreisförmig massiert.

Danach werden die Ohrränder zwischen Daumen und Zeigefinger genommen und mehrmals sanft von oben nach unten massiert.

Die Ohrläppchen werden sanft nach unten gezogen.

Variation ohne Körperkontakt
Die Patientin/Klientin liegt auf dem Rücken oder sitzt im Bett. Die Betreuerin sitzt gegenüber und dient der Patientin/Klientin als Spiegel für den Bewegungsablauf. Die Patientin/Klientin massiert ihre eigenen Ohrränder.

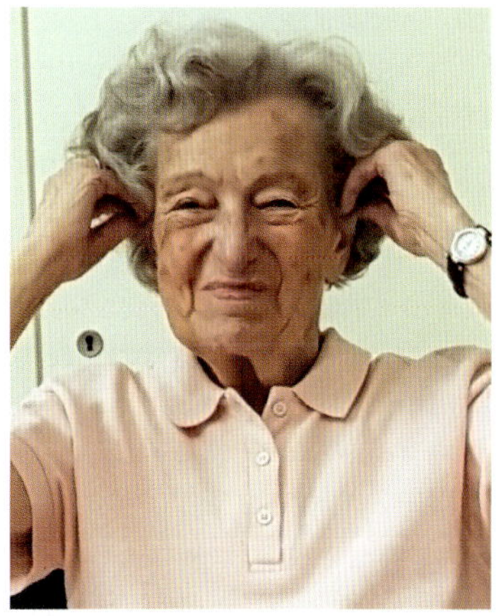

3.6 Gesundheitspflege der Fach- und Betreuungskräfte

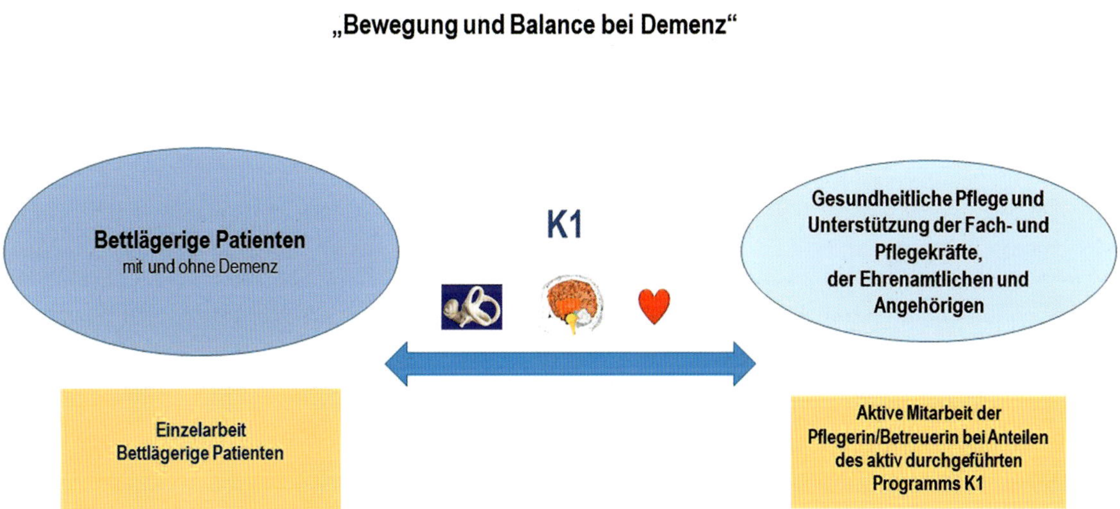

Die Pflege- und Betreuungskräfte, auch Angehörige und Ehrenamtliche, die sich um die Patientinnen/Klientinnen kümmern und mit ihnen die Übungen und Aktivitäten durchführen, können und sollen parallele Unterstützung für die eigenen Gesundheitsvorsorge- und Fürsorge durch das Programm erfahren. Dazu bieten sich verschiedene Möglichkeiten.

1. Aktive Mitarbeit der Pflegerin/Betreuerin bei Anteilen des aktiv durchgeführten Programms K1.
   Die Mitarbeit bei den Gleichgewichtsübungen wird von der Betreuerin im Sitzen (oder im Stehen) durchgeführt.

Alternative bei Übungen, die bei der Patientin/Klientin passiv durchgeführt werden:
Die Pflegerin/Betreuerin erklärt der Patientin/Klientin mit Hilfe der an sich selbst aktiv durchgeführten Maßnahme die folgende von der Patientin/Klientin passiv erlebte Durchführung.

2. Die Pflegerin/Betreuerin macht täglich eigene Trainingsaufgaben, dazu stehen ihr drei verschiedene Programme zur Verfügung

   Trainingsliste/Hausaufgaben K1 (s. u. K1 Trainingsliste)
   - Regelmäßige Durchführung der Gleichgewichts-Trainingsaufgaben K1 Anteil GG/Aktiv).
   - Ergänzend bei Wunsch Gehirntraining K1 (Anteil GT, Stufe 3)
   - Ergänzend bei Wunsch, Eigen-Massage K1 (MA)

   Trainingsaufgaben/Hausaufgaben K2 (s. Kap.4)
   - H1-H10 vom Programm K2

   Trainingsaufgaben/Hausaufgaben K3 (s. Kap.5)
   - H1-H10 vom Programm K3

K1-Trainingsliste für „private Hausaufgaben" Betreuerin/Pflegerin/Angehörige/Ehrenamtliche/Helferin

ÜE	*GG/Aktiv*[13]	GT, Stufe 3	MA
Ü1	*Liegen* *1/1*	Hände fausten-strecken 1×1 Reihe	Handmassage
Ü2	Liegen 1/4	Finger spreizen-schließen rückwärts zählen	Hand-Arm-Massage
Ü3	Liegen 1/3	Faust-Finger strecken-spreizen rückwärts zählen in zweier Schritten	Hand-Arm-Schulter Massage
Ü4	Liegen 1/3 Variation	Beidhändig Fingertippen gleichseitig mit Aufsagen 1. Strophe „Wassertrinken"	Fußmassage
Ü5	Liegen 1/2	Beidhändig gegengleich Fingertippen mit Aufsagen 1. und 2. Strophe Wassertrinken	Fuß-Beinmassage
Ü6	Liegen 5/4	Füße und Zehen machen 8 Bewegungen, gleichzeitig Händeklatschen	Ohrmassage

Durchführung
1–3× täglich

Tipps von Fach- und Pflegekräften/Angehörigen und Ehrenamtlichen, die das Programm für die eigene Gesundheitsvorsorge in ihren Alltag integriert haben.

- Übung morgens im Bett als „Start in den Tag" durchführen.
  Dauer: 3 bis 5 Minuten.
  Aussage: „Minuten, die ich mir wert bin."
- Übung abends im Bett als „Einschlafritual" durchführen.
  Dauer: 3 bis 5 Minuten.
  Aussage: „Diese kurze Zeit für mich, hilft mir, zur Ruhe zu kommen und besser zu schlafen."

1 Die Bezeichnungen geben jeweils Position, Stufe und Übung des Gleichgewichtstrainings an – entnommen aus Beigel, D. Silberzahn, J: „Entdecken Sie Ihr Gleichgewicht“. Verlag modernes lernen. Dortmund

2 Materialbestellung möglich über: www.guckloch-online.de

3 Gleichgewichtsübung im Liegen/Stufe 1/Übung 1 aus Beigel, D. Silberzahn, J: „Entdecken Sie Ihr Gleichgewicht“. Verlag modernes lernen. Dortmund

4 Gleichgewichtsübung im Liegen/Stufe 1/Übung 4 aus Beigel, D. Silberzahn, J: „Entdecken Sie Ihr Gleichgewicht“. Verlag modernes lernen. Dortmund

5 Gleichgewichtsübung im Liegen/Stufe 1/Übung 3 aus Beigel, D. Silberzahn, J: „Entdecken Sie Ihr Gleichgewicht“. Verlag modernes lernen. Dortmund

6 Variation zu Gleichgewichtsübung im Liegen/Stufe 1/Übung 3 aus Beigel, D. Silberzahn, J: „Entdecken Sie Ihr Gleichgewicht“. Verlag modernes lernen. Dortmund

7 Gleichgewichtsübung im Liegen/Stufe 1/Übung 2 aus Beigel, D. Silberzahn, J. „Entdecken Sie Ihr Gleichgewicht“. Verlag modernes lernen. Dortmund

8 Erleichterte Variation zur Gleichgewichtsübung im Liegen/Stufe 5/Übung 4 aus Beigel, D. Silberzahn, J: „Entdecken Sie Ihr Gleichgewicht“. Verlag modernes lernen. Dortmund

9 Angelehnt an: Bildung beginnt schon auf dem Wickeltisch. Verlag modernes lernen. Dortmund

10 Angelehnt ebenda

11 Angelehnt an: Beigel, D: Bildung beginnt schon auf dem Wickeltisch. Verlag modernes lernen. Dortmund

12 Angelehnt ebenda

13 Die Bezeichnungen geben jeweils Position, Stufe und Übung des Gleichgewichtstrainings an – entnommen aus Beigel, D. Silberzahn, J: „Entdecken Sie Ihr Gleichgewicht“. Verlag modernes lernen. Dortmund

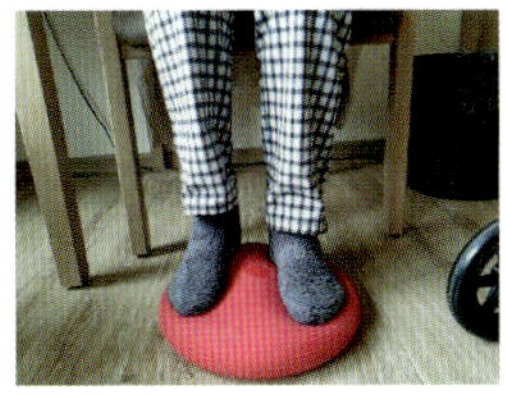

Kapitel 4 Programm K2 – Interventionskurs für Demenzbetroffene

K2 beinhaltet ein wöchentlich stattfindendes Klein-Gruppenprogramm zur Unterstützung demenzbetroffener Menschen.
Die Aktivitäten finden als offene oder geschlossene Angebote in Seniorenresidenzen, Pflegeheimen, im Krankenhaus, in der Tagespflege oder im Verein statt.
Die sensomotorischen Übungen werden im Sitzen, im Stehen oder in Bewegung durchgeführt.
Die Teilnahme ist auch im Rollstuhl oder mit Rollator möglich.
Das Bewegungs- und Gleichgewichtstraining findet in Kombination mit kleinschrittigem Gehirntraining und Sequenzen zur Körperwahrnehmung und Entspannung statt.
Die Teilnehmerinnen und Teilnehmer werden oftmals von Angehörigen, Betreuern oder Ehrenamtlichen begleitet, die ebenfalls an den Stunden teilnehmen.
Tägliche, ritualisierte Übungen mit einem Zeitaufwand von ca. drei bis fünf Minuten, die als häusliches Training durchgeführt werden, ergänzen das Wochentreffen.
Die Durchführung der Kursstunden und die Unterstützung erfolgt durch Betreuungskräfte, Pflegepersonal, Ehrenamtliche, Übungsleiter und Alltagsbegleiter.
Das Bewegungs- und Gleichgewichtstraining verfolgt das Ziel, demenzbetroffene Teilnehmerinnen und Teilnehmer darin zu unterstützen, Alltagssituationen länger und sicherer zu bewältigen.
Als Teilziele gelten

- Die Pflege und Stärkung der körperlichen Sicherheit und Gewandtheit
- Die Aktivierung und Pflege kognitiver Fähigkeiten
- Das positive Stärken der emotionalen Befindlichkeit
- Die Einbindung in eine Gemeinschaft

Inhaltlich zeichnet sich das wöchentlich stattfindende Training durch einen strukturierten verlässlichen Aufbau mit wiederkehrenden Phasen aus.
Es gliedert sich in

1. Begrüßung und Aufwärmphase (ca. 10–15 Minuten)
2. Hauptphase mit den Anteilen (ca. 20 Min.):
   - Gleichgewichtstraining
   - Kognitives Training
   - Körperwahrnehmung
3. Verabschiedung und Ausklang mit Hinweis auf die „Trainingsaufgaben“ (ca. 10 Min.).

Jede der Phasen beinhaltet eine gemeinsame Wassertrinkrunde.
Diese wird individuell „bewältigt“, s. Hinweis „Wassertrinkrunde“.

„Wassertrinkrunde“
Da es vielen älteren (aber auch jüngeren) Teilnehmerinnen schwer fällt, im Tagesablauf an das regelmäßige Trinken von Wasser zu denken, gehören die gemeinsamen „Wassertrinkrunden“ in den Kursstunden zum Ritual.
Schwerpunkt ist dabei „die Freude, gemeinsam ans Trinken zu denken“.
Die Rückmeldung der Teilnehmerinnen und Angehörigen signalisiert, dass sich das regelmäßige Wassertrinken in den Gruppenstunden sehr motivierend auf ein vermehrtes Trinken von Wasser im Alltag auswirkt.

In den Gruppenstunden erhöht sich die Akzeptanz und Mitmachfreude am Wassertrinken maßgeblich durch das Angebot der Gläserwahl. Angeboten werden: „Puppengläschen“, „Sommergläschen“, „Sportglas“.

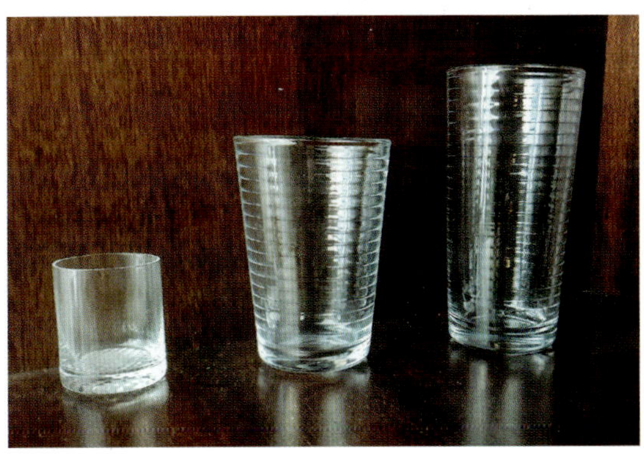

Puppengläschen – Sommergläschen – Sportglas

Die Auswahl ermöglicht es, die Trinkmenge individuell einzuteilen.

Für das Trinken in den einzelnen Wassertrinkrunden gilt:
Jeder/jede trinkt so viel, wie es gut tut. Das Glas kann bei Wunsch nachgefüllt werden – es besteht keine „Pflicht“ das Glas auszutrinken. Der Wassertrinkspruch wird gemeinsam gesprochen:
„Ich trinke Wasser,
Wer macht mit?
Es macht munter,
Hält uns alle fit!“

Exkurs
Das Trinken von Wasser während der Bewegungsphasen gilt als wichtiger Anteil der körperlichen, kognitiven und emotionalen Unterstützung.
Wasser trinken steigert geistige Leistungsfähigkeit und körperliche Arbeitsfähigkeit. Es unterstützt das Immunsystem.
Die Gehirnzellen sind die ersten Zellen, die auf Dehydration reagieren. Geistige Leistungsminderung bis hin zur Orientierungsstörungen sind als Folge bei älteren Menschen bekannt[1].
Wassermangel kann u. a. auch zur Schmerzerzeugung führen, kann Auslöser für Kopf-, Nackenschmerz und Migräne sein[2].
Wassermangel bedeutet für den Körper Stress, da er Körperreserven mobilisieren muss. Stress jedoch führt zu weiterer Dehydration.

Klare Strukturen, Wiederholungen, Rituale, Regeln, Ordnungsprinzipien unterstützen Demenzbetroffene in ihrer Lern- und Aufnahmefähigkeit. Sie bieten Sicherheit, unterstützen das Finden innerer Ruhe und mindern Angst- und Unsicherheitsgefühle.

Strukturen beinhalten räumliche, zeitliche und inhaltliche Aspekte. Sie unterstützen Klarheit und Überschaubarkeit während der gemeinsamen Kursstunden.
Zu räumlichen Strukturen zählen u. a.:
- Ein gleichbleibender Trainingsraum
- Überschaubarkeit des Raumes
- Feste und verlässliche Sitzordnung bei der Begrüßung und bei der Verabschiedung
- Gleichbleibende Abstellmöglichkeit für die Wassergläser

Exkurs
Hirnforscher fordern zum Lernen konstante Bedingungen und gleichbleibende äußere Formen, da menschliche Gehirne eine gewisse logische Ordnung benötigen, um Gedächtnisleistungen zu speichern und abzurufen[3].

Rückmeldungen aus der Praxis
Das Stellen eines Stuhlkreises hat sich bei den Kursstunden bewährt.
Einige Gruppen unterstützen die Struktur zudem durch eine feste Sitzordnung mit Namensschild, das am Stuhl befestigt werden kann. „Die Teilnehmerinnen wirken selbstsicherer und sind weniger angespannt, wenn sie in den Raum kommen und wissen, wo sie sitzen“[4].
„Orientierungshilfen durch Stühle mit Namensschildern (teilweise unterstützt durch gemalte Bilder oder Fotos der Teilnehmerinnen) sehen wir als bewährte Unterstützung unserer Teilnehmerinnen an.“[5]

Zu den zeitlichen Strukturen gehören u. a.:

Fester Wochentag/feste Uhrzeit für die Kursstunden.

Ein verlässlicher zeitlicher Ablauf der Kursstunden, s. dazu wiederkehrende Phasen im Stundenablauf.

Zu den inhaltlichen Strukturen zählen u. a:

Eine gleichbleibende Kursleiterin.

Eine feste Gruppe der Teilnehmerinnen.

Regeln

Die Verlässlichkeit der Abmachungen – Regeln werden besprochen und eingehalten.

Rituale

Der ritualisierte Stundenablauf, z. B. Wassertrinkrunden mit Wassertrink-Spruch während der Kursstunden.

Wiederkehrende Phasen: Begrüßung – Hauptteil – Verabschiedung mit Ritualen, z.B. Begrüßungsrunde mit Nennen des eigenen Namens und Anheften des Namenschilds an einer Tafel oder Pinnwand.

Abschlussphase mit gemeinsamer Durchführung und Besprechung der „Trainingsaufgabe".

Verabschiedung mit Aufnahme von Wünschen der Teilnehmerinnen.

Regelmäßiger Wechsel von Entspannung und Anspannung.

Wiederholungen

Wiederholender, gleichbleibender Aufbau der Phasen.

Wiederholungen von Übungen, z. B. der Gleichgewichtsübungen.

Zeit für Fragen und Gespräche – Wiederholungen sind willkommen.

Exkurs

Rituale, wie sie im Kurs erlebt werden, sollen Freude machen. So schaffen sie Gemeinsamkeit, erzeugen ein Wir-Gefühl und unterstützen das positive Erleben von gemeinsamen Aktivitäten.

Rituale, regelmäßige Abläufe im Alltag – wie z. B. tägliche Mahlzeiten, immer wiederkehrende ordnende Prinzipien – begleiten den Menschen durchs Leben und helfen auch Erwachsenen in jedem Alter, den Anforderungen des Alltags leichter gerecht zu werden und sie zu meistern.

Wiederkehrendes sorgt für Vertrautheit, Sicherheit und Geborgenheit – es reduziert Ängste.

Wiederholungen geben Menschen im Alltag Struktur, schaffen Ordnung und Orientierung.

Wiederholungen verhelfen, Dinge vertrauter zu machen, etwas zu verinnerlichen, zu automatisieren.

Langsames Wiederholen von Bewegungsabläufen, z. B. bei den Gleichgewichtsübungen und bei den Entspannungseinheiten wirken zudem harmonisierend auf den Körper[6].

Durch Wiederholungen werden Verbindungen zwischen den Gehirnzellen verstärkt, Informationen können nachhaltig abgespeichert werden

Wiederholungen zur Vertiefung des Gelernten können in interessanter Vielfalt verpackt sein!

Zusammenfassende Angaben zu den Kursstunden

Ausführung	Übungen im Sitzen (Stehen, Bewegen)
Rhythmisierung	Wechsel von Entspannung und Anspannung
Schwerpunktthemen	Förderung und Pflege von Motorik – Sensorik, Kognition – Sprache Sozial – Emotionaler Kompetenz
Kursangebot	1× pro Woche
Trainingsaufgabe	Tägliche Übung
Teilnehmerzahl	2–6 Personen (ggf. mit Betreuung oder Partner)
Durchführung der Trainings-Hausaufgabe	1–3× täglich
Wasser trinken in den Kursstunden	Wasser regelmäßig, aber nach eigenem Bedarf trinken
Dauer und Umfang:	10 Unterrichtsstunden von jeweils 45 Minuten.
Eingesetzte Materialien[7]:	Jongliertücher (Tücher), Bälle, Luftkissen
Nützliche Helfer	Wassergläser/Wasser, Musik, Namenschilder Rollator, Rollstuhl

Insgesamt sollen die Stunden geprägt sein von einer Atmosphäre der Freude und Heiterkeit – denn dies gibt den Anwesenden Sicherheit und Halt.

Das Motto: Es geht nicht um das Können – es geht um das Tun!

Beispiel: Aufbau einer Kursstunde (45 Min.)[8]

Ankommen und Begrüßung

- *Zeitrahmen ca. 5–10 Min.*
- *Die Teilnehmerinnen sitzen im Kreis.*
- *Material: Stühle, Namensschilder, Gläser, Wasser*

Die Kursleiterin begrüßt jede einzelne Teilnehmerin (und ihre Begleitung) beim Ankommen.
Alle setzen sich in den Stuhlkreis.
Die Kursleiterin nennt ihren eigenen Namen – ein Schild mit dem Namen der Kursleiterin wird sichtbar angebracht.
Eine gut hörbare Stimme, deutliche Aussprache und ein freundlicher Blickkontakt der Kursleiterin sind wichtige Bestandteile der Kommunikation. Sie unterstützen und erhalten die Aufmerksamkeit und Motivation der Anwesenden.

In einer kurzen Gesprächsrunde begrüßen sich auch die Teilnehmerinnen und die begleitenden Angehörigen/Betreuerinnen. Sie nennen einzeln ihre Namen.
Die Namenschilder der Anwesenden werden unter dem Namensschild der Kursleiterin angebracht.

Gemeinsam führen sie **einmal** die Gleichgewichts-Hausaufgabe durch.

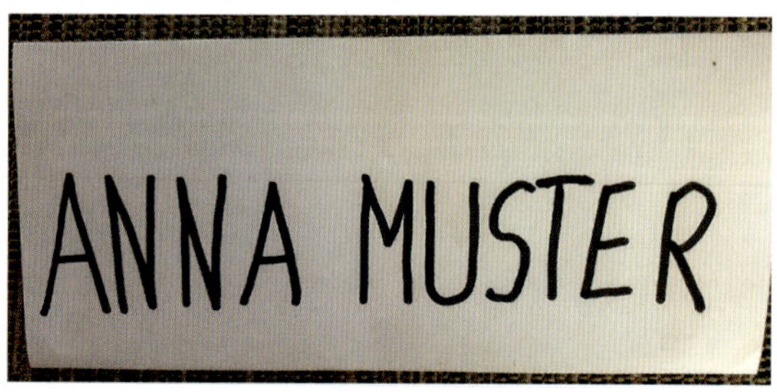

Aufwärmphase im Stuhlkreis

- *Zeitrahmen 10 Min.*
- *Die Teilnehmerinnen sitzen im Kreis.*
- *Material/je nach Stundenthema und zusätzlich: Wasserschild, Wasser*

„Bewegungs-Spiel" (siehe B1 – B10)

Variationsmöglichkeiten
Beispiele zu vereinfachten Variationen und erschwerten Variationen, siehe B1–B10
Anschließende 1. „Wassertrink-Runde"
Die Kursleiterin geht mit freundlicher, gut hörbarer Stimme und Blickkontakt auf das Trinken von Wasser in den Stunden ein. Sie erklärt, wie wichtig das Wassertrinken für die Gesundheit des Körpers und die Wachheit des Gehirns ist.
Zur Vertiefung ihre Aussage findet die erste „Wassertrink-Runde" dieser Kursstunde statt. Alle Anwesenden trinken gemeinsam Wasser.
Das Wassertrink-Schild wird im Raum ausgehängt.
Die Kursleiterin sagt den Spruch zur „Wassertrink-Runde"
„Ich trinke Wasser,
Wer macht mit?
Es macht munter,
Hält uns alle fit!"

Hauptteil

- *Zeitrahmen ca. 20 Min.*
- *Material je nach Übung (evtl. Luftkissen)*

Intensive Gleichgewichtsübung (siehe G1a–G5a)

Variationsmöglichkeiten
Die Gleichgewichts-Bewegungsübung kann mit dem Singen eines Liedes, einem Spruch oder einer kurzen Gleichgewichts-Geschichte verbunden werden[9].
Alternativen
Erleichterte Variationen, erschwert Variationen, s. G1a–G5a

Intermodales Wahrnehmungstraining (siehe IW1–IW10)

Kognitives Bewegungstraining mit Bewegungs- und Gleichgewichtselementen
Variationsmöglichkeiten
Erleichterte Variation und/oder erschwerte Variation, s. IW1–IW10
Anschließende 2. „Wassertrink-Runde".

Körperwahrnehmung – Bewegte Gleichgewichtsgeschichte zum Entspannen (Siehe KW1–KW10)[10]

Die Kursleiterin liest die Geschichte vor. Sie achtet auf ein langsames Lesen und gibt den Teilnehmerinnen Zeit für die Bewegungen.
Anschließende 3. „Wassertrink-Runde".

Ausklang im Stuhlkreis

- *Zeitrahmen 10 Min.*
- *Die Teilnehmerinnen sitzen im Kreis.*

Durchführung und Besprechung der „Trainingsaufgabe“ (Hausaufgabe)
- Tägliche Gleichgewichtsübung: Gleichgewichtsübung (G1b – G5a)[11]
- Stand beim Zähneputzen

Verabschiedung

Die Teilnehmer geben eine Rückmeldung zur Kursstunde.
Abschließende „Wassertrink-Runde“:
„Ich trinke Wasser. Wer macht mit? Es macht munter. Hält uns alle fit!“

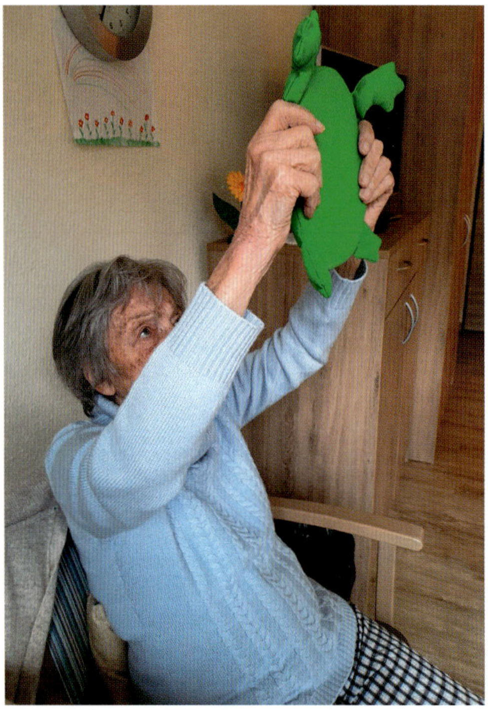

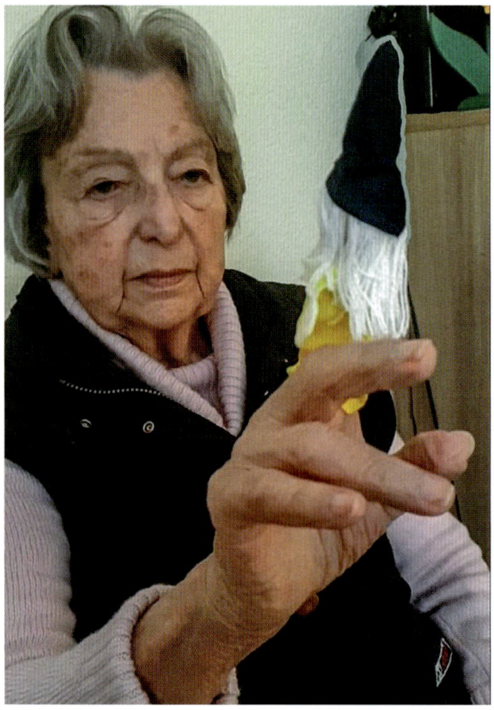

Erleichternde Gleichgewichts-Variationen: Nutzung von verschiedenen Materialien zur Unterstützung der Körper- oder Kopfbewegung

Stundenplan K2 Legende

UE	=	*Unterrichtseinheit*
GG	=	*Gleichgewicht (Testung)*
G	=	*Gleichgewichtsübung (Sitzen)*
Stufe/Ü	=	*Hinweis auf Schwierigkeitsstufe und Übungsnummer*[12]
B	=	*Bewegungsspiel (Variationen: Sitzen, Stehen oder Bewegen)*
IW	=	*Intermodales Wahrnehmungstraining (Sensomotorik-Kognition)*
KW	=	*Körperwahrnehmung/Entspannung*
H	=	*Trainingsaufgabe für zu Hause*

Stundenplan K2

Begrüßung Aufwärmphase		Hauptphase			Verabschiedung Ausklang
UE	**Bewegungsspiel**	**Gleichgewichtsübung**	**Intermodales Wahrnehmungstraining**	**Körperwahrnehmung**	**Trainingsaufgabe**
1	B1 Namensspiel	G1 Eigentestung	IW1 Spruch zum Wassertrinken	KW1 Handentspannung (Hände)	H1 Zähneputzen mit geschl. Füßen
2	B2 Namensspiel mit Musik	G1a Stufe 1/Ü1	IW2 Farben-Gehirnjogging	KW2 Körperreise (Hände, Arme, Gesicht)	H2 Stufe 1/Ü1 Zähneputzen mit geschl. Füßen
3	B3 Namensspiel mit Jongliertuch	G1b Stufe 1/Ü1 Luftkissen	IW3 Buchstaben-Gehirnjogging	KW3 Reise zu den Füßen (Füße)	H3 Stufe 1/Ü1 Zähneputzen im halben Tandemschritt
4	B4 Alles im Laufen	G2a Stufe 1/Ü2	IW4 Zahlen-Gehirnjogging	KW4 Reise zu den Schultern (Füße bis Schultern)	H4 Stufe 1/Ü2 Zähneputzen im halben Tandemschritt
5	B5 Alles im Laufen mit dem Ball	G2b Stufe 1/Ü2 Luftkissen	IW5 Wort-Gehirnjogging	KW5 Fußwanderung (Füße, Beine)	H5 Stufe 1/Ü2 Zähneputzen im Tandemschritt
6	B6 Ein Hut, ein Stock, Version A	G3a Stufe 1/Ü3	IW6 Gehirnwecker 1,2,3	KW6 Leise Reise der Füße (Füße, Beine)	H6 Stufe 1/Ü3 Zähneputzen im Tandemstand
7	B7 Ein Hut, ein Stock, Version B	G3b Stufe 1/Ü3	IW7 Gehirnwecker A,B,C	KW7 Der Traum vom kleinen Boot (Gleichgewicht)	H7 Stufe 1/Ü3 Zähneputzen im halben Einbeinstand Bild ausmalen
8	B8 Wecken, strecken ...	G4a Stufe 1/Ü4	IW8 Körpertanz	KW8 Der Traum von der längeren Fahrt mit dem kleinen Boot (Gleichgewicht)	H8 Stufe 2/Ü4 Zähneputzen im halben Einbeinstand Bild malen
9	B9 Ri, ra, rutsch	G4b Stufe 1/Ü4 Luftkissen	IW9 Körpertanz auf dem Luftkissen	KW9 Der Traum vom Wackelclown (Gleichgewicht)	H1 Stufe 2/Ü4 Zähneputzen im Einbeinstand Bild ausmalen
10	B10 Schritt vor Schritt ...	G5a Stufe 3/Ü1 Testung	IW10 Oh Conny, Conny	KW10 Lieblingsgeschichte	Lieblingsübung

4.1 Bewegungsspiele[13] K2

Vor den Bewegungsspielen findet jeweils die Begrüßungsrunde statt (s. Beispiel einer Kursstunde)

B1

„Namens-Spiel“

Die Teilnehmerinnen sitzen im Kreis. Zur Vertiefung des Kennenlernens spielen (werfen, prellen weitergeben ...) die Teilnehmerinnen sich einen leichten Ball zu, dabei rufen sie ihren **eigenen** Namen, wenn sie den Ball in den Händen halten.

Variationen

Vereinfachte Variation
Ein kleinerer Ball wird von einer zur anderen Teilnehmerin im Kreis weitergereicht.
Die Teilnehmerinnen geben den Ball weiter und sagen dabei ihren eigenen Namen.

Vereinfachte Variation
Ein größerer Ball wird von einer zu einer anderen Teilnehmerin gekullert.
Die Teilnehmerinnen kullern sich den Ball zu und sagen dabei ihren eigenen Namen.

Erschwerte Variation
Die Teilnehmerinnen spielen sich den Ball zu und alle Mitspielerinnen rufen dabei gemeinsam den Namen der Teilnehmerin, die den Ball weiterspielt.

Erschwerte Variation
Die Teilnehmerinnen spielen sich den Ball zu. Die Teilnehmerin, die den Ball weiterspielt, nennt dabei den Namen der Teilnehmerin, die sie anspielt.

Variation mit verringertem Materialkontakt
Jede Teilnehmerin hat einen Ball. Zur Vertiefung des Kennenlernens werfen die Teilnehmerinnen nacheinander ihren Ball in die Luft (alternativ: prellen ihn auf den Boden) und rufen dabei ihren **eigenen** Namen.

B2

„Namens-Spiel mit Musik“

Alle Teilnehmerinnen holen ihre Namensschilder und gehen damit zur Musik durch den Raum. Bei Musikstopp bleiben alle stehen. Jeweils zwei Personen begrüßen sich mit Handschlag (alternativ: sie winken sich zu) und nennen ihren **eigenen** Namen.

Beim Nennen ihres Namens zeigen die Teilnehmerinnen ihr Namensschild.

Alternativen und Variationen

Vereinfachte Variation
Alle Teilnehmerinnen sitzen im Kreis und machen zur Musik Schrittbewegungen. Bei Musikstopp

nennt jeweils eine Teilnehmerin nach der anderen ihren eigenen Namen, dabei zeigt sie ihr Namensschild in die Höhe.

Erschwerte Variation
Bei Musik gehen alle Teilnehmerinnen mit einem Ball durch den Raum. Bei Musikstopp begrüßen sich die Teilnehmerinnen, sie nennen ihren eigenen Namen und tauschen ihre Bälle aus.

Erschwerte Variation
Bei Musik gehen alle Teilnehmerinnen – einen Ball prellend – durch den Raum. Bei Musikstopp begrüßen sich die Teilnehmerinnen, sie nennen ihren Namen und tauschen ihre Bälle aus.

Erschwerte Variation
Bei Musik gehen alle Teilnehmerinnen – einen Ball in die Luft werfend – durch den Raum. Bei Musikstopp begrüßen sich die Teilnehmerinnen, sie nennen ihren Namen und tauschen ihre Bälle aus.

Verringerter Materialkontakt bei der erschwerten Variation
Bei Musikstopp begrüßen sich die Teilnehmerinnen, sie nennen ihren Namen und heben dabei ihre Bälle in die Luft.

B3

„Namens-Spiel mit Jongliertuch"

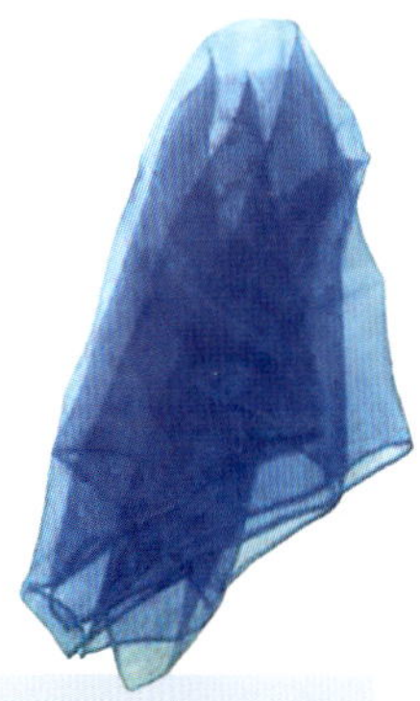

Alle Teilnehmerinnen bekommen ein Jongliertuch.
Bei Musik gehen alle Teilnehmerinnen mit ihrem Jongliertuch durch den Raum. Jede Teilnehmerin bewegt ihr Jongliertuch nach Belieben. Bei Musikstopp bleiben die Teilnehmerinnen stehen und begrüßen sich jeweils zu zweit. Sie nennen ihren eigenen Namen und tauschen ihre Jongliertücher aus.

Variationen

Vereinfachte Variation
Alle Teilnehmerinnen sitzen im Kreis und machen zur Musik Schrittbewegungen. Bei Musikstopp nennt jeweils eine Teilnehmerin nach der anderen ihren eigenen Namen, dabei schwingt sie ihr Jongliertuch.

Vereinfachte Variation
Alle Teilnehmerinnen sitzen im Kreis und machen zur Musik Schrittbewegungen.
Bei Musikstopp nennt jeweils eine Teilnehmerin nach der anderen ihren Namen, dabei wirft sie ihr Jongliertuch in die Höhe und fängt es wieder.

Variation mit verringertem Materialkontakt
Bei Musikstopp bleiben die Teilnehmerinnen stehen und begrüßen sich jeweils zu zweit.
Sie nennen ihren eigenen Namen und geben dabei ihre Jongliertücher von der einen in die andere eigene Hand.

B4

„Alles im Laufen“[14]

Die Teilnehmerinnen gehen langsam durch den Raum.
Während des Gehens benennen sie laut ihren Vornamen, Nachnamen und ihre Adresse.

Alternativen und Variationen

Vereinfachte Variation im Gehen
Die Teilnehmerinnen gehen langsam durch den Raum. Auf ein akustisches Zeichen bleiben sie stehen. Sie nennen laut ihren eigenen Vornamen, Nachnamen und ihre Adresse.

Vereinfachte Variation im Sitzen
Alle Teilnehmerinnen sitzen im Kreis und machen zur Musik Schrittbewegungen. Auf ein akustisches Zeichen bleiben die Füße stehen. Sie nennen laut ihren eigenen Vornamen, Nachnamen und ihre Adresse.

Vereinfachte Variation im Sitzen
Alle Teilnehmerinnen sitzen, ihre Füße machen Schrittbewegungen. Während des Gehens nennen sie laut ihren eigenen Vornamen, Nachnamen und ihre Adresse.

Vereinfachte Variation im Sitzen
Die Teilnehmerinne sitzen, ihre Füße machen Schrittbewegungen auf einem Dynairkissen. Während des Gehens nennen sie laut ihren eigenen Vornamen, Nachnamen und ihre Adresse.

Alternativen zur Gangart
Die Teilnehmerinnen setzen beim Gehen immer einen Fuß direkt vor den anderen, so dass Fußspitze und Ferse sich jeweils berühren (Tandemgang).

Alternativen zur Gangart
Die Teilnehmerinnen gehen im Seitwärtsschritt durch den Raum.

Alternativen zu kognitiven Anforderungen während des Gehens
Die Teilnehmerinnen zählen laut beim Gehen.
Die Teilnehmerinnen sagen während des Gehens laut das Alphabet auf.
Die Teilnehmerinnen sagen während des Gehens Reihen aus dem kleinen Einmaleins auf (1×6=6, 2×6=12 ...) auf.
Die Teilnehmerinnen sagen während des Gehens einen Vers oder ein Gedicht auf (z. B. Ich trink Wasser ...)
Die Teilnehmerinnen singen während des Gehens ein Lied.

B5

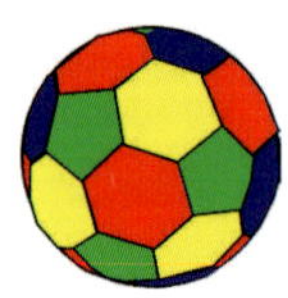

„Alles im Laufen – mit dem Ball“[15]

Die Teilnehmerinnen gehen langsam durch den Raum. Dabei prellen sie einen Ball.
Während des Gehens nennen sie laut ihren eigenen Vornamen, Nachnamen und ihre Adresse.
Auf ein akustisches Zeichen bleiben sie stehen. Auf ein erneutes akustisches Zeichen gehen die Teilnehmerinnen seitwärts durch den Raum. Dabei prellen sie einen Ball.
Während des Gehens sagen sie laut ihren eigenen Vornamen, Nachnamen und ihre Adresse.

Alternativen und Variationen

Vereinfachte Variation
Die Teilnehmerinnen gehen langsam durch den Raum. Sie haben einen Ball in den Händen. Auf ein akustisches Zeichen bleiben sie stehen. Sie prellen ihren Ball auf den Boden und nennen dabei laut ihren eigenen Vornamen, Nachnamen und ihre Adresse.

Vereinfachte Variation mit Rollator/Rollstuhl
Die Teilnehmerinnen gehen/fahren langsam durch den Raum. Sie haben ein Jongliertuch in den Händen oder auf ihrem Rollator/Rollstuhl. Auf ein akustisches Zeichen bleiben sie stehen. Sie schwingen ihr Jongliertuch und nennen dabei laut ihren eigenen Vornamen, Nachnamen und ihre Adresse.

Vereinfachte Variation im Sitzen
Alle Teilnehmerinnen sitzen im Kreis und machen zur Musik Schrittbewegungen.
Während des Gehens werden mehrere kleine Bälle im Kreis von einer Teilnehmerin zur anderen weitergegeben. Bei Musikstopp, sagt alle Teilnehmerin zur gleichen Zeit laut ihren eigenen Vornamen, Nachnamen (und ihre Adresse).

B6

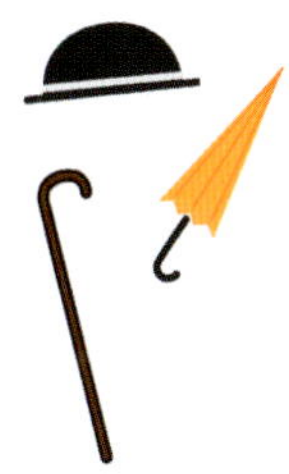

„Ein Hut, ein Stock …“[16]

Version A

Die Teilnehmerinnen stehen nebeneinander. Sie fassen sich an oder sie haken sich ein.

Alle beginnen mit demselben Fuß zu marschieren (ggf. buntes Bändchen an das Bein binden).
Sie sprechen gemeinsam den Spruch, der den meisten Teilnehmerinnen noch aus ihrer Kindheit/Jugend bekannt ist.

Und eins	*(Schritt vorwärts)*
Und zwei	*(Schritt vorwärts),*
Und drei	*(Schritt vorwärts)*
…	
Und zehn	*(Schritt vorwärts).*
Ein Hut	*Schritt vorwärts)*
Ein Stock	*(Schritt vorwärts)*
Ein Regenschirm	*(Schritt vorwärts)*
Und vorwärts	*(Schritt vorwärts)*
Rückwärts	*(Schritt rückwärts)*
Seitwärts	*(Schritt seitwärts)*
Ran und steh'n	*(Füße zusammenstellen.)*

Alternativen und Variationen

Vereinfachte Variation
Das Spiel wird im Sitzen gespielt.

Variation zur Vermeidung von Handkontakt
Die Teilnehmerinnen halten mit Hilfe eines leichten Gegenstandes (Regenschirm, lange Papprolle …) Abstand zueinander.

Alternative für Rollstuhlfahrer
Die Bewegungsfolge wird mit den Händen gespielt. Die Teilnehmerinnen bewegen dabei die Hände auf den Oberschenkeln.

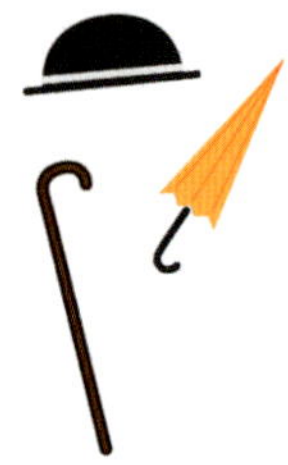

B7

„Ein Hut, ein Stock ...“ [17]

Version B

Die Teilnehmerinnen stehen nebeneinander. Sie fassen sich an oder sie haken sich ein.
Das erweiterte Bewegungsspiel wird anfangs wie ein Hut, ein Stock, ein Regenschirm ...: ausgeführt. Alle beginnen mit demselben Fuß zu marschieren (ggf. buntes Bändchen an das Bein binden). Sie sprechen gemeinsam den Spruch, den die Kursleiterin laut vorspricht.

Und eins	*(Schritt vorwärts)*
Und zwei	*(Schritt vorwärts)*
Und drei	*(Schritt vorwärts)*
...	
Ein Hut	*(Schritt vorwärts)*
Ein Stock	*(Schritt vorwärts)*
Ein Regenschirm	*(Schritt vorwärts)*
Und vorwärts	*(Schritt vorwärts)*
Rückwärts	*(Schritt rückwärts)*
Seitwärts	*(Schritt seitwärts)*
Ran und steh'n	*(Füße zusammenstellen)*
Hacke, Spitze hoch das Bein!!!	*(Rechten Fuß zuerst auf die Hacke, dann auf die Spitze setzen – rechtes Bein in die Luft heben)*
Leben kann so super sein.	*(Bewegung von Hacke/Spitze/Bein mit dem linken Bein machen)*

Alternativen und Variationen

Vereinfachte Variation
Das Spiel wird im Sitzen gespielt.

Vereinfachte Variation
Das Spiel wird im Kreis stehend mit allen zusammen gespielt.
Variation zur Vermeidung von Handkontakt
Die Teilnehmerinnen halten mit Hilfe eines leichten Gegenstandes (Regenschirm, lange Papprolle ...) Abstand zueinander.

Alternative für Rollstuhlfahrer
Die Bewegungen werden mit den Händen auf den Oberschenkeln durchgeführt.

B8

„Wecken-Strecken!“[18]

Die Teilnehmerinnen sitzen auf ihrem Stuhl.
Sie bewegen sich gemeinsam nach dem folgenden Spiel:

„Wecken“ In die Hände klatschen
„Strecken“ Die Arme in die Luft strecken
„Wecken“ Mit den Füßen trampeln
„Strecken“ Die Beine lang strecken
„Wecken“ Das Gesäß kurz vom Stuhl abheben und wieder hinsetzen
„Strecken“ Aufstehen und sich lang strecken
„Setzen“ Wasser trinken

Variationen

Vereinfachte Variation
Das Spiel wird mit wenigen Bewegungsarten gespielt:
„Wecken“ In die Hände klatschen
„Strecken“ Die Arme in die Luft strecken
„Wecken“ In die Hände klatschen
„Strecken“ Die Arme in die Luft strecken
„Wecken“ In die Hände klatschen
„Strecken“ Die Arme in die Luft strecke
„Setzen“ Wasser trinken

Erschwerte Variation
Das Spiel wird im Sitzen gespielt. Auf dem Stuhl liegt ein mit Luft gefülltes Sitzkissen.

Erschwerte Variation
Das Spiel wird mit geschlossenen Augen gespielt.

B9

„Ri, ra, rutsch …“[19]

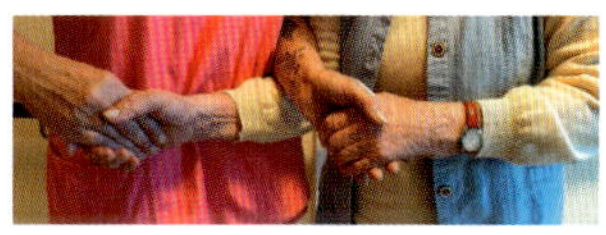

Die Teilnehmerinnen stehen sich paarweise gegenüber.
Eine Teilnehmerin kreuzt die Arme, die Partnerin fasst sie an den Händen. Die Partnerinnen wenden sich nun mit Blickrichtung zur Kursleiterin.
Die Teilnehmerinnen setzen gleichzeitig einen Fuß nach dem anderen nach vorn.
Parallel dazu strecken und beugen sie abwechselnd den linken und den rechten Arm vor dem Körper.
Das rhythmische Sprechen des bekannten Spruchs unterstützt die Bewegung:
„Ri, ra, rutsch,
Wir fahren mit der Kutsch.
Wir fahren mit der Schneckenpost, wo es keinen Pfennig kost.
Ri, ra, rutsch,
Wir fahren mit der Kutsch.“

Alternativen und Variationen

Erleichterte Variation
Die Teilnehmerinnen gehen eingehakt zum Spruch durch den Raum. Sie setzen bei jeder Silbe einen Fuß nach vorn.

Erleichterte Variation – Variation zur Vermeidung von Handkontakt
Die Teilnehmerinnen gehen die Silben klatschend durch den Raum.

Variation zur Vermeidung von Handkontakt
Die Teilnehmerinnen halten mit Hilfe eines leichten Gegenstandes (Regenschirm, Papprolle, langes Lineal ...) Abstand zueinander.

Alternative für Rollstuhlfahrer
Die Bewegungsfolge wird mit den Händen gemacht. Die Teilnehmerinnen klopfen dabei mit den Händen auf die Oberschenkel

Alternative für Rollstuhlfahrer/Erleichterte Variation für alle Teilnehmerinnen
Die Teilnehmerinnen sitzen auf ihren Stühlen und klatschen die Silben des Spruchs.

B10

„Schritt vor Schritt ...“

Die Teilnehmerinnen stehen sich paarweise gegenüber.
Eine Teilnehmerin kreuzt die Arme, die Partnerin fasst sie an den Händen. Die Partnerinnen wenden sich nun mit Blickrichtung zur Kursleiterin. Sie setzen gleichzeitig einen Fuß nach dem anderen nach vorn. Dabei strecken und beugen sie abwechselnd den linken und den rechten Arm vor dem Körper.
Das rhythmische Sprechen eines bekannten Spruchs unterstützt die Bewegung:
Schritt vor Schritt
So geh'n die Tänzer.
Machen ihren Rücken krumm.
Strecken sich dann kerzengrade
Und dreh'n ganz schnell um.

Alternativen und Variationen

Erleichterte Variation
Die Teilnehmerinnen gehen eingehakt zum Spruch durch den Raum. Sie setzen bei jeder Silbe einen Fuß nach vorn. Hören sie die Worte „machen ihren Rücken krumm“ gehen sie leicht gebückt, hören sie die Worte „strecken sich dann kerzengrade“ strecken sie ihren Körper.

Alternative zur Vermeidung von Handkontakt
Die Teilnehmerinnen halten mit Hilfe eines leichten Gegenstandes (Papprolle, Tuch, Lineal, ...) Abstand zueinander.

Alternative für Rollstuhlfahrer/Alternative zur Vermeidung von Handkontakt
Erleichterte Variation für alle Teilnehmerinnen
Die Teilnehmerinnen sitzen auf ihren Stühlen und klatschen die Silben des Spruchs.
Hören sie die Worte „machen ihren Rücken krumm“ runden sie den Rücken leicht, hören sie die Worte „strecken sich dann kerzengrade“ strecken sie ihren Körper.

4.2 Gleichgewichtsübungen[20] K2

Die Gleichgewichtsübungen werden zu jeweils 3 Zeitpunkten pro Kursstunde von allen Teilnehmerinnen zusammen durchgeführt.

1. Begrüßungsphase:
   Gleichgewichtsübung (Trainingsaufgabe/Hausaufgabe aus der vorangegangenen Kursstunde) während der Begrüßungsphase.
   Ausnahme: 1. Kursstunde, in der die Testungen mit Eigenauswertung[21] stattfinden.
2. Hauptteil:
   Gleichgewichtsübung (Schwerpunktübung der aktuellen Kursstunde).
3. Ausklang:
   Gleichgewichtsübung/Wiederholung der Schwerpunktübung.
   (Neue Trainingsaufgabe/Hausaufgabe für die kommende Woche).

ACHTUNG!
Die jeweilige Bewegungsfolge der einzelnen Gleichgewichtsübung wird den Teilnehmerinnen von der Kursleiterin ein- oder mehrmals vorgemacht.

ACHTUNG! Bitte die **Langsamkeit** der Bewegungen beachten!
Soll die Bewegungsfolge mit Lied oder Spruch verbunden werden, so wird auch diese Version nochmals von der Kursleiterin vorgemacht.

Die Teilnehmerinnen führen die Bewegungsfolge **einmal** durch. (Begründung: sehr intensive Stimulation für Ungeübte!)

G1a

Intensive Gleichgewichtsübung (G1a)

Siehe dazu Piktogramm aus: „Entdecken Sie ihr Gleichgewicht!" Sitzen Stufe 1, Übung 1[22]

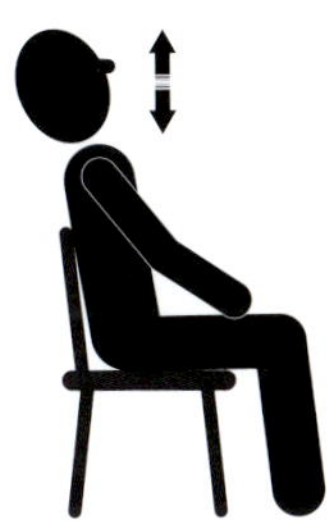

Sitzen · Stufe 1 Übung 1

Die Bewegungsfolge wird den Teilnehmerinnen von der Kursleiterin ein- oder mehrmals vorgemacht.

Gleichgewichtsübung G1a

Entdecken Sie Ihr Gleichgewicht, Kalenderblatt/Sitzen, Stufe 1/Übung1

Die Teilnehmerinnen sitzen, ihre Augen sind geöffnet.
Der Kopf ist mittig, die Teilnehmerinnen schauen geradeaus.
Langsam und behutsam bewegen sie ihre Stirn in Richtung Decke.

Die Teilnehmerinnen bleiben einen Augenblick in dieser Position.
Langsam und sanft senken sie Ihren Kopf bis ihr Kinn in Richtung Brustbein zeigt.
Die Teilnehmerinnen bleiben einen Augenblick in dieser Position.
Sie bewegen ihren Kopf langsam zurück in die Ausgangsposition.
Alle bleiben noch einen Moment sitzen, ehe sie aufstehen.

Variationen *(Mit Gesang, Spruch oder Bewegungsgeschichte verbundene Variationen)*
Die Gleichgewichts-Bewegungsübung wird mit dem Singen eines Liedes, einem Spruch oder einer kurzen Gleichgewichts-Geschichte verbunden.
Siehe Variationen „Entdecken Sie Ihr Gleichgewicht", S. 103

Alternativen

Erleichterte Variation
Die Kopfbewegung wird durch das Führen eines Gegenstandes unterstützt (Angehörige oder Betreuerin führt einen Gegenstand, z. B. Fingerpuppe, Teddy, Stofftier).

Erschwerte Variation
Die Übung wird im Stehen durchgeführt. Dabei halten sich die Teilnehmerinnen an der Rückenlehne des stabilen Stuhls fest.

G1b

Intensive Gleichgewichtsübung (G1b)

Siehe dazu Piktogramm aus: „Entdecken Sie ihr Gleichgewicht!" Sitzen Stufe 1, Übung 1 auf dem Luftkissen

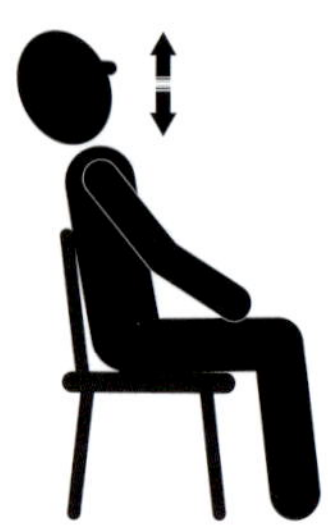

Sitzen - Stufe 1 Übung 1

Die Teilnehmerinnen sitzen auf einem Luftkissen

Gleichgewichtsübung G1b
Entdecken Sie Ihr Gleichgewicht, Kalenderblatt/Variation im Sitzen, Stufe 1/Übung1

Auf jedem Stuhl liegt ein mit Luft gefülltes Sitzkissen.
Die Teilnehmerinnen sitzen auf dem Luftkissen, ihre Augen sind geöffnet.
Ihr Kopf ist mittig, sie schauen geradeaus.
Langsam und behutsam bewegen sie ihre Stirn in Richtung Decke
Die Teilnehmerinnen bleiben einen Augenblick in dieser Position.
Langsam und sanft senken sie Ihren Kopf bis ihr Kinn in Richtung Brustbein zeigt.
Die Teilnehmerinnen bleiben einen Augenblick in dieser Position.

Sie bewegen ihren Kopf langsam zurück in die Ausgangsposition.
Alle bleiben noch einen Moment sitzen, ehe sie aufstehen.

Variationen *(Mit Gesang, Spruch oder Bewegungsgeschichte verbundene Variationen)*
Die Gleichgewichts-Bewegungsübung auf dem Luftkissen wird mit dem Singen eines Liedes, einem Spruch oder einer kurzen Gleichgewichts-Geschichte verbunden.
Siehe Variationen „Entdecken Sie Ihr Gleichgewicht“, S. 103

Alternativen

Erleichterte Variation
Die Kopfbewegung wird durch das Führen eines Gegenstandes unterstützt (Angehörige oder Betreuerin führt einen Gegenstand, z. B. Fingerpuppe, Teddy, Stofftier).

Erleichterte Variation
Die Gleichgewichtsübung wird ohne das Sitzen auf dem Dynairkissen durchgeführt – siehe Gleichgewichtsübung G1a.

G2a

Intensive Gleichgewichtsübung (G2a)

Siehe dazu Piktogramm aus: „Entdecken Sie ihr Gleichgewicht!“ Sitzen Stufe 1, Übung 2

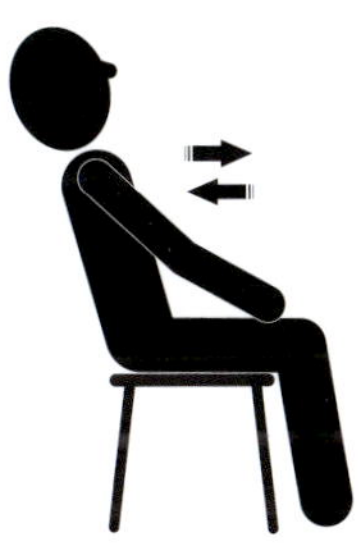

Sitzen - Stufe 1 Übung 2

Gleichgewichtsübung G2a
Entdecken Sie Ihr Gleichgewicht, Kalenderblatt/Sitzen, Stufe 1/Übung2

Die Teilnehmerinnen sitzen, ohne sich anzulehnen.
Der Kopf ist mittig, Ihre Augen sind geöffnet.
Sehr langsam bewegen die Teilnehmerinnen den gestreckten Oberkörper nach vorn – der Kopf bleibt dabei in der Verlängerung der Wirbelsäule.
Die Teilnehmerinnen bleiben einige Sekunden in dieser Stellung.
Die Teilnehmerinnen bewegen den Oberkörper über die Mittellinie hinweg nach hinten, sodass sie sich nun mit dem gestreckten Oberkörper hinter der Mittellinie befinden.
Sie bleiben einige Sekunden in dieser Stellung.
Die Teilnehmerinnen bewegen den Oberkörper über die Mittellinie hinweg langsam nochmals nach vorn.
Sie bleiben einige Sekunden in dieser Stellung.
Dann führen sie den Oberkörper langsam zurück zur Ausgangsposition.
Die Teilnehmerinnen bleiben noch einen Moment sitzen, ehe sie aufstehen.

Variationen *(Mit Gesang, Spruch oder Bewegungsgeschichte verbundene Variationen)*
Die Gleichgewichts-Bewegungsübung wird mit dem Singen eines Liedes, einem Spruch oder einer kurzen Gleichgewichts-Geschichte verbunden.
Siehe Variationen „Entdecken Sie Ihr Gleichgewicht", S. 104

Alternativen

Erleichterte Variation
Die Körperbewegung wird durch das leichte Geführtwerden einer Betreuungsperson unterstützt.

G2b

Intensive Gleichgewichtsübung (G2b)

Siehe dazu Piktogramm aus: „Entdecken Sie ihr Gleichgewicht!" Sitzen Stufe 1, Übung 2 auf dem Luftkissen

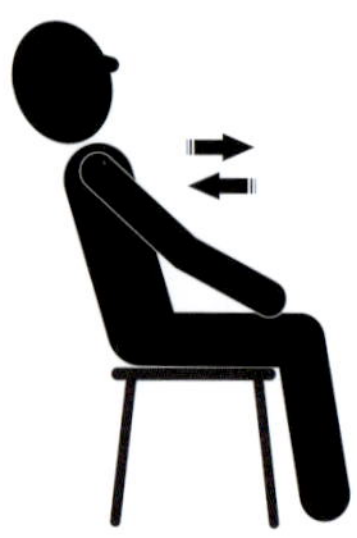

Sitzen - Stufe 1 Übung 2

Die Teilnehmerinnen sitzen auf einem Luftkissen

Gleichgewichtsübung G2b

Entdecken Sie Ihr Gleichgewicht, Kalenderblatt/Variation im Sitzen, Stufe 1/Übung2

Die Teilnehmerinnen sitzen – ohne sich anzulehnen – auf einem mit Luft gefüllten Sitzkissen.
Der Kopf ist mittig, Ihre Augen sind geöffnet.
Sehr langsam bewegen die Teilnehmerinnen den gestreckten Oberkörper nach vorn – der Kopf bleibt dabei in der Verlängerung der Wirbelsäule.
Die Teilnehmerinnen bleiben einige Sekunden in dieser Stellung.
Die Teilnehmerinnen bewegen den Oberkörper über die Mittellinie hinweg nach hinten, sodass sie sich nun mit dem gestreckten Oberkörper hinter der Mittellinie befinden.
Sie bleiben einige Sekunden in dieser Stellung.
Die Teilnehmerinnen bewegen den Oberkörper über die Mittellinie hinweg langsam nochmals nach vorn.
Sie bleiben einige Sekunden in dieser Stellung.
Dann führen sie den Oberkörper langsam zurück zur Ausgangsposition.

Variationen *(Mit Gesang, Spruch oder Bewegungsgeschichte verbundene Variationen)*
Die Gleichgewichts-Bewegungsübung auf dem Luftkissen wird mit dem Singen eines Liedes, einem Spruch oder einer kurzen Gleichgewichts-Geschichte verbunden.
Siehe Variationen „Entdecken Sie Ihr Gleichgewicht", S. 104

Alternativen

Erleichterte Variation
Die Körperbewegung wird durch das leichte Geführt-werden einer Betreuungsperson unterstützt.

Erleichterte Variation
Die Körperbewegung wird durch das Führen eines Gegenstandes unterstützt (Angehörige oder Betreuerin führt einen Gegenstand, z. B. Fingerpuppe, Teddy, Stofftier).

Erleichterte Variation
Die Gleichgewichtsübung wird ohne das Sitzen auf dem Dynairkissen durchgeführt – siehe Gleichgewichtsübung G2a.

G3a

Intensive Gleichgewichtsübung (G3a)

Siehe dazu Piktogramm aus: „Entdecken Sie ihr Gleichgewicht!" Sitzen Stufe 1, Übung 3
Viertel Drehung

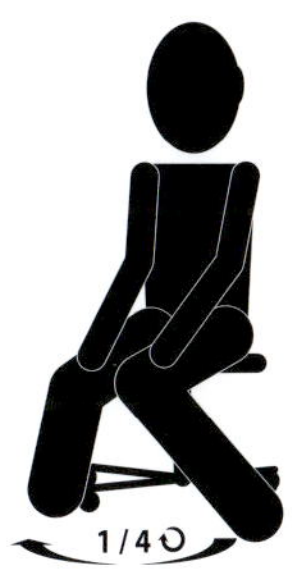

Sitzen - Stufe 1 Übung 3

Gleichgewichtsübung G3a:

Entdecken Sie Ihr Gleichgewicht, Variation zu Kalenderblatt/Sitzen, Stufe 1/Übung3

Die Teilnehmerinnen sitzen auf einem Drehkissen, das sich auf ihrem Stuhl befindet
Alternative: Die Teilnehmerinnen sitzen auf einem Stuhl mit glatter Sitzfläche (ohne Polsterung).
Ihre Augen sind geöffnet.
Sehr langsam drehen die Teilnehmerinnen sich mit ihrem Drehkissen eine Vierteldrehung zu einer Seite.
Sie stoppen und bleiben einige Sekunden in dieser Position.
Sehr langsam drehen sich die Teilnehmerinnen auf ihrem Drehkissen zurück zur Ausgangsposition.
Sie bleiben einige Sekunden in dieser Stellung.
Die Teilnehmerinnen bleiben noch einen Moment sitzen, ehe sie aufstehen.

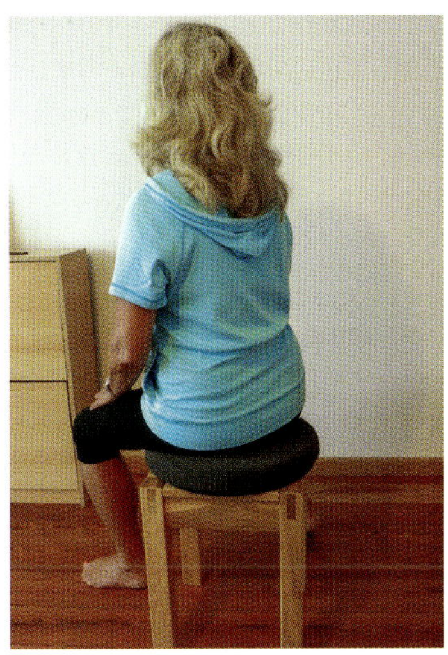

Gleichgewichtsübung auf dem Drehkissen

Variationen *(Mit Gesang, Spruch oder Bewegungsgeschichte verbundene Variationen)*
Die Gleichgewichts-Bewegungsübung auf dem Luftkissen wird mit dem Singen eines Liedes, einem Spruch oder einer kurzen Gleichgewichts-Geschichte verbunden.
Siehe Variationen „Entdecken Sie Ihr Gleichgewicht", S. 108

Alternativen

Erleichterte Variation
Die Körperbewegung erfolgt passiv auf einem Drehstuhl.
Die Teilnehmerin bestimmt das Ausmaß der Drehung.

Zusätzliche Variation
Die Körperbewegung erfolgt aktiv und sehr langsam auf einem Drehstuhl.

Erschwerte Variation
Die Übung wird im Stehen durchgeführt. Dabei stehen die Teilnehmerinnen hinter einem stabilen Drehstuhl und halten sich an der Rückenlehne des Drehstuhls fest. Langsam gehen sie, den Stuhl drehend eine viertel Runde im Kreis herum – stoppen – gehen wieder zum Ausgangspunkt zurück.

G 3b

Intensive Gleichgewichtsübung (G3b)

Siehe dazu Piktogramm aus: „Entdecken Sie ihr Gleichgewicht!" Variation Sitzen Stufe 2, Übung 3

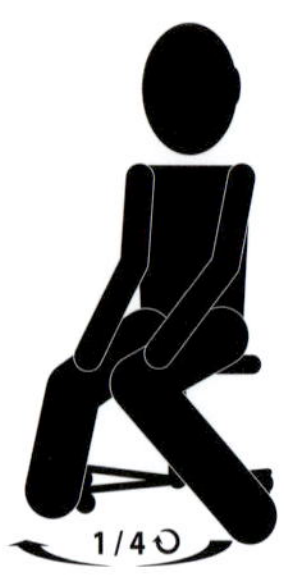

Sitzen - Stufe 1 Übung 3

Halbe Drehung

Gleichgewichtsübung G3a:

Entdecken Sie Ihr Gleichgewicht, Variation zu Kalenderblatt/Sitzen, Stufe 1/Übung3

Die Teilnehmerinnen sitzen auf einem Drehkissen, das sich auf ihrem Stuhl befindet
Alternative: Die Teilnehmerinnen sitzen auf einem Stuhl mit glatter Sitzfläche (ohne Polsterung).
Ihre Augen sind geöffnet.
Sehr langsam drehen die Teilnehmerinnen sich mit ihrem Drehkissen eine halbe Drehung zu einer Seite.
Sie stoppen und bleiben einige Sekunden in dieser Position.
Sehr langsam drehen sich die Teilnehmerinnen auf ihrem Drehkissen zurück zur Ausgangsposition.
Sie bleiben einige Sekunden in dieser Stellung.
Die Teilnehmerinnen bleiben noch einen Moment sitzen, ehe sie aufstehen.

Variationen *(Mit Gesang, Spruch oder Bewegungsgeschichte verbundene Variationen)*
Die Gleichgewichts-Bewegungsübung wird mit dem Singen eines Liedes, einem Spruch oder einer kurzen Gleichgewichts-Geschichte verbunden.
Siehe Variationen „Entdecken Sie Ihr Gleichgewicht", S. 109

Alternativen

Erleichterte Variation
Die Körperbewegung erfolgt passiv auf einem Drehstuhl.
Die Teilnehmerin bestimmt das Ausmaß der Drehung.

Zusätzliche Variation
Die Körperbewegung erfolgt aktiv und sehr langsam auf einem Drehstuhl.

Erschwerte Variation
Die Übung wird im Stehen durchgeführt. Dabei stehen die Teilnehmerinnen hinter einem stabilen Drehstuhl und halten sich an der Rückenlehne des Drehstuhls fest. Langsam gehen sie, den Stuhl drehend eine halbe Runde im Kreis herum – stoppen – gehen wieder zum Ausgangspunkt zurück.

G4a

Intensive Gleichgewichtsübung (G4a)

Siehe dazu Piktogramm aus: „Entdecken Sie ihr Gleichgewicht!" Sitzen Stufe 1, Übung 4

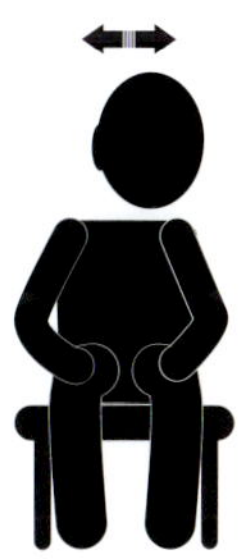

Sitzen - Stufe 1 Übung 4

Gleichgewichtsübung G4a

Entdecken Sie Ihr Gleichgewicht, Kalenderblatt/Sitzen, Stufe 1/Übung 4

Die Teilnehmerinnen sitzen auf einem Stuhl.
Ihre Augen sind geöffnet. Sie schauen geradeaus.
Sehr langsam drehen die Teilnehmerinne ihren Kopf zu einer Seite.
Sie bleiben einige Sekunden in dieser Position.
Langsam drehen die Teilnehmerinnen ihren Kopf zur anderen Seite.
Sie bleiben einige Sekunden in dieser Position.
Die Teilnehmerinnen drehen ihren Kopf langsam zurück zur ersten Seite.
Sie bleiben einige Sekunden in der Position.
Die Teilnehmerinnen drehen ihren Kopf langsam zurück zur Mitte.
Alle bleiben noch einen Moment sitzen, ehe sie aufstehen.

Alternativen

Erleichterte Variation
Die Kopfbewegung wird durch eine Betreuerin, die einen Gegenstand (Stofftier, Puppe, Stift, ...) führt, unterstützt.

Erschwerte Variation
Die Übung wird im Stehen durchgeführt. Dabei halten sich die Teilnehmerinnen an der Rückenlehne eines stabilen Stuhls fest.

G4b

Intensive Gleichgewichtsübung (G4b)

Siehe dazu Piktogramm aus: „Entdecken Sie ihr Gleichgewicht!" Variation Sitzen Stufe 1, Übung 4

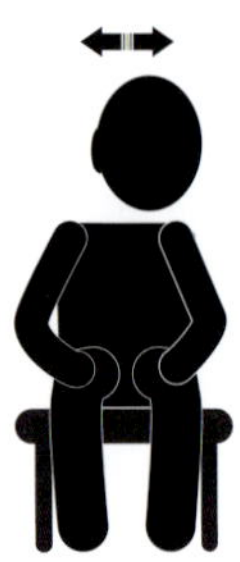

Sitzen - Stufe 1 Übung 4

Die Teilnehmerinnen sitzen auf einem Luftkissen

Gleichgewichtsübung G4b

Entdecken Sie Ihr Gleichgewicht, Kalenderblatt/Sitzen, Stufe 1/Übung 4

Die Teilnehmerinnen sitzen auf einem mit Luft gefüllten Kissen.
Ihre Augen sind geöffnet. Sie schauen geradeaus.
Sehr langsam drehen die Teilnehmerinne ihren Kopf zu einer Seite.
Sie bleiben einige Sekunden in dieser Position.
Langsam drehen die Teilnehmerinnen ihren Kopf zur anderen Seite.
Sie bleiben einige Sekunden in dieser Position.
Die Teilnehmerinnen drehen ihren Kopf langsam zurück zur ersten Seite.
Sie bleiben einige Sekunden in der Position.
Die Teilnehmerinnen drehen ihren Kopf langsam zurück zur Mitte.
Alle bleiben noch einen Moment sitzen, ehe sie aufstehen.

Alternativen

Erleichterte Variation
Die Kopfbewegung wird durch eine Betreuerin, die einen Gegenstand (Stofftier, Puppe, Stift, ...) führt, unterstützt.

Erschwerte Variation
Die Übung wird im Stehen durchgeführt. Dabei halten sich die Teilnehmerinnen an der Rückenlehne eines stabilen Stuhls fest.

Erschwerte Variation
Die Kopfbewegung wird mit geschlossenen Augen durchgeführt

G5a

Intensive Gleichgewichtsübung (G5a)

Siehe dazu Piktogramm aus: „Entdecken Sie ihr Gleichgewicht!" Sitzen Stufe 3, Übung 1

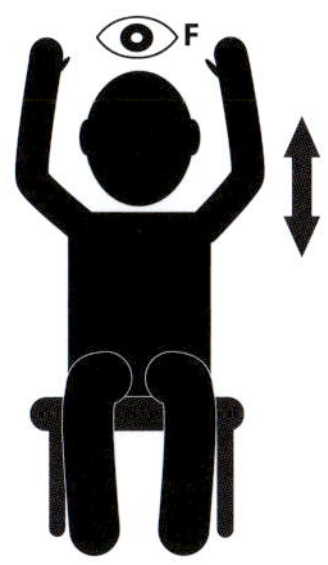

Sitzen - Stufe 3 Übung 1

Gleichgewichtsübung G5a

Entdecken Sie Ihr Gleichgewicht, Kalenderblatt/Sitzen, Stufe 3/Übung 1

Die Teilnehmerinnen sitzen auf einem Stuhl.
Ihre Augen sind geöffnet.
Die Hände liegen zwischen den Oberschenkeln, die Daumen zeigen nach oben.
Der Blick ruht auf den Daumen.
Langsam und sanft bewegen die Teilnehmerinnen ihre Daumen und Ihr Kinn in Richtung Decke. Während der Bewegung ruhen die Augen so lange auf den Daumen, bis diese sich über dem Kopf trennen, damit die Arme einen offenen Kreis über dem Kopf bilden können.
Sie bleiben einige Sekunden in dieser Position.
Langsam bewegen die Teilnehmerinnen die Daumen wieder zusammen. Ihre Augen schauen auf die Daumen. Sie führen Arme und Kopf langsam zurück in die Ausgangsposition.
Sie heben den Kopf langsam an, sie schauen geradeaus.
Alle bleiben noch einen Moment sitzen, ehe sie aufstehen.
Die Teilnehmerinnen machen eine Übung zur Augenentspannung

Alternativen

Erleichterte Variation
Die Bewegungsfolge wird nur mit Kopfbewegung – ohne die Armbewegung durchgeführt.

Erleichterte Variation
Die Arme werden von einer Betreuerin geführt.
Achtung!
Die Kopfbewegung erfolgt grundsätzlich ohne direktes Anfassen und Führen des Kopfes – die Kopfbewegung wird von der Teilnehmerin allein ausgeführt. Wenn das alleinige Bewegen des Kopfes nicht möglich ist, empfiehlt sich die
Erleichterte Variation von G1a:
Die Kopfbewegung wird durch das Führen eines Gegenstandes unterstützt (Angehörige oder Betreuerin führt einen Gegenstand, z. B. Fingerpuppe, Teddy, Stofftier).

Erschwerte Variation
Die Teilnehmerinnen sitzen bei der Übung auf einem Luftkissen, das auf dem Stuhl liegt.

4.3 Intermodales Wahrnehmungstraining K2

Das intermodale Wahrnehmungstraining folgt auf die Ruhe-Phase der intensiven Gleichgewichtsstimulation. Es beinhaltet Kombinationsaktivitäten von Sensomotorik und Kognition[23].
Die bewusst aktivierenden Sequenzen zur Schulung des gleichzeitigen Erledigens mehrerer Anforderungen nutzen die Erhöhung der zerebralen Durchblutung durch körperliche Aktivitäten. Erhöhte Sauerstoffzufuhr zum Gehirn steigert die Effizienz der neuronalen Verarbeitung und regt die Neubildung von Neuronen an[24].

IW1

„Farben- Gehirnjogging"

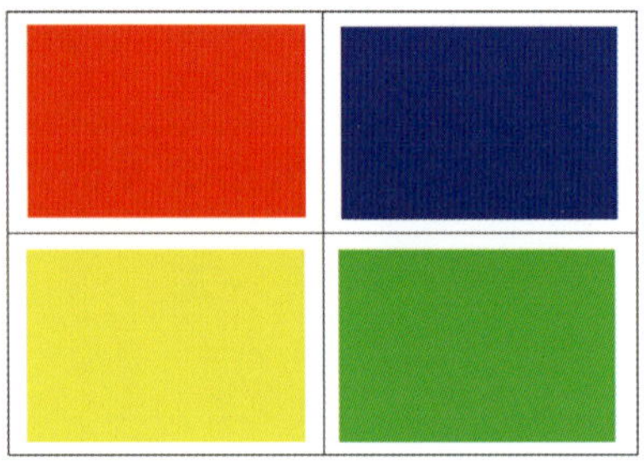

Die Teilnehmerinnen sitzen im Kreis auf Stühlen.
Die Kursleiterin zeigt zwei Schilder mit verschiedenen Farben (z. B. Rot, Blau).
Sie verbindet jede der Farben mit bestimmten Bewegungen (z. B. Rot: in die Hände klatschen, Blau: die Arme werden in die Luft gestreckt).

Alle Teilnehmerinnen machen Laufbewegungen auf der Stelle.
Die Kursleiterin zeigt eine der beiden Farben in die Luft.
Sehen die Teilnehmerinnen die Farbe Rot, klatschen sie alle in die Hände.
Sehen die Teilnehmerinnen die Farbe Blau, strecken sie die Hände in die Höhe.

Variation

Erleichterte Variation
Das Spiel wird ohne Laufbewegungen der Füße gespielt.

Erleichterte Variation
Das Spiel wird nur mit einer Farbe gespielt, z. B. Rot. Wird die Farbe in die Luft gezeigt, klatschen alle in die Hände.

IW2

„Buchstaben- Gehirnjogging“

O	I	A
Ei	Au	E

Die Teilnehmerinnen sitzen im Kreis auf Stühlen.
Die Kursleiterin zeigt zwei Schilder mit verschiedenen Buchstaben (z. B. A, Z).
Es werden Handbewegungen zu den beiden Buchstaben verabredet (A: die Arme werden in die Luft gestreckt – Z: es wird mit den Zehen der Füße auf die Erde geklopft).
Alle Teilnehmerinnen machen Laufbewegungen auf der Stelle.
Die Kursleiterin zeigt einen der beiden Buchstaben in die Luft.
Sehen die Teilnehmerinnen das A, strecken sie alle die Arme in die Luft.
Sehen die Teilnehmerinnen das Z, klopfen sie alle mit den Zehen auf die Erde.

Variation

Erleichterte Variation
Das Spiel wird ohne Laufbewegungen der Füße gespielt.

Erleichterte Variation
Das Spiel wird nur mit einem Buchstaben gespielt, z. B. A. Wird das A in die Luft gezeigt, strecken alle die Arme in die Luft.

Erschwerte Variation
Es werden drei Buchstaben vereinbart bzw. an die Flipchart geheftet,
z. B. A, O, I.
Sehen die Teilnehmerinnen das A, strecken sie die Arme in die Höhe.
Sehen die Teilnehmerinnen das O, klopfen sie leicht auf ihren Po.
Sehen die Teilnehmerinnen das I, streicheln sie über die Knie.

Erschwerte Variation
Die Teilnehmerinnen gehen bei dem Spiel durch den Raum.

IW3

„Zahlen-Gehirnjogging[25]

1	2	3
4	5	6
7	8	9

Die Teilnehmerinnen sitzen im Kreis auf Stühlen.
Ein Schild mit einer Zahl wird gezeigt (z. B. 10).
Diese Zahl ist die Ausgangsbasis für das Spiel. Immer, wenn die Teilnehmerinnen diese Zahl hören, bleiben sie auf ihrem Stuhl – ohne eine Zusatzbewegung – sitzen.
Zu allen kleineren Zahlen (1–9) wird eine Körperbewegung verabredet:
Kleine Zahl = Alle klatschen mit ihren Händen auf die Oberschenkel.

Zu allen größeren Zahlen (11–50) wird ebenfalls eine Körperbewegung verabredet:
Größere Zahl = Alle Teilnehmerinnen stehen auf und strecken die Arme in die Luft.

Die Kursleiterin nennt laut und deutlich eine Zahl.
Befinden sich schwerhörige Teilnehmerinnen in der Gruppe, werden die Zahlen parallel zur Benennung in die Luft gezeigt.
Hören (und sehen) die Teilnehmerinnen eine kleinere Zahl, klatschen sie mit ihren Händen auf die Oberschenkel, hören (und sehen) sie eine größere Zahl, stehen sie auf und strecken die Arme in die Luft.

Variationen

Erleichterte Variation
Das Spiel wird nur im Zahlenbereich von 1–10 gespielt.

Erschwerte Variation
Das Spiel wird mit Rechenaufgaben gespielt.
Weitere Varianten in „Entdecken Sie Ihr Gleichgewicht“, S. 130[26]

IW4

Abendrot

„Wort – Gehirnjogging

Die Teilnehmerinnen stehen im Raum (alternativ: Die Teilnehmerinnen sitzen auf Stühlen).
Ein Wort wird verabredet und an die Flipchart geschrieben (z. B. das Wort: Abendrot).
Alle Teilnehmer laufen auf der Stelle.
Die Kursleiterin ruft einen Buchstaben aus dem Alphabet.
Ist dieser Buchstabe auch in dem vorher vereinbarten (evtl. angeschriebenen) Wort zu finden (z. B. Abendrot), so bleiben alle stehen und heben die Arme in die Luft.

Variationen

Erleichterte Variation
Je kürzer ein Wort ist, umso leichter fällt es den Teilnehmerinnen, den Buchstaben zu finden.

Erleichterte Variation
Das Spiel wird ohne die Laufbewegungen gespielt.

IW5

„Gehirnwecker 1,2,3“[27]

Die Teilnehmerinnen stehen im Raum.
(Alternative: Die Teilnehmerinnen sitzen auf Stühlen)
Zwei Teilnehmerinnen stehen sich jeweils gegenüber. Sie zählen abwechselnd.
Die erste Teilnehmerin sagt: „Eins“
Die zweite Teilnehmerin sagt: „Zwei“
Die erste Teilnehmerin sagt: „Drei“
Die zweite Teilnehmerin sagt: „Eins“
Die erste Teilnehmerin sagt: „Zwei“

Die zweite Teilnehmerin sagt: „Drei“ ...
Nun wird die Zahl „Eins“ durch ein einfaches Handzeichen, z. B. durch das Heben der Hand ersetzt ...
Die erste Teilnehmerin hebt nur die Hand
Die zweite Teilnehmerin sagt: „Zwei“
Die erste Teilnehmerin sagt: „Drei“
Die zweite Teilnehmerin hebt nur die Hand
Die erste Teilnehmerin sagt: „Zwei“
Die zweite Teilnehmerin sagt: „Drei“ ...

Jetzt wird die Zahl „Zwei“ durch ein einfaches Körperzeichen ersetzt, z. B. ein Stampfen mit dem Fuß.
Die erste Teilnehmerin hebt nur die Hand
Die zweite Teilnehmerin stampft mit dem Fuß
Die erste Teilnehmerin sagt: „Drei“
Die zweite Teilnehmerin hebt nur die Hand
Die erste Teilnehmerin stampft mit dem Fuß
Die zweite Teilnehmerin sagt: „Drei“ ...

Zuletzt wird auch die Zahl drei durch ein Körperzeichen ersetzt, z. B. durch das Klatschen in die Hände.
Die erste Teilnehmerin hebt nur die Hand
Die zweite Teilnehmerin stampft mit dem Fuß
Die erste Teilnehmerin klatscht in die Hände
Die zweite Teilnehmerin hebt nur die Hand
Die erste Teilnehmerin stampft mit dem Fuß
Die zweite Teilnehmerin klatscht in die Hände ...

Variationen

Erleichterte Variation
Das Spiel wird im Sitzen gespielt.

Erleichterte Variation
Das Spiel wird ausschließlich mit dem Zählen von 1 bis 3 gespielt.

Erleichterte Variation
Das Spiel wird nur mit dem Ersetzen der Zahl „Eins“ gespielt.

Erschwerte Variation
Das Spiel wird gesteigert, indem das Zählen schneller erfolgt.

IW6

„Gehirnwecker A, B, C“[28]

Die Teilnehmerinnen stehen im Raum (alternativ: Die Teilnehmerinnen sitzen auf Stühlen).
Zwei Teilnehmerinnen stehen sich jeweils gegenüber.
Sie buchstabieren abwechselnd.
Die erste Teilnehmerin sagt: „A“
Die zweite Teilnehmerin sagt: „B“
Die erste Teilnehmerin sagt: „C“
Nun wird der Buchstabe „A“ durch ein einfaches Handzeichen,
z. B. durch das Heben der Hand ersetzt ...

Jetzt wird der Buchstabe „B“ durch ein einfaches Körperzeichen ersetzt, z. B. ein Stampfen mit dem Fuß.
Zuletzt wird auch der Buchstabe durch ein Körperzeichen ersetzt, z. B. durch ein Klatschen in die Hände.

Variationen

Erleichterte Variation
Das Spiel wird im Sitzen gespielt.

Erleichterte Variation
Das Spiel wird nur mit den Buchstaben von A, B, C gespielt.

Erleichterte Variation
Das Spiel wird nur mit dem Ersetzen des Buchstaben „A“ gespielt.

Erschwerte Variation
Das Spiel wird gesteigert, indem das Buchstabieren schneller erfolgt.

IW7

„Körpertanz“[29]

Durchführung:
Die Teilnehmer sitzen (oder stehen) sich gegenüber. Sie sagen zur Bewegung folgenden Spruch

„Finger	Die Zeigefinger der rechten Hand treffen sich.
Daumen	Die Daumen der linken Hand treffen sich.
Hand	Die rechte Hand klatscht mit der rechten Hand der Partnerin zusammen.
Ell-bo-gen	Die eigene rechte Hand klatscht dreimal unter den eigenen linken Ellenbogen.
Arme	Beide Arme werden in die Luft gestreckt.
Beine	Es wird parallel mit den Händen auf eigene Oberschenkel geklatscht.
an-ge-ho-ben	Die Beine werden im Wechsel angehoben. Die Hände klatschen überkreuz dazu auf die Oberschenkel: rechte Hand auf linkes angehobenes Bein, linke Hand auf rechtes angehobenes Bein.
Hüfte	Rechte Hüfte berühren.
Hüfte	Linke Hüfte berühren.
Schultern	Die Schultern rollen.
Po	Mit dem Gesäß wackeln.
Go, go, go!“	Sich ansehen und dabei mit beiden Händen dreimal schnipsen.

Variationen

Alternativen im Sitzen
Beim Wort „Hüfte“ machen die Teilnehmerinnen eine leichte Hüftbewegung.

Alternative zur Vermeidung von Handkontakt
Die Teilnehmerinnen berühren sich nicht gegenseitig – sie halten den Finger, den Daumen jeweils bei der Benennung in die Luft. Das gegenseitige in die Hände Klatschen wir durch ein Klatschen in die eigenen Hände ersetzt.

Erleichterte Variation
Das Spiel wird in kürzerer Ausführung gespielt:
Die Teilnehmer sagen zur Bewegung folgenden Spruch

„Finger	Die Zeigefinger der rechten Hand treffen sich (oder werden in die Luft gestreckt).
Daumen	Die Daumen der linken Hand treffen sich (oder werden in die Luft gestreckt).
Hände, Hände	Die Hände klatschen zweimal mit den Händen der Partnerin zusammen (alternativ wird in die eigenen Hände geklatscht).
Freundlich lächeln	Es wird sich freundlich angelächelt.
Jetzt ist Ende.“	

Alternative zur Vermeidung von Handkontakt
Die Teilnehmerinnen berühren sich nicht gegenseitig – sie halten den Finger, den Daumen jeweils bei der Benennung in die Luft. Das gegenseitige in die Hände Klatschen wir durch ein Klatschen in die eigenen Hände ersetzt.

IW8

„Körpertanz auf dem Luftkissen“

Die Teilnehmerinnen sitzen sich jeweils zu zweit gegenüber.
Die Teilnehmerinnen sitzen auf einem Luftkissen und sagen zur Bewegung den Spruch von MT7
„Finger, Daumen, Hand, Ell-bo-gen, Arme, Beine, angehoben.
Hüfte, Hüfte, Schultern , Po .....Go, go, go!“

Alternativen und Variationen
siehe Alternativen und Variationen, IW7

IW9

Berührungskreis „Oh Conny ...“

Die Teilnehmerinnen sitzen im Kreis.
Alle drehen die Hände so, dass die Handflächen beider Hände nach oben schauen.
Nun legen alle ihren rechten Handrücken in die linke Handfläche der Nachbarin.

Durchführung:
Eine Teilnehmerin beginnt mit ihrer rechten Hand auf ihre linke Hand zu klatschen.
In dieser Hand liegt die rechte Hand der (links sitzenden) Mitspielerin.
Diese klatscht mit ihrer gerade berührten rechten Hand auch wieder auf ihre linke Hand, in der die rechte Hand ihrer (links sitzenden) Mitspielerin liegt.
Nacheinander klatschen nun alle – im Rhythmus des Spruchs – jeweils die eigene rechte auf die linke Hand und aktiviert dadurch die rechte Hand der links sitzenden Mitspielerin.
Beim Wort „juchu“ klatschen alle in die eigenen Hände.
Spiel und Spruch beginnen erneut.

Spruch zum Spiel:
„Oh, Conny, Conny, Conny,
Meine Liebe, Liebe, Liebe,
Ist so tief zu Dir,
Bitte glaube mir!
Ach Heiner, Heiner, Heiner,
So sagt's keiner keiner, keiner,
Du bist mein, mein, mein, immerzu,
Juchuh!"

Variationen

Alternative im Sitzen
Die Teilnehmerinnen sitzen auf einem Dynairkissen, das auf dem Stuhl liegt.

Alternative im Sitzen
Die Teilnehmerinnen sitzen auf dem Stuhl, ihre Füße stehen auf einem Dynairkissen.

Alternative zum Bewegungsablauf
Das Spiel wird als Partnerklatsch-Spiel durchgeführt.

Alternative zum Bewegungsablauf
Das Spiel wird mit der Bewegungsfolge aus dem Bewegungsspiel der 9. Kursstunde (Ri, ra, rutsch ...) durchgeführt.

Alternative zur Vermeidung von Handkontakt
Die Teilnehmerinnen berühren sich nicht gegenseitig – anstelle des in die Händeklatschens wird ein Gegenstand weitergegeben.

Alternative zur Vermeidung von Hand- und Materialkontakt
Das Spiel wird als Klatsch-Patsch-Spiel durchgeführt. Es wird im Wechsel in die eigenen Hände und auf die eigenen Oberschenkel geklatscht.

4.4 Körperwahrnehmung – Entspannung – seelische Pflege

Der Hauptteil jeder Kursstunde endet mit einer Sequenz der Körperwahrnehmung.
Den Körper wahrzunehmen sichert das menschliche Leben und ist Grundlage kognitiver und emotionaler Fähigkeiten. Die Fähigkeiten, sich – den eigenen Körper – zu spüren, nehmen im Verlauf einer Demenzerkrankung ab.
Sinnesanregungen durch (Eigen-)Berührung und Bewegung gehören daher zum Hauptteil jeder Kursstunde. Die Entspannungseinheit der Körperwahrnehmung endet stets mit dem gemeinsamen Trinken von Wasser.
Achtung!
Die Kursleiterin liest die jeweilige Geschichte vor. Sie achtet auf ein langsames Lesen und gibt den Teilnehmerinnen bewusst genügend Zeit, die entsprechenden Bewegungen auszuführen.

KW1

„Handentspannung".

Die Teilnehmerinnen sitzen entspannt auf dem Stuhl. Die Augen sind geöffnet.
Bewegungsfolge:

Die linke Hand wird auf dem Oberschenkel abgelegt.
Zeigefinger und Daumen der rechten Hand beginnen nun jeden einzelnen Finger (und den Daumen) der aufliegenden Hand seitlich abzustreifen und dabei leicht in die Länge zu ziehen (sanftes Längen).
Die Teilnehmerinnen wiederholen das Abstreifen.

Der Zeigefinger der rechten Hand hebt sanft die Fingerkuppen jedes einzelnen Fingers (und des Daumens) in die Höhe (sanftes Dehnen).
Die Teilnehmerinnen wiederholen das Anheben.

Zeigefinger und Daumen der rechten Hand spreizen sanft die einzelnen Zwischenräume zwischen den Fingern (und dem Daumen).
Die Teilnehmerinnen wiederholen das Spreizen.

Handoberfläche und Handinnenfläche der linken Hand werden kräftig mit der Handinnenfläche der rechten Hand massiert.
Handwechsel. Die rechte Hand wird auf dem Oberschenkel abgelegt.
Die Bewegungsfolge wird mit der linken Hand durchgeführt.

Abschluss: Oberschenkel, Beine, Gesäß, Oberarme und Schultern werden sanft mit flachen Händen abgeklopft.
Alle Teilnehmerinnen trinken Wasser.

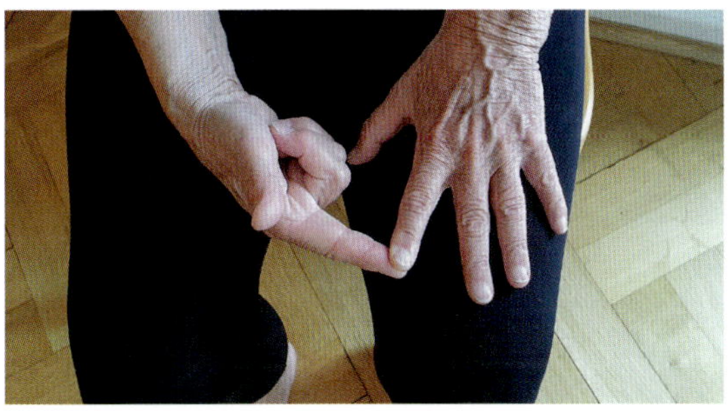

Sanftes Anheben der Fingerkuppen

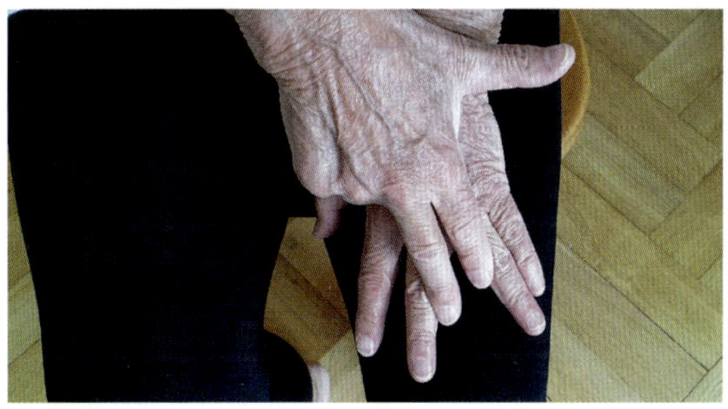

Sanftes Spreizen der Finger

Variationen

Erleichterung
Die Handentspannung wird von einer Betreuerin/Angehörigen ausgeführt.

Erleichterung – besonders für Hörgeschädigte
Die Kursleiterin liest die Aufforderungen nicht nur vor – sie macht alle Bewegungen zur Unterstützung des Vorgelesenen deutlich mit.

KW2

„Körperreise“

Die Kursleiterin liest die Geschichte vor.

„Ich sitze auf meinem Stuhl.	(Pause)
Es geht mir gut.	(Pause)
Ich schließe meine Augen.	(Pause)
Ich streichle meine Arme.	(Zeit lassen, die Arme zu streicheln.)
Ich streichle meine Hände.	(Pause)

Ich führe meine Hände zum Gesicht. (Pause)
Ich ertaste meine Wangen. (Zeit lassen zum Tasten.)
Ich ertaste meine Ohren. (Zeit lassen zum Tasten.)
Ich ertaste mein Kinn. (Zeit lassen zum Tasten.)
Ich streichle sanft um meine Augen. (Pause)
Ich streichle sanft über meine Stirn. (Pause)
Ich streichle sanft über meine Nase. (Pause)
Ich streichle sanft über meinen Mund. (Pause)
Meine Hände gleiten langsam zurück in die Ausgangslage. (Pause)
Mein Gesicht ist entspannt. (Zeitlassen zum Spüren der Entspanntheit.)

Meine Hände sind entspannt, (Pause)
Ich bin ruhig. (Pause)
Ich lächle.
Ich recke und strecke meine Arme und meine Beine.
Ich gähne.
Ich zwinkere mit den Augen.
Ich öffne meine Augen – ich bin wach."
Alle Teilnehmerinnen trinken Wasser.

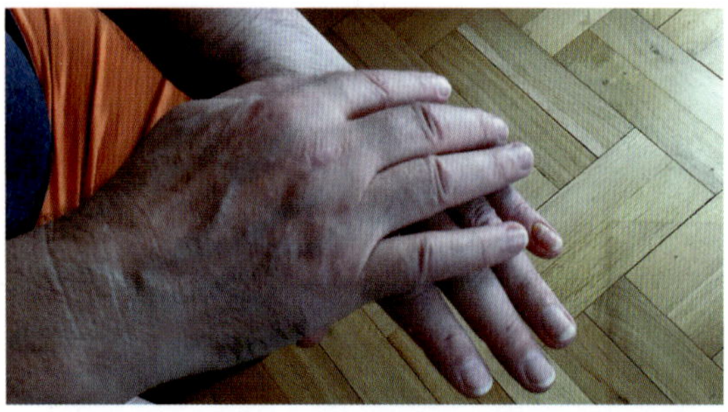

Streicheln der Hände

Variationen

Erleichterte Variation – besonders für Hörgeschädigte
Die Kursleiterin liest die Geschichte nicht nur vor – sie macht alle Bewegungen zur Unterstützung des Vorgelesenen deutlich mit.

Erleichterte Variation
Die Geschichte wird mit offenen Augen erlebt.

KW3

„Reise zu den Füßen"

Die Kursleiterin liest die Geschichte vor.
„Ich sitze bequem auf einem Stuhl. (Pause)
Es geht mit gut. *(Pause)*
Ich schließe meine Augen. (Pause)
Meine Füße nehmen Kontakt zum Boden auf (Zeit lassen zur Kontaktaufnahme mit Boden.)

Meine Füße gleiten in kleinen Bewegungen über den Boden. (Zeit lassen, die Füße auf dem Boden gleiten zu lassen.)

Meine Füße bleiben stehen. (Pause)
Meine Fußzehen bewegen sich. (Zeit lassen, die Fußzehen zu bewegen)
Meine Fußzehen ertasten den Boden. (Zeit lassen, den Boden zu ertasten)
Meine Fußzehen ruhen aus. (Pause)
Meine Füße setzen sich auf den Fersen auf, (Pause)
Meine Füße rollen langsam im Wechsel
von der Ferse bis zu den Zehen
und von den Zehen zur Ferse. (Zeit lassen zum langsamen Abrollen der Füße.)

Ich genieße das sanfte Abrollen
meiner Füße. (Zeit lassen zum Spüren der Abrollbewegungen.)

Meine Füße ruhen aus. (Pause)
Ich entspanne mich. (Pause)
Ich atme ruhig ein und aus. (Zeit lassen, die Atmung zu spüren.)
Ich lächle.
Ich recke und strecke meine Arme und meine Beine.
Ich gähne.
Ich zwinkere mit den Augen.
Ich öffne meine Augen – ich bin wach.“
Alle Teilnehmerinnen trinken Wasser.

Variationen

Erleichterte Variation – besonders für Hörgeschädigte
Die Kursleiterin liest die Geschichte nicht nur vor – sie macht alle Bewegungen zur Unterstützung des Vorgelesenen deutlich mit.

Erleichterte Variation
Die Geschichte wird mit offenen Augen erlebt.

KW4

Reise von den Füßen zu den Schultern

Die Kursleiterin liest die Geschichte vor.
„Ich setze mich bequem auf einen Stuhl. (Pause)
Ich schließe meine Augen. (Pause)
Ich genieße das Sitzen und spüre einfach nur mich selbst. (Pause)
Ruhe kommt. (Pause)
Meine Füße nehmen Kontakt
Zum Boden auf. (Zeit lassen zur Kontaktaufnahme mit Boden.)

Ich spüre den Boden unter meinen Füßen (Zeit lassen, die Füße zu spüren.)
Ich lehne mich an den Stuhl. (Pause)
Ich spüre meinen Rücken. (Zeit lassen, den Rücken zu spüren.)
Ich spüre meine Schultern. (Zeit lassen, die Schultern zu spüren.)
Ich spüre, wie meine Schultern anfangen,
sich zu lockern. (Zeit lassen, das Lockern zu spüren.)
Ich spüre, wie die Last von
meinen Schultern herunter gleitet. (Zeit lassen, Entspannung zu fühlen.)
Ich spüre meine Arme. (Zeit lassen, die Arme zu spüren.)

Ich spüre meine Hände.	(Pause)
Meine Hände fassen sich an.	(Pause)
Ich genieße es, hier und jetzt zu sitzen.	(Pause)

Ich bin ruhig.	(Pause)
Ich atme ruhig ein und aus.	(Zeit lassen, die Atmung zu spüren.)

Ich lächle.
Ich recke und strecke meine Arme und meine Beine.
Ich gähne.
Ich zwinkere mit den Augen.
Ich öffne meine Augen – ich bin wach."
Alle Teilnehmerinnen trinken Wasser.

Variationen

Erleichterte Variation – besonders für Hörgeschädigte
Die Kursleiterin liest die Geschichte nicht nur vor – sie macht alle Bewegungen zur Unterstützung des Vorgelesenen deutlich mit.

Erleichterte Variation
Die Geschichte wird mit offenen Augen erlebt.

KW5

„Fuß-Wanderung"

Die Kursleiterin liest die Geschichte vor.

„Ich stehe (sitze) bequem im Raum	(Pause)
Ich spüre meine Füße, die ohne Schuhe ganz frei sind.	(Zeit lassen, die Füße zu spüren.)
Ich spüre meine Beine, die mir Halt und Stabilität geben.	(Zeit lassen, die Beine zu spüren.)
Ich beginne sehr langsam durch den Raum zu gehen.	(Genügend Zeit zum langsamen Gehen geben.)
Ich konzentriere mich ganz auf mich und mein Gehen.	(Genügend Zeit zum langsamen Gehen geben.)
Meine Füße spüren den Boden.	(Zeit lassen zum Erspüren des Bodens.)
Ich nehme wahr, wie meine Füße sich abwechselnd langsam aufsetzen und abheben.	(Zeit lassen, Abheben/Aufsetzen der Füße zu spüren.)
Ich spüre, welche Stelle meines Fußes zuerst aufsetzt.	(Zeit lassen, die Stelle des Fußes zu spüren.)
Ich spüre, welche Stelle meines Fußes zuletzt aufsetzt.	(Zeit lassen, die Stelle des Fußes zu spüren.)
Ich nehme wahr, wie meine Füße sich beim Gehen abrollen.	(Zeit lassen, das Abrollen zu spüren.)
Ich konzentriere mich ganz auf mein	

langsames und bedachtes Gehen. (Zeit lassen, sich auf das Gehen zu konzentrieren.)

Ich entspanne beim Gehen. (Pause)
Ich atme beim Gehen ruhig ein und aus. (Zeit lassen, die Atmung zu spüren.)
Ich bleibe stehen. (Pause)
Ich atme ruhig ein und aus. (Zeit lassen, die Atmung zu spüren.)
Ich lächle.
Ich recke und strecke meine Arme und meine Beine.
Es geht mir gut!"
Alle Teilnehmerinnen trinken Wasser.

Variationen

Erleichterte Variation – besonders für Hörgeschädigte
Die Kursleiterin liest die Geschichte nicht nur vor – sie macht alle Bewegungen zur Unterstützung des Vorgelesenen deutlich mit.

Variation für Rollstuhlfahrer
Die Geschichte wird im Sitzen erlebt – Schritte und Bewegungsmuster werden auf der Stelle gemacht

KW6

„Leise-Reise der Füße"

Die Kursleiterin liest die Geschichte vor.
„Ich stehe (oder sitze) bequem im Raum (Pause)
Ich spüre meine Füße. (Zeit lassen, die Füße zu spüren.)
Ich spüre meine Beine, die mir Halt und Stabilität geben. (Zeit lassen, die Beine zu spüren.)
Ich beginne sehr langsam durch den Raum zu gehen. (Zeit zum langsamen Gehen geben.)
Ich konzentriere mich ganz auf mich und mein Gehen. (Zeit zum langsamen Gehen geben.)
Meine Füße spüren den Boden. (Zeit lassen zum Erspüren des Bodens.)
Ich nehme wahr, wie meine Füße sich abwechselnd langsam aufsetzen und abheben.
Ich spüre, welche Stelle meines Fußes zuerst aufsetzt.
Ich spüre, welche Stelle meines Fußes zuletzt aufsetzt.
Ich nehme wahr, wie meine Füße sich beim Gehen abrollen.
Ich konzentriere mich ganz auf mein langsames und bedachtes Gehen.
Ich entspanne beim Gehen. (Pause)
Ich bleibe stehen. (Pause)
Ich atme ruhig ein und aus. (Zeit lassen, die Atmung zu spüren.)
Ich lächle.
Ich recke und strecke meine Arme und meine Beine.
Es geht mir gut!"
Alle Teilnehmerinnen trinken Wasser.

Variationen

Erleichterte Variation – besonders für Hörgeschädigte
Die Kursleiterin liest die Geschichte nicht nur vor – sie macht alle Bewegungen zur Unterstützung des Vorgelesenen deutlich mit.

Variation für Rollstuhlfahrer
Die Geschichte wird im Sitzen erlebt – Schritte und Bewegungsmuster werden auf der Stelle gemacht

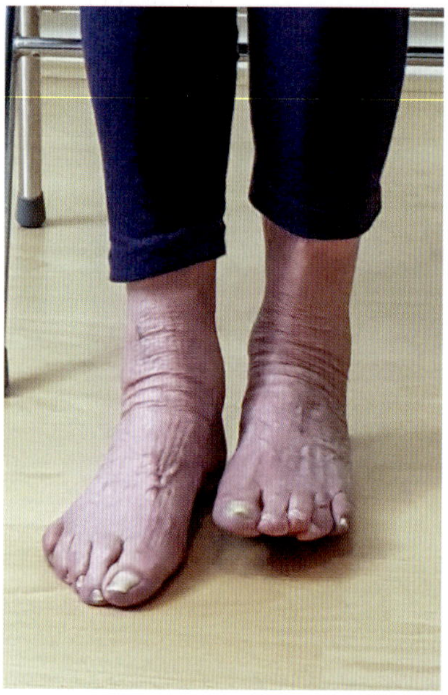

Achtsames Ertasten des Bodens

KW 7

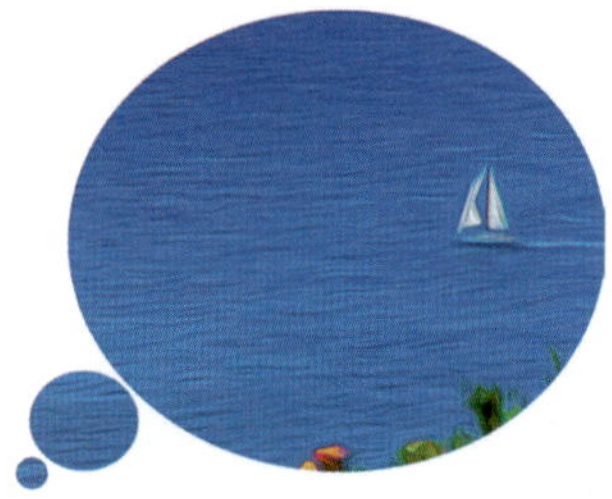

Der Traum vom kleinen Boot[30]

Die Kursleiterin liest die Geschichte vor.
„Ich sitze bequem auf dem Stuhl.
Meine Füße stehen auf der Erde
Ich schließe meine Augen.
Ich versinke in einen wunderbaren Traum.
In meinem Traum sitze ich in einem kleinen Boot.
Es ist herrliches Wetter.
Der Himmel ist blau.
Die Sonne scheint warm und angenehm.
Es geht mit gut.
Ich spüre das ganz leichte und angenehme, langsame Schaukeln des Bootes.
Meine Kopf und mein Körper bewegen sich mit dem sanften Schaukeln des Bootes mit.
Sie bewegen sich langsam zu den Seiten ... hin und her.
Ich genieße die Schaukelbewegungen.
Das leichte und angenehme Schaukeln des Bootes wird beendet, denn mein Boot hat angelegt.
Ich bin zufrieden, das Schaukeln auf dem Boot hat mir gut getan.
Ich lächle.
Ich recke und strecke meine Arme und meine Beine.
Ich bewege sanft meine Finger und Fußzehen.
Ich gähne.
Ich zwinkere mit den Augen.
Ich öffne meine Augen.
Ich bin wach.
Der Tag gehört mir.

Es geht mir gut.
Auf dem kleinen Segelboot hatte ich Zeit für mich.
Ich merke mir:
Ich nehme mir Zeit zum Genießen – ich nehme mir Zeit für mich selbst!"
Alle Teilnehmerinnen trinken Wasser.

Variationen

Erleichterte Variation
Die Geschichte wird mit offenen Augen erlebt.

Erleichterte Variation für Hörgeschädigte und für Teilnehmerinnen, die mit geöffneten Augen teilnehmen.
Die Kursleiterin liest die Geschichte nicht nur vor – sie macht alle Bewegungen zur Unterstützung des Vorgelesenen deutlich mit.

KW8

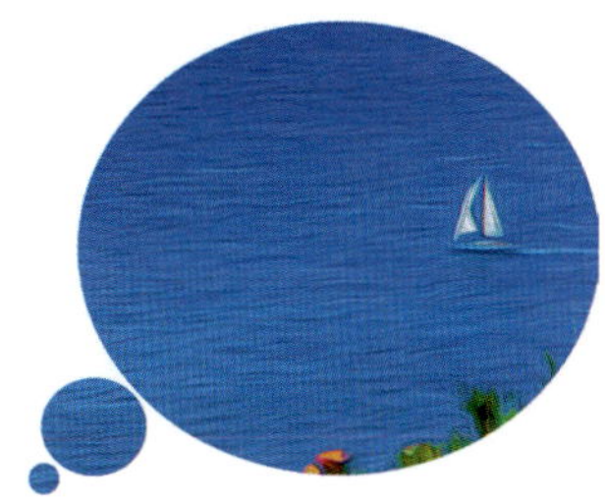

Der Traum von der längeren Fahrt mit dem kleinen Boot[31]

Die Kursleiterin liest die Geschichte vor.
„Ich sitze bequem auf dem Stuhl.
Meine Füße stehen auf der Erde
Ich schließe meine Augen.
Ich versinke in einen wunderbaren Traum.
In meinem Traum sitze ich in einem kleinen Boot.
Es ist herrliches Wetter.
Der Himmel ist blau.
Die Sonne scheint warm und angenehm.
Es geht mit gut.
Ich spüre das ganz leichte und angenehme, langsame Schaukeln des Bootes.
Meine Kopf und mein Körper bewegen sich mit dem sanften Schaukeln des Bootes mit.
Sie bewegen sich langsam zu den Seiten ... hin und her.
Ich genieße die Schaukelbewegungen.

Die Schaukelbewegungen des Bootes werden stärker.
Kopf und Oberkörper bewegen sich locker mit.
Das Schaukeln des Bootes tut mir gut, ich mag es.
Ich genieße es für eine Weile.
Die Schaukelbewegungen des Bootes beginnen wieder sanfter und kleinräumiger zu werden.
Mein Kopf und mein Körper schwingen nur noch ganz sanft mit.
Ich genieße es.
Das leichte und angenehme Schaukeln des Bootes wird beendet, denn mein Boot hat angelegt.
Ich bin zufrieden, das Schaukeln auf dem Boot hat mir gut getan.
Ich lächle.
Ich recke und strecke meine Arme und meine Beine.
Ich bewege sanft meine Finger und Fußzehen.
Meine Zunge spielt in meinem Mund.
Ich gähne.

Ich zwinkere mit den Augen.
Ich öffne meine Augen.

Ich bin wach.
Der Tag gehört mir.
Es geht mir gut.
Auf dem kleinen Segelboot hatte ich Zeit für mich.
Ich merke mir: Ich nehme mir Zeit zum Genießen – ich nehme mir Zeit für mich selbst!"
Alle Teilnehmerinnen trinken Wasser.

Variationen

Erleichterung
Die Geschichte wird mit offenen Augen erlebt.

Erleichterte Variation für Hörgeschädigte und für Teilnehmerinnen, die mit geöffneten Augen teilnehmen.
Die Kursleiterin liest die Geschichte nicht nur vor – sie macht alle Bewegungen zur Unterstützung des Vorgelesenen deutlich mit.

KW9

Der Traum vom Wackelclown

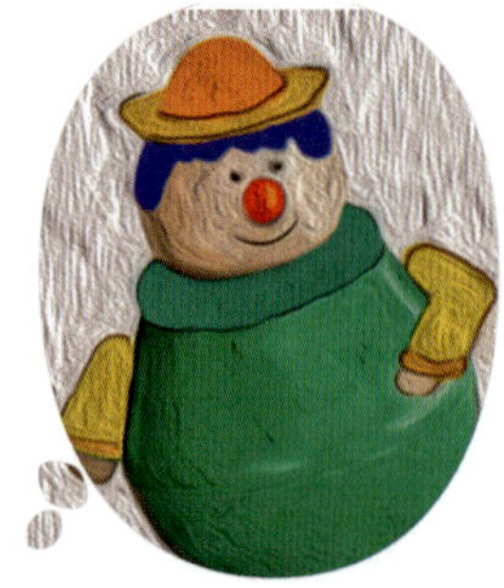

Die Kursleiterin liest die Geschichte vor.
„Ich sitze bequem auf meinem Stuhl. Ich schließe meine Augen.
Ich versinke in einen wunderbaren Traum.
In meinem Traum sehe ich einen netten, sanften Wackelclown.
Ich schlüpfe in seine Rolle.
Ich schwinge mit meinem Körper wie ein Wackelclown langsam und genüsslich von einer Seite zur anderen Seite.
Ich schwinge langsam hin und her ... her und hin.
Ich genieße das sanfte und langsame Hin- und Her-Schwingen.
Ich sitze still und spüre nach.
Das Leben als fröhlicher und beweglicher Wackelclown ist sehr angenehm.
Weil mir das sanfte Schwingen als Wackelclown gut gefallen hat, beginne ich nun langsam von vorn nach hinten zu schaukeln.
Ich schaukle langsam von vorn nach hinten ... von hinten nach vorn.
Ich genieße das sanfte und langsame Vor- und Zurück-Schaukeln des Körpers.
Mein Körper kommt sanft zurück zur Mitte.
Ich sitze still und spüre nach.
Mein Traum geht zu Ende.
Es hat Spaß gemacht, ein vielseitiger, beweglicher Wackelclown zu sein.
Ich war gut.
Ich bin mit mir zufrieden.
Ich lächle.
Ich recke und strecke meine Arme und meine Beine.
Ich bewege sanft meine Finger und Fußzehen.
Meine Zunge spielt in meinem Mund.
Ich gähne.
Ich zwinkere mit den Augen.
Ich öffne meine Augen.
Ich bin wach.
Ich freue mich auf den Tag.

Meine Beweglichkeit macht mir Mut.
Meine Beweglichkeit macht mir Freude.
Ich nehme die Beweglichkeit mit in den Tag."

Variationen

Erleichterte Variation
Die Geschichte wird mit offenen Augen erlebt.

Erleichterte Variation für Hörgeschädigte und für Teilnehmerinnen, die mit geöffneten Augen teilnehmen.
Die Kursleiterin liest die Geschichte nicht nur vor – sie macht alle Bewegungen zur Unterstützung desVorgelesenen deutlich mit.

An die Phase der Körperwahrnehmung schließen sich Ausklang und Verabschiedung im Stuhlkreis an.

Ausklang im Stuhlkreis

- *Zeitrahmen ca. 10 Min.*
- *Die Teilnehmerinnen sitzen im Kreis.*

Durchführung und Besprechung der „Trainingsaufgabe" (Hausaufgabe)
- Tägliche Gleichgewichtsübung: Gleichgewichtsübung (G1b –G5a)
- Stand beim Zähneputzen

Verabschiedung

- *Die Teilnehmer geben eine Rückmeldung zur Kursstunde.*
- *Abschließende „Wassertrink-Runde"*

Trainingsaufgaben für zu Hausaufgaben K2

Zum Ausklang der Kursstunden werden die Trainingsaufgaben für zu Haus besprochen.

Alternative für die Standübungen beim Zähneputzen:

Zähneputzen mit geschlossenen Augen.
Beim Zähneputzen auf einem Luftkissen sitzen.

4.5 Trainingsaufgaben für zu Hause[32] K2

Studien[33] zeigen, dass ein kurzminütiges tägliches Trainieren von Bewegungs- und Gleichgewichtsübungen positiven Einfluss auf körperliche und geistige Fitness zeigen.
Deshalb sind Trainingsaufgaben „Hausaufgaben“ ein wichtiger Bestandteil der K2-Kursstunden.

In der Verabschiedungsphase besprechen die Kursleiterin und die Teilnehmerinnen die Trainingsaufgabe der nächsten Woche. Dazu führen sie die Übung – siehe jeweilige Gleichgewichtsübung im Hauptteil der Stunde – nochmals gemeinsam durch.
In der Woche werden im Tagebuch[34] die Wochentage mit Kreuzchen versehen, an denen die Trainingsaufgabe zu Haus durchgeführt wurde.

Information zu den „Trainingsaufgaben“

HT1

Das Hausaufgabenblatt der 1. Kursstunde wird ausgeteilt und von den Teilnehmerinnen in die Mappe geheftet.
Hausaufgabe der ersten Stunde:

- Der eigene Name wird zu Haus in die Mappe eintragen (ggf. eintragen lassen).
- Die eigene Mappe kann zu Haus bei Wunsch individuell verziert werden.

Trainingsaufgabe der 1. Kursstunde:

- Stehen (sitzen) mit geschlossenen Füßen beim täglichen Zähneputzen

Die Übung wird von allen Teilnehmerinnen probeweise durchgeführt.

HT2

Das Hausaufgabenblatt der 2. Kursstunde wird ausgeteilt und von den Teilnehmerinnen in die Mappe geheftet.
Besprechung der Trainingsaufgabe.

- Stehen (sitzen) mit geschlossenen Füßen beim Zähneputzen
- Tägliche Gleichgewichtsübung: Gleichgewichtsübung[35] (G1a)

Die Übung G1a wird von allen Teilnehmerinnen nochmals gemeinsam durchgeführt.

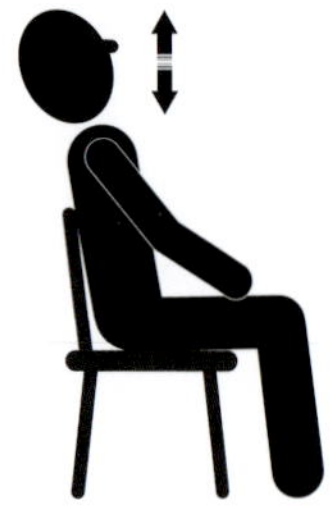

Sitzen - Stufe 1 Übung 1

HT3

Das Hausaufgabenblatt der 3. Kursstunde wird ausgeteilt und von den Teilnehmerinnen in die Mappe geheftet.
Besprechung der Trainingsaufgabe

- Stehen (sitzen) mit Füßen im halben Tandemschritt beim Zähneputzen
- Tägliche Gleichgewichtsübung (G1b)

Die Übung G1b wird von allen Teilnehmerinnen nochmals gemeinsam durchgeführt.

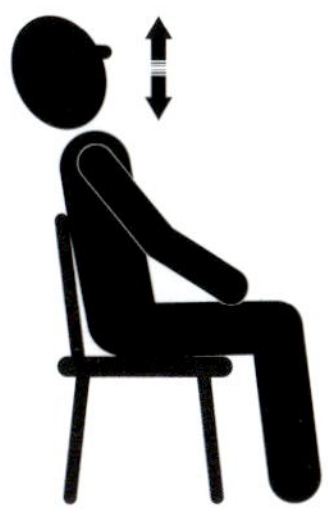

Sitzen - Stufe 1 Übung 1

Die Teilnehmerinnen sitzen auf einem Luftkissen.

HT4

Das Hausaufgabenblatt der 4. Kursstunde wird ausgeteilt und von den Teilnehmerinnen in die Mappe geheftet.
Besprechung der Trainingsaufgabe

- Stehen (sitzen) im halben Tandemschritt beim Zähneputzen
- Tägliche Gleichgewichtsübung (G2a)

Die Übung G2a wird von allen Teilnehmerinnen nochmals gemeinsam durchgeführt.

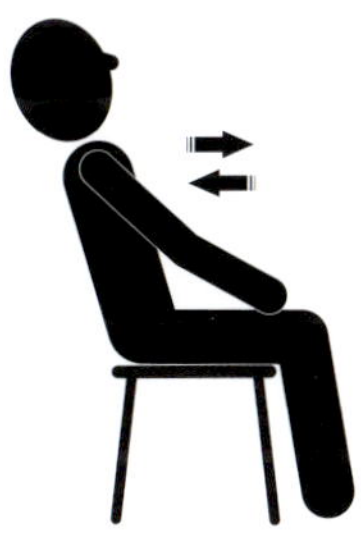

Sitzen - Stufe 1 Übung 2

HT5

Das Hausaufgabenblatt der 5. Kursstunde wird ausgeteilt und von den Teilnehmerinnen in die Mappe geheftet.
Besprechung der Trainingsaufgabe

- Stehen (sitzen) im Tandemstand beim Zähneputzen
- Tägliche Gleichgewichtsübung (G2b)

Die Übung G2b wird von allen Teilnehmerinnen nochmals gemeinsam durchgeführt.

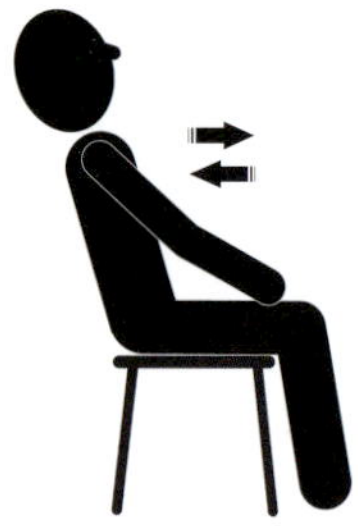

Sitzen - Stufe 1 Übung 2

Die Teilnehmerinnen sitzen auf einem Luftkissen.

HT6

Das Hausaufgabenblatt der 6. Kursstunde wird ausgeteilt und von den Teilnehmerinnen in die Mappe geheftet.

Besprechung der Trainingsaufgabe

- Stehen (sitzen) im Tandemstand beim Zähneputzen
- Tägliche Gleichgewichtsübung (G3a)

Die Übung G3a wird von allen Teilnehmerinnen nochmals gemeinsam durchgeführt.

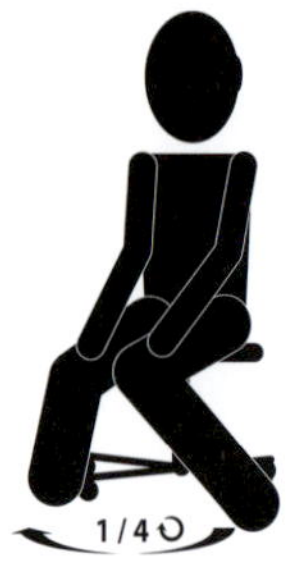

Sitzen - Stufe 1 Übung 3

Viertel Drehung

HT7

Das Hausaufgabenblatt der 7. Kursstunde und das Ausmalbild der Entspannungsgeschichte werden ausgeteilt und von den Teilnehmerinnen in die Mappe geheftet.

Besprechung der Trainingsaufgabe

- Stehen (sitzen) im halben Einbeinstand beim Zähneputzen
- Tägliche Gleichgewichtsübung (G3b)

Die Übung G3b wird von allen Teilnehmerinnen nochmals gemeinsam durchgeführt.

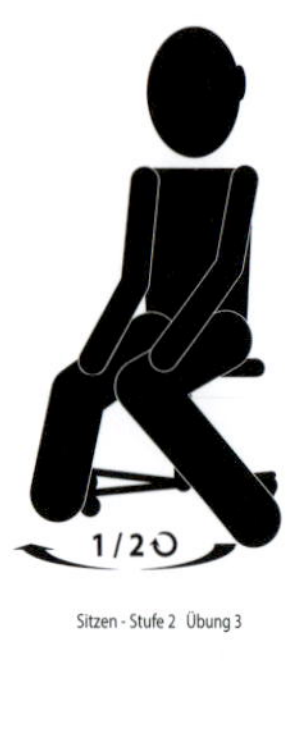

Sitzen - Stufe 2 Übung 3

Halbe Drehung

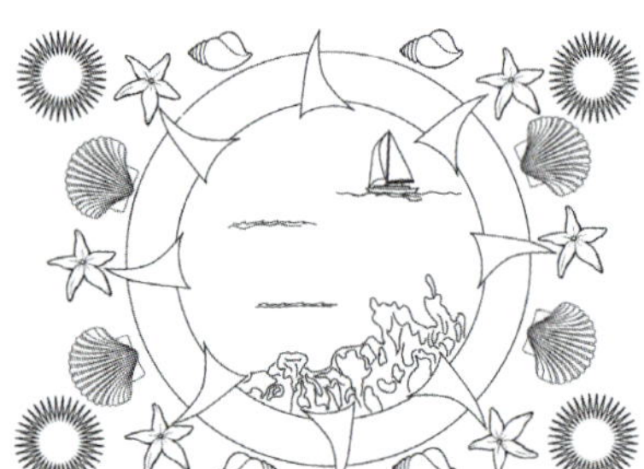

Kopiervorlage: mit Motiven aus „Traumhafte Bewegungen", Borgmann-Verlag

HT8

Das Hausaufgabenblatt der 8. Kursstunde und das Ausmalbild der Entspannungsgeschichte werden ausgeteilt und von den Teilnehmerinnen in die Mappe geheftet.

Besprechung der Trainingsaufgabe

- Stehen (sitzen) im halben Einbeinstand beim Zähneputzen
- Tägliche Gleichgewichtsübung (G4a)

Die Übung G4a wird von allen Teilnehmerinnen nochmals gemeinsam durchgeführt.

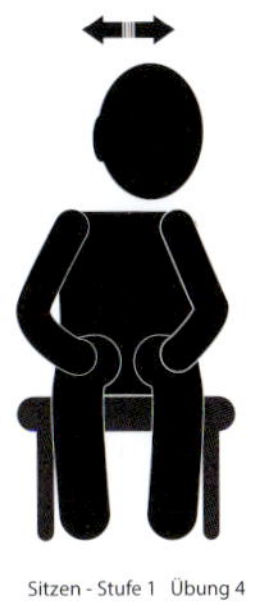

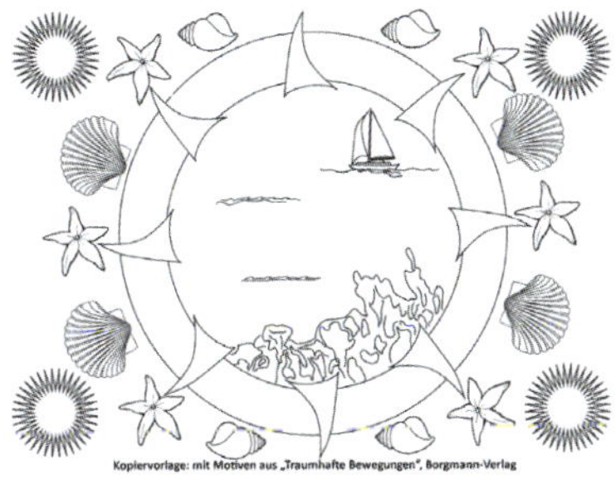

HT9

Das Hausaufgabenblatt der 9. Kursstunde und das Ausmalbild der Entspannungsgeschichte werden ausgeteilt und von den Teilnehmerinnen in die Mappe geheftet.

Besprechung der Trainingsaufgabe

- Stehen (sitzen) im Einbeinstand beim Zähneputzen
- Tägliche Gleichgewichtsübung (G4b)

Die Übung G4b wird von allen Teilnehmerinnen nochmals gemeinsam durchgeführt.

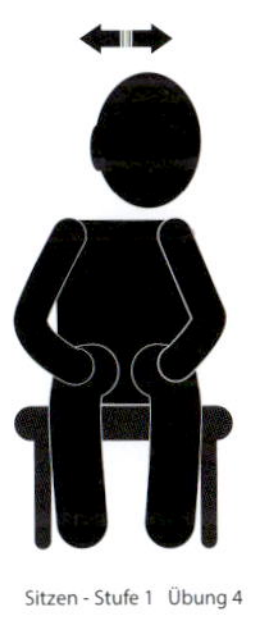

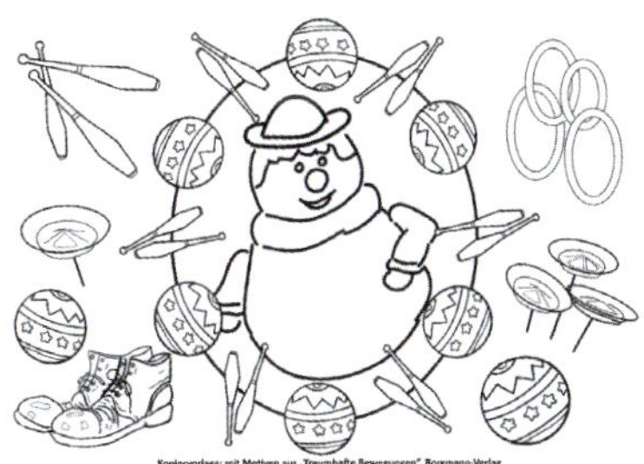

Die Teilnehmerinnen sitzen auf einem Luftkissen

HT10

Das Hausaufgabenblatt der 10. Kursstunde werden ausgeteilt und von den Teilnehmerinnen in die Mappe geheftet.
Besprechung der Trainingsaufgabe

- Stehen (sitzen) im Einbeinstand beim Zähneputzen
- Tägliche Gleichgewichtsübung (G5a)

Die Übung G5a wird von allen Teilnehmerinnen nochmals gemeinsam durchgeführt.

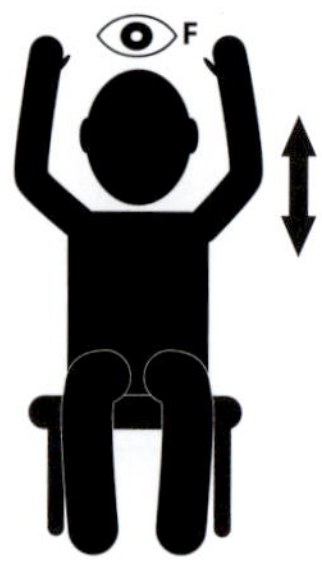

Sitzen - Stufe 3 Übung 1

Verabschiedung

Während der Verabschiedung findet die abschließende „Wassertrink-Runde“ der Kursstunde statt.
Die Kursleiterin geht auf evtl. Fragen der Teilnehmerinnen ein und informiert über Inhalte der Gleichgewichtsstunde. Dazu nutzt sie Bilder (Zeichnung an Flipchart oder Folie aus Präsentation), um ihre sprachlichen Ausführungen zu unterstützen.
Die Kursleiterin bittet die Teilnehmerinnen (und ihre Begleitungen), ihr evtl. Interessen und Vorlieben (z.B. Musikstücke, Geschichten, Stofftiere ...) ebenso wie Schwierigkeiten, die die Stundeninhalte oder die häuslichen Aufgaben betreffen (Gesundheit, Handicaps, negative Vorerfahrungen), vertrauensvoll mitzuteilen. Dies ist auch im Einzelgespräch nach den Kursstunden möglich.

4.6 Gesundheitspflege der Begleiterinnen

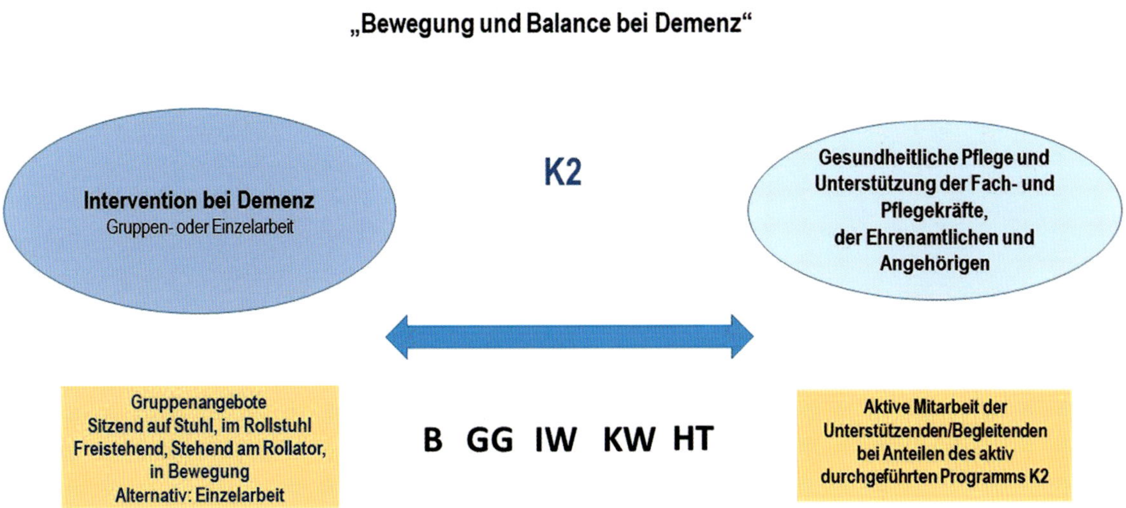

Kursleiterinnen aus den Bereichen Pflege, Betreuung, Therapie, Verein können und sollen durch das Programm Unterstützung für die eigene Gesundheitsfürsorge erfahren.
Auch Angehörigen und Ehrenamtlichen, die mit den Demenzbetroffenen an den Gruppenstunden teilnehmen oder mit ihnen die Übungen und Aktivitäten in Einzelbetreuung durchführen, sollen verschiedene Möglichkeiten der eigenen Gesundheitspflege durch das Programm zur Verfügung stehen.

Möglichkeiten der Gesundheitspflege

1. Aktive Mitarbeit der Kursleiterin und der Begleitenden in den Gruppenstunden.

2. Tägliche gemeinsame Durchführung der Trainingsaufgabe/Hausaufgabe K2 mit den Demenzbetroffenen: HT1-HT10 vom Programm K2

3. Häusliche regelmäßige Durchführung der Gleichgewichts-Trainingsaufgaben K2 im privaten Umfeld der Begleitenden/Unterstützenden: HT1-HT10 vom Programm K2

4. Tägliche Trainingsaufgabe/Hausaufgabe K3 im privaten Umfeld der Begleitenden/Unterstützenden: HT1-HT10 vom Programm K3

K2-Trainingsliste für „private Hausaufgaben" Betreuerin/Pflegerin/Angehörige/Ehrenamtliche/Helferin

Durchführung: 1–3 × täglich

UE	Häusliche Trainingsaufgabe Gleichgewicht	Häusliche Trainingsaufgabe Standübung
1	*HT1*	*HT1: Zähneputzen mit geschl. Füßen*
2	*HT2 G1a Stufe 1/Ü1,*	*HT2 Zähneputzen mit geschl. Füßen*
3	*HT3 G1b Stufe 1/Ü1 auf Luftkissen*	*HT3 Zähneputzen im halben Tandemschritt*
4	*HT4 G2a Stufe 1/Ü2*	*HT4 Zähneputzen im halben Tandemschritt*
5	*HT5 G2b Stufe 1/Ü2 auf Luftkissen*	*HT5 Zähneputzen im Tandemschritt*
6	*HT6 G3a Stufe 1/Ü3 auf Drehkissen*	*HT6 Zähneputzen im Tandemstand*
7	*HT7 G3b Stufe 1/Ü3 auf Drehkissen*	*HT7 Zähneputzen im halben Einbeinstand*
8	*HT8 G4a Stufe 1/Ü4*	*HT8 Zähneputzen im halben Einbeinstand*
9	*HT9 G4b Stufe 1/Ü4 auf Luftkissen*	*HT9 Zähneputzen im Einbeinstand*
10	*HT10 Lieblingsübung*	*HT10 Zähneputzen im Lieblingsstand*

Tipps von Betreuungskräften, Angehörigen, Ehrenamtlichen, Übungsleiterinnen, die das häusliche Training für die eigene Gesundheitsvorsorge in ihren Alltag integriert haben.

- Die Standübung kann regelmäßig beim Zähneputzen durchgeführt werden.
  Aussage: „Die Freude über die Standverbesserung ist groß!"
  Aussage: „Macht Spaß – kostet keine Zeit – gibt ein gutes Gefühl!"
- Gleichgewichts-Übung in der Bürozeit.
  Aussage: „Meine Piktogramme im Büro erinnern mich an meine tägliche Übung. Es macht mir Freude, daran zu denken. Kolleginnen sind neugierig geworden und machen mit."
  Aussage: „Die Übungen lassen sich am Schreibtisch ebenso unkompliziert umsetzen wie auf dem Sofa – wichtig war für mich nur, in die Regelmäßigkeit zu kommen!"

- Übung im Tagesablauf
  Aussage: „Ich mache meine Übung inzwischen dort, wo ich Wartezeit habe – manchmal auch am Abend auf dem Sofa."
  Aussage: „Ist mein privates Fitness-Programm – es tut mir gut!"
  Aussage: „Ich liebe Sport, wollte mein Gleichgewicht verbessern – habe durch diese Übungen aber auch noch mehr Ruhe für mich gefunden".

Ergebnis: Eine aktive private Mitarbeit im Programm K2 ergibt sich ohne besonderen Aufwand und tut nachweislich gut.

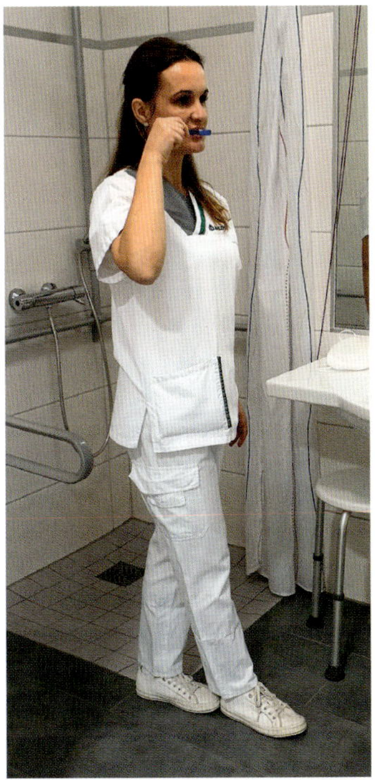

Tandemschritt

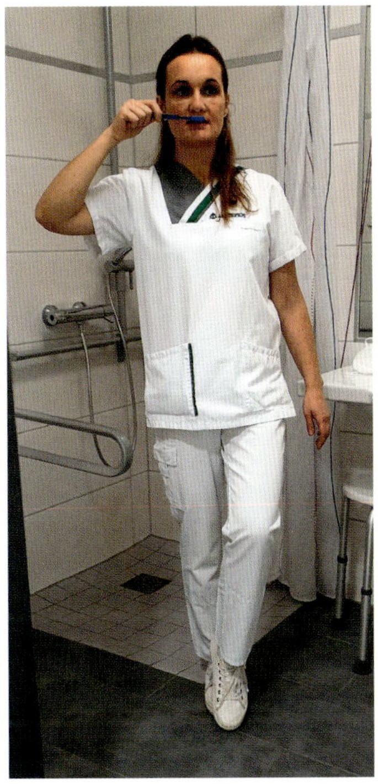

Halber Einbeinstand

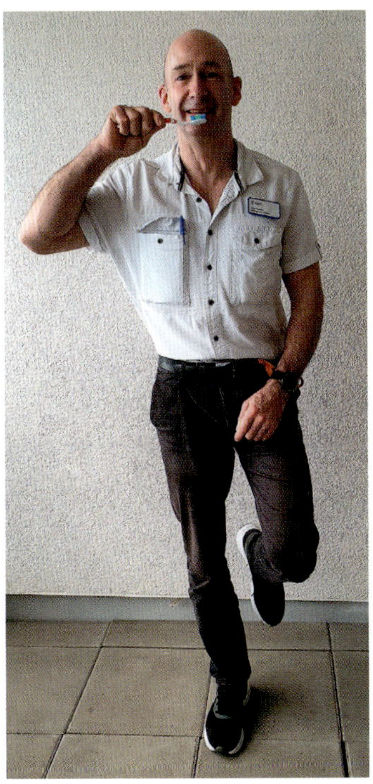

Einbeinstand

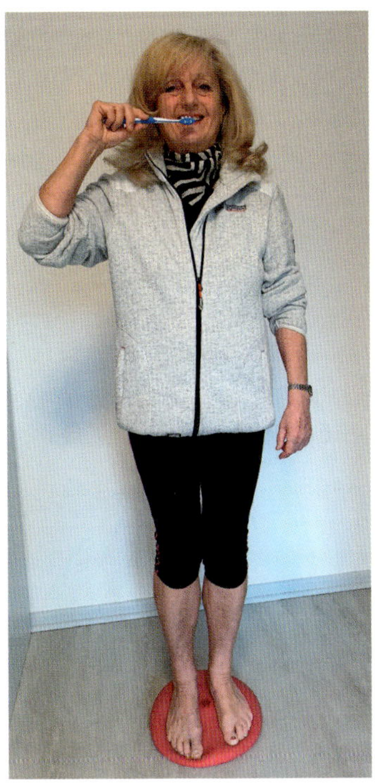

Alternative zum Einbeinstand

1 Beigel, D. (2018): Flügel und Wurzeln. 7. Auflage. Verlag modernes lernen Dortmund

2 Batmanghelidj (2000): Wasser, die gesunde Lösung. VAK Kirchzarten

3 Vergleiche: Beigel, D: Beweg dich, Schule! Verlag modernes lernen. Dortmund

4 Aussage von Frau J./Kursleiterin Hessen

5 Aussage Frau K. /Kursleiterin NRW

6 Vgl. Beigel, D: Bildung kommt ins Gleichgewicht. Verlag modernes lernen. Dortmund

7 Materialbestellung möglich: www.guckloch-online.de

8 Ausgearbeitete Stundenbilder 1–10/K2 bestellbar als Materialset: www.guckloch-online.de

9 Siehe dazu Variationen aus: Beigel, D; Silberzahn, J: Entdecken Sie Ihr Gleichgewicht. Verlag modernes lernen. Dortmund, S. 95, S. 103

10 Variation zu Gleichgewichtsgeschichten aus: Beigel, D.: Traumhafte Bewegungen. Verlag modernes lernen. Dortmund.

11 Aus Beigel, D; Silberzahn, J: „Entdecken Sie Ihr Gleichgewicht“. Borgmann Verlag. Dortmund. Kalenderblatt/Sitzen – Stufe1/Variation, Übung 1

12 Schwierigkeitsstufe und Übungsnummer entsprechen Angaben aus Buch/Kalender „Entdecken Sie Ihr Gleichgewicht“

13 Materialbestellung möglich unter www.guckloch-online.de

14 Zusätzliche Variationen zum Spiel in: Beigel, D.; Silberzahn, J.: Entdecken Sie Ihr Gleichgewicht. Verlag modernes lernen. Dortmund, S. 118

15 Zusätzliche Variationen zum Spiel in: Beigel, D.; Silberzahn, J.: Entdecken Sie Ihr Gleichgewicht. Verlag modernes lernen. Dortmund, S. 130

16 Spiel und Variationen entnommen aus: Beigel, D: Beweg dich, Schule! Borgmann Media. Dortmund

17 Angelehnt an. Beigel, D: Beweg dich, Schule! Verlag modernes lernen. Dortmund

18 Angelehnt an: Beigel, D: Beweg dich, Schule! Verlag modernes lernen. Dortmund

19 Altes Volksgut

20 Alle in diesem Kapitel vorgestellten Gleichgewichtsübungen entstammen oder sind angelehnt an:
Beigel, D.; Silberzahn, J. :Entdecken Sie Ihr Gleichgewicht. Verlag modernes lernen. Dortmund

21 Testblatt siehe Anhang 1

22 Alle in diesem Kapitel eingesetzten Piktogramme entstammen oder sind angelehnt an:
Beigel, D. :Entdecken Sie Ihr Gleichgewicht 40 Bildkarten zur Gesundheitsförderung. Gleichgewichtstraining im Sitzen und Stehen/Variation im Sitzen. Verlag modernes lernen. Dortmund

23 Kognition gilt als Sammelbezeichnung für die geistige Aktivität von Menschen. Kognition beinhaltet u. a. Aufmerksamkeit, Gedächtnis, Problemlösen, Orientieren, Planen, Argumentieren, Sprache und Sprachverstehen, Lernen ...

24 Vgl. dazu: Hollmann, W. Strüder, H. & Tagarkanis, C. (2005). Gehirn und körperliche Aktivität. Sportwissenschaft, 35
Kramer, A., Colcombe, S., McAuley, E., Scalf, P. & Erickson, K. (2005). Fitness, aging and neurocognitive function. Neurobiology of Aging, 26
Hillmann, C., Pontifex, M., Braine, L., Castelli, D., Hall, E. & Kramer, A. (2009). The effect of acute treadmill walking on cognitive control and academic achievement in preadolescent children. Neuroscience, 159

25 Variation zu Gehirnjogging in: Beigel, D.; Silberzahn, J.: Entdecken Sie Ihr Gleichgewicht. Verlag modernes lernen. Dortmund Entdecken Sie Ihr Gleichgewicht.

26 Zusätzliche Variationen zum Spiel in: Beigel, D.; Silberzahn, J.: Entdecken Sie Ihr Gleichgewicht. Verlag modernes lernen. Dortmund, S. 130

27 Variation aus: Entdecken Sie Ihr Gleichgewicht, S. 128

28 Variation aus: Entdecken Sie Ihr Gleichgewicht, Verlag modernes lernen, S. 128

29 Zusätzliche Variationen zum Spiel in: Beigel, D.; Silberzahn, J.: Entdecken Sie Ihr Gleichgewicht. Verlag modernes lernen. Dortmund, S. 129

30 Veränderung zu Beigel, D.: Traumhafte Bewegungen. Verlag modernes lernen. Dortmund

31 Beigel, D.: Traumhafte Bewegungen: verlag modernes lernen, Dortmund, S. 39

32 Alle Trainingsaufgaben G1-G5 aus: Beigel, D; Silberzahn, J: „Entdecken Sie Ihr Gleichgewicht“. Borgmann Verlag. Dortmund. Kalenderblatt/Sitzen – Stufe1/Übung 1–4, Stufe1/Variation, Übung 1–4 und Stufe3, Übung 1

33 Siehe u. a. Evaluationsergebnisse http://www.bildung-kommt-ins-gleichgewicht.de/index_htm_files/EvaSchneckelI.pdf

34 Hausaufgabenblätter siehe Materialpaket K2: www.guckloch-online.de

35 Aus Beigel, D; Silberzahn, J: „Entdecken Sie Ihr Gleichgewicht“. Borgmann Verlag. Dortmund. Kalenderblatt/Sitzen – Stufe1, Übung 1

Kapitel 5 Programm K3 – Präventions-Gesundheitskurs

„Gesundheitsförderung durch Verbesserung der Koordination“
Präventionskurs nach Dorothea Beigel®

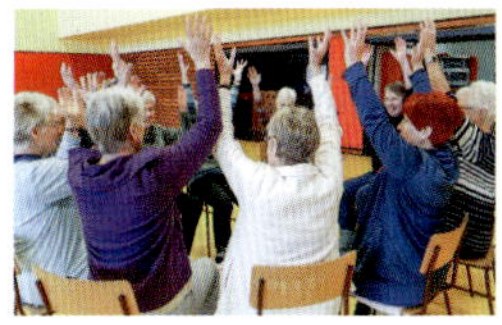

K3 ist ein Präventionsprogramm[1], das Menschen höherer Altersklassen angeboten wird.
Auch jüngere Teilnehmerinnen sind willkommen.

Anerkennung des Kurses durch Krankenkassen

Das von der Zentralen Prüfstelle Prävention[2] zertifizierte Präventions-Konzept „Gesundheitsförderung durch Verbesserung der Koordination“ entspricht dem aktuellen Leitfaden Prävention „Handlungsfelder und Kriterien des GKV-Spitzenverbandes zur Umsetzung von §§ 20, 20 a und 20 b SGB V“ und wurde von der Kooperationsgemeinschaft gesetzlicher Krankenkassen durch die Zentrale Prüfstelle Prävention zertifiziert.
Voraussetzung für die Bezuschussung des Kurses durch die Krankenkassen ist die Durchführung der Kurse von Kursleiterinnen/Kursleitern, die in das Konzept „Gesundheitsförderung durch Verbesserung der Koordination nach Dorothea Beigel®“ eingearbeitet wurden[3].
Das Angebot wird deutschlandweit durchgeführt.

Wöchentliche Gruppenstunden unterstützen Gesundheitsförderung durch Verbesserung der Koordination.
Im Mittelpunkt der Kursstunden finden sich Übungen/Aktivitäten zur
- Steigerung der körperlichen und geistigen Fitness
- Erhaltung und Wiedergewinnung des äußeren und inneren Gleichgewichts
- Zunahme von Kraftaufbau
- Pflege, Wiederherstellung und Steigerung der eigenen Fein- und Grobmotorik
- Unterstützungen der individuelle Hör- und Sehwahrnehmung
- Schulung der Merkfähigkeit und der Erinnerung – Gedächtnistraining
- Sensibilisierung von Achtsamkeit
- Stärkung der Selbsttätigkeit, des Selbstwertgefühls und der Kooperationsfähigkeit.

Der Besuch der wöchentlichen Gruppenstunden ist mit und ohne Partner/Partnerin möglich.
Teilnehmerzahl: 6–12 Erwachsene.
Dauer und Umfang: 10 Unterrichtsstunden von jeweils 60 Minuten.

Ziel
Ziel des Kurses ist es, den körperlichen – geistigen – seelischen Gesundheitszustand der Teilnehmerinnen durch gesundheitsfördernde Inhalte zu pflegen, zu verbessern und zu stabilisieren.
In allen Kursstunden finden sich Trainingsinhalte, die unter gesundheitlichen Aspekten in moderater Intensität zur Förderung des Gleichgewichts, der Koordination und der Kognition beitragen.
Alle Kursstunden haben zudem den Anspruch, psychosoziale Faktoren, wie positives emotionales Erleben und Steigerung des Selbstvertrauens zu gewährleisten.
Die Teilnehmerinnen sollen motiviert und nachhaltig befähigt werden, sich regelmäßig, sicher und selbstbestimmt im Alltag zu bewegen. Gesundheitsförderliche Verhaltensweisen sollen dauerhaft in den Lebensalltag der Teilnehmerinnen integriert werden.
Eine gezielte (theorieuntermauerte) Auswahl von kleinschrittig aufgebauten Bewegungsübungen und ein vernetzter (praxisrelevanter) Aufbau der Stundenangebote unterstützen das Ansinnen.

Die nach Schwierigkeiten gestaffelten Bewegungsaufgaben des Kurses können sowohl der Gruppe als auch der sensomotorischen und kognitiven Belastungsmöglichkeit der einzelnen Teilnehmerinnen angepasst werden.
Die Kursleiterin hat die Möglichkeit aus einem Angebot von Übungen – die das gleiche Ziel ansteuern, jedoch unterschiedlich in der Schwierigkeit sind – diejenigen auszusuchen, die der Gruppe/der Einzelnen entsprechen. Gewährleistet wird dies auch durch die variabel gestaltbare Umsetzung der Angebote im Liegen, Sitzen, Stehen, in Bewegung.
Die Teilnehmerinnen erhalten zur Bewältigung einzelnen Aufgaben genügend Zeit. Auch die Sequenzen der Wissensvermittlung sollen keinem Zeitdruck unterliegen, Fragen und das individuelle Eingehen auf die Einzelne sind jederzeit möglich.

Die im Leitfaden Prävention der GKV geforderten Kernziele[4], die zur Erzielung von Handlungskompetenz und Eigenverantwortung beitragen, durchziehen alle zehn Kursstunden des gesundheitsfördernden Kursangebots.
Die Kursstunden finden praxisorientiert und erwachsenengerecht (z. B. bei der Vermittlung der Wissensbausteine) statt.
Wichtige methodisch-didaktische Merkmale der Stunden sind

- Verbindung von körperlicher Beanspruchung mit positiven Emotionen – Ermunterung, Lob und das beratende Eingehen der Kursleiterin auf die Teilnehmerinnen.
- Gemeinsames Bewegen und Wahrnehmen mit den Teilnehmerinnen – Vorbild der Kursleiterin.
- Zielgruppenangemessenes und erwachsenengerechtes Erklären von Übungen.
  Ein praxisorientiertes altersangemessenes Effekt- und Handlungswissen, das die Teilnehmerinnen unterstützt, das erworbene Wissen bzw. die erworbenen Fertigkeiten/Übungen im Alltag einzusetzen.
- Klare Strukturen im Ablauf der Kursstunde
  Verständliche Regeln, Rituale, Strukturen gewährleisten den teilnehmenden Teilnehmerinnen notwendige Sicherheit, die Bewegungs- und Gleichgewichtsübungen umzusetzen.
- Geringer Materialbedarf
  Um die Wahrnehmungsfähigkeit der Teilnehmerinne nicht zu überlasten, wird der Materialbedarf gering gehalten. Zudem werden häufig Gegenstände des täglichen Alltags einbezogen. Dies erleichtert die Übertragbarkeit und Umsetzbarkeit der fein- und grobmotorischen Bewegungsangebote in den Alltag.
- Die Trainings-Übungen für zu Haus werden gemeinsam besprochen und gemeinsam durchgeführt.
- Tests/Eigenerhebung zum Übungserfolg
  Zum Anfang und zum Ende des Kurses haben die Teilnehmerinnen die Möglichkeit, ihre Bewegungs-, Koordinations-, Aufmerksamkeits-, Kraft- und Gleichgewichtsfähigkeit zu testen und individuell für sich zu vermerken.
- Grundlagen des Miteinanders während der Kursstunden sind (besonderes Vorbild ist hierbei die Kursleiterin): Freundlichkeit, Höflichkeit, Wertschätzung des einzelnen Erwachsenen, Ruhe und Geduld, Freude, Kommunikation.

Aufbau der einzelnen Stunden (60 Minuten)

1. Begrüßung der Teilnehmerinnen (ca. 10 Min.)
   Gleichgewichts-Bewegungsaufgabe
   Wissensvermittlung zu Inhalten der Kursstunden
2. Aufwärmphase (ca. 5 Min.)
   Bewegungsspiel/Bewegungsaktivität
3. Hauptteil/Schwerpunkterarbeitung des Stundenthemas (ca. 30 Min.)
   Intensives Gleichgewichtstraining
   Intermodales Wahrnehmungstraining
   Körperwahrnehmung/Entspannung
4. Ausklang (ca. 10 Min.)
   Häusliches Training – Bewegungsaufgabe
   Wissensvermittlung zu Inhalten der Kursstunden
5. Verabschiedung (ca. 5 Min.)

Zusammenfassende Angaben zu den Kursstunden

Ausführung:	Übungen im Sitzen, Stehen, Bewegen (Liegen)
Rhythmisierung:	Wechsel von Entspannung und Anspannung
Schwerpunktthemen:	Förderung und Pflege von Motorik – Sensorik, Kognition – Kommunikation Sozial-Emotionales Erleben
Kursangebot:	1× pro Woche (60–75 Minuten)
Trainingsaufgabe:	Tägliche Übung
Teilnehmerzahl:	6–12 Personen
Durchführung der Trainings-Hausaufgabe:	1–3× täglich
Wasser trinken in den Kursstunden:	Regelmäßiges Trinken von Wasser
Eingesetzte Materialien[5]:	Bälle, Jongliertücher, Luftkissen, (Drehteller oder Drehstühle)
Nützliche Helfer:	Wassergläser/Wasser, Musik, Stühle, Namenschilder, Handpuppe, Fingerpuppe, Fliegenklatsche, Kastanien Papprolle, Klammern, Löffel, Tennisball, Rollator, Rollstuhl

Beispiel: Aufbau einer Kursstunde (60 Min.)[6]

Ankommen und Begrüßung

- *Zeitrahmen 10 Min.*
- *Die Teilnehmerinnen sitzen im Kreis.*
- *Schwerpunkt*
  Konzentration, Aufmerksamkeit, Merkfähigkeit
  Kommunikation (Zuhören, Hinsehen, Sprechen)
  Sozialerfahrung
- *Material*
  Stühle, Namensschilder
  Luftkissen, Drehkissen, Bälle; Tücher …
- *Inhalte:*
  Freundliche Kontaktaufnahme
  Begrüßung mit Gleichgewichtsübung (Bewegungs-Hausaufgabe/Trainingsaufgabe)
  Rückmeldung zu den Trainingsaufgaben.
  Austausch über individuelle Erfahrungen bei den Trainingsaufgaben.
  Informationen zu Inhalten der Kursstunde (Wissensvermittlung)

Die Kursleiterin begrüßt die Teilnehmerinnen.
Alle setzen sich in den Stuhlkreis.
Gemeinsam führen sie die Gleichgewichts-Hausaufgabe durch.
Die Kursleiterin und die Teilnehmerinnen besprechen die Erfahrungen bei den häuslichen Trainingsaufgaben.
Alle holen ihre Namensschilder und heften sie an.

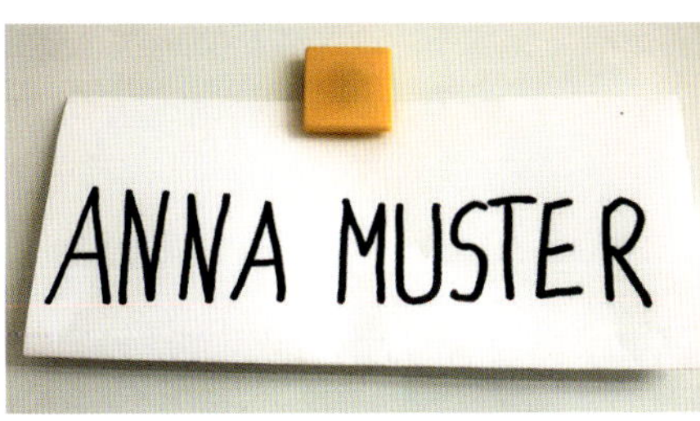

Die Namenschilder werden angeheftet

Aufwärmphase

- *Zeitrahmen 10 Min.*
- *Die Teilnehmerinnen sitzen im Kreis.*
- *Schwerpunkt*
  Konzentration, Aufmerksamkeit, Aufgabenverständnis
  Gleichgewicht, Taktilität, Propriozeption, Hör- und Sehwahrnehmung
  Koordination, Fein- und Grobmotorik, Auge-Hand-Koordination
  Intermodalität Sensomotorik-Kognition
  Körpererfahrung, Materialerfahrung, Sozialerfahrung
- *Material*
  Stühle, Gläser, Wasser
- *Inhalte*
  Bewegungsaktion/Bewegungsspiel, verbunden mit Koordinations- und Gleichgewichtsschulung
  Gruppenaktivität zur Unterstützung sozialer Kontakte.
  Freundliches und aufmerksames Eingehen der Kursleitung auf die Teilnehmerinnen

Bewegungsspiel (siehe B1-B10) mit Variationsmöglichkeiten

Beispiele zu vereinfachten Variationen und erschwerten Variationen, siehe B1-B10
Anschließend findet die 1. „Wassertrink-Runde" statt.
Jede Teilnehmerin entscheidet sich in der Kursstunde für ihr „Wasserglas". Angeboten werden „Puppengläschen" (Größe Schnapsglas), „Sommergläschen" (Größe Weinglas), „Sportglas" (Größe Haushaltsglas).
Für alle Gläser gilt:
Jede Teilnehmerin trinkt bei der einzelnen Wassertrinkrunde nur so viel sie möchte, d. h., das Glas kann bei Wunsch nachgefüllt werden – muss nicht ausgetrunken werden.
Spruch zur Wassertrinkrunde:
„Ich trinke Wasser – Wer macht mit?
Es macht munter – Hält uns alle fit!"
„Ich trink Wasser – Ich weiß wieso,
Es hält mich wach beim Denken – Und macht gesund und froh."

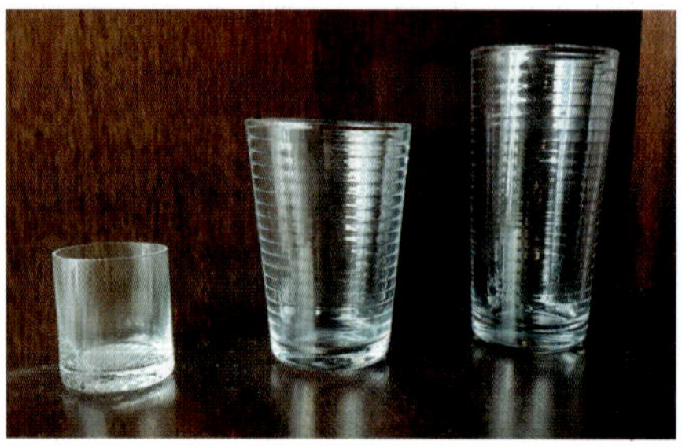

Puppengläschen – Sommergläschen – Sportglas

Hauptteil

- *Zeitrahmen 25 Min.*
- *Die Teilnehmerinnen sitzen im Kreis.*
- *Schwerpunkt*
  Konzentration, Aufmerksamkeit, Aufgabenverständnis
  Gleichgewichtstraining, Taktilität, Propriozeption
  Hörwahrnehmung, Sehwahrnehmung
  Fein- und Grobmotorik, Auge-Hand-Koordination
  Kräftigung der Arm-Handmuskulatur, Fuß- und Beinmuskulatur, Hals-Nackenmuskulatur, Rumpfmuskulatur

- *Koordination, Kraftdosierung, Bewegungssteuerung, Wahrnehmungsübungen*
  Gedächtnistraining, Sprachanregungen
  Übung der Reaktionsfähigkeit, Merkfähigkeit, Kopplungsfähigkeit, Orientierung, Rhythmisierung
  Achtsames Koordinations- und Muskeltraining
  Entspannende Bewegungen, verbunden mit Koordinations- und Gleichgewichtsschulung
  Materialerfahrung, Körpererfahrung, Sozialerfahrung
- *Material*
  Stühle, Bälle, Finger- und Handpuppen, Tücher, Luftkissen, Drehkissen, Gläser, Wasser
- *Inhalte*
  Übungen/Aktivitäten/Spiele zur Sensomotorik-Kognitions-Schulung
  Gruppenaktivitäten zur Unterstützung emotional-sozialer Kompetenzen
  Sequenzen zur Beachtung der Atmung
  Gemeinsames Wassertrinken
  Freundliches und aufmerksames Eingehen der Kursleitung auf die Teilnehmerinnen

Intensive Gleichgewichtsübung (siehe G5a – G8c) mit Variationsmöglichkeiten

Die Gleichgewichts-Bewegungsübung kann mit dem Singen eines Liedes, einem Spruch oder einer kurzen Gleichgewichts-Geschichte verbunden werden[7].

Alternativen

Erleichterte Variationen, erschwert Variationen, s. G5a – G8c

Intermodales Wahrnehmungstraining (siehe IW1 – IW10) mit Variationsmöglichkeiten

Kognitives Bewegungstraining mit Bewegungs- und Gleichgewichtselementen

Variationsmöglichkeiten

Erleichterte Variation und/oder erschwerte Variation, s. IW1 – IW10

Anschließende 2. „Wassertrink-Runde“.

Körperwahrnehmung – Bewegte Gleichgewichtssequenz zum Entspannen

(Siehe KW1 – KW10)[8]

Die Kursleiterin liest die Geschichte vor. Sie achtet auf ein langsames Lesen und gibt den Teilnehmerinnen Zeit für die Bewegungen.

Anschließende 3. „Wassertrink-Runde“.

Ausklang und Verabschiedung

- *Zeitrahmen 15 Min.*
- *Die Teilnehmerinnen sitzen im Kreis.*
- *Schwerpunkt*
  Konzentration, Aufmerksamkeit, Aufgabenverständnis
  Hörwahrnehmung, Sehwahrnehmung
  Koordination, Kraftdossierung, Gleichgewicht, Bewegungssteuerung
  Materialerfahrung, Körpererfahrung, Sozialerfahrung
  Kommunikation, Kooperation
- *Material*
  Stühle, Luftkissen, Drehkissen, Gläser, Wasser, Flipchart
- *Inhalte*
  Austeilen der Trainingsblätter, gemeinsame Durchführung der Bewegungsaufgabe (verbunden mit Wissensvermittlung)
  Wissensvermittlung – Handlungs- und Effektwissen durch Theorie und Vorstellen praktischer Beispiele

Aufschreiben der eigenen Vermerke zur Bewegungs-Hausaufgabe
Abschiedskreis, Gemeinsames Wassertrinken
Rückmeldung zur Stunde, Aufnahme evtl. Wünsche

Die Kursleiterin informiert die Anwesenden über den theoretischen Hintergrund von Inhalten der Kursstunden. Dazu hat sie ein Bild (Flipchart oder Seite aus Präsentation) vorbereitet, das ihre sprachlichen Ausführungen unterstützt (und auch in den folgenden Stunden im Raum ausgehängt wird).
Während der Information findet die abschließende „Wassertrink-Runde" der jeweiligen Kursstunde statt.
Daran schließt sich die Durchführung und Besprechung der „Trainingsaufgabe" (Hausaufgabe) an

- Tägliche Gleichgewichtsübung: Gleichgewichtsübung (G5a – G8c)[9]
- Stand beim Zähneputzen

Bei der Verabschiedung werden Rückmeldungen zur Kursstunde besprochen und aufgenommen.
Die Kursleiterin bittet die Teilnehmerinnen ihr evtl. Interessen, Vorlieben (z. B. Musikstücke, Geschichten, Stofftier) und evtl. Schwierigkeiten, die die Stundeninhalte oder die Hausaufgaben betreffen (Gesundheit, Handicaps, negative Vorerfahrungen) vertrauensvoll – ggf. auch im Einzelgespräch nach der Stunde – mitzuteilen.

Die Stunde endet mit dem gemeinsamen Wasser trinken und dem „Ich bin gut-Spruch":
Alle klatschen mit ihren flachen Händen auf die Oberschenkel und rufen dabei „Ich".
Alle klatschen in ihre Hände und rufen dabei „bin".
Alle klopfen sich auf die Brust und rufen dabei „gut!".
Alle strecken ihre Arme in die Luft und rufen „so gut!!".

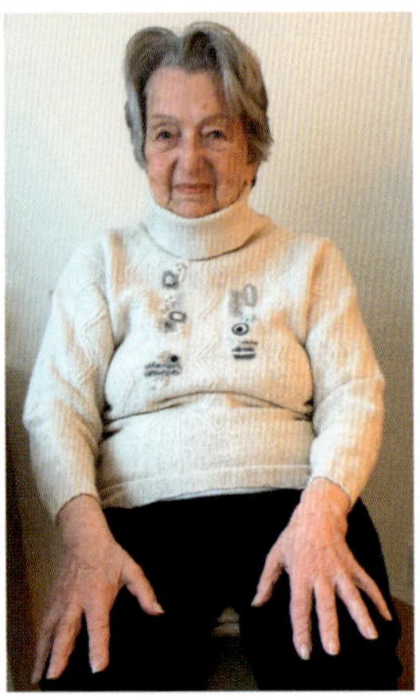
„Ich"

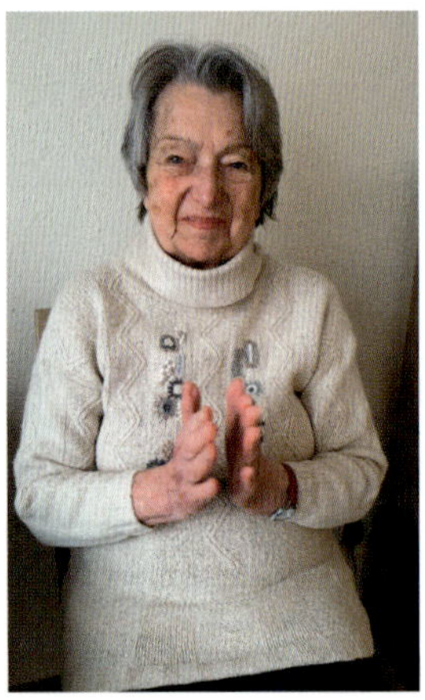
„bin"

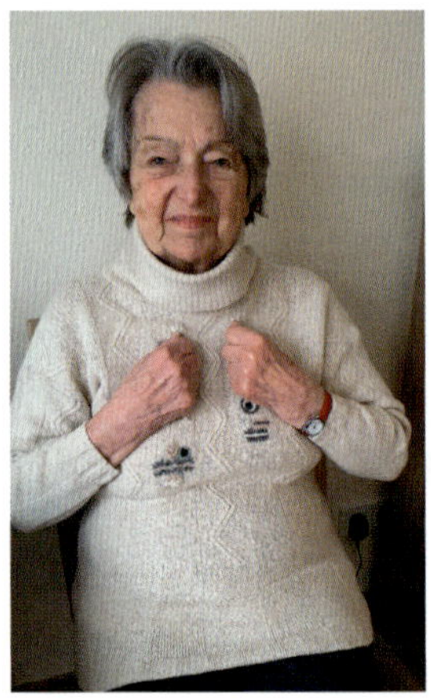
„gut"

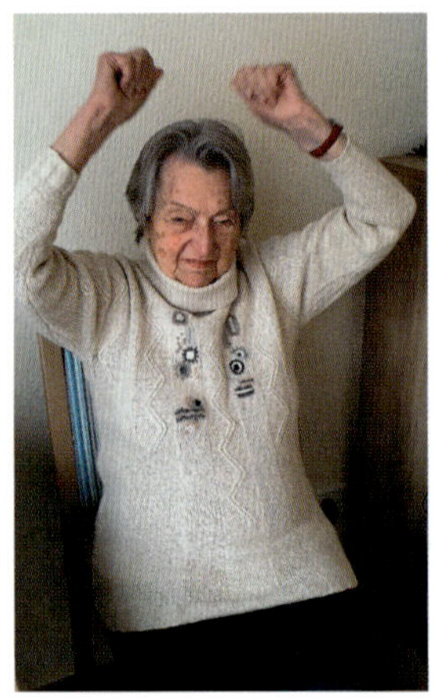
„so gut!!"

Stundenplan K3 Legende

UE	=	*Unterrichtseinheit*
GG	=	*Gleichgewicht (Testung)*
G	=	*Gleichgewichtsübung (Sitzen, Stehen, Bewegen)*
Stufe/Ü	=	*Hinweis auf Schwierigkeitsstufe und Übungsnummer, s. Entdecken Sie Ihr Gleichgewicht*
B	=	*Bewegungsspiel (Variationen: Sitzen, Stehen oder Bewegen)*
KW	=	*Körperwahrnehmung/Entspannung*
IW	=	*Intermodales Wahrnehmungstraining (Verbindung Motorik/Kognition), Gedächtnistraining*
HT	=	*Häusliches Training/Hausaufgabe der Unterrichtseinheit*
I	=	*Information/Wissenserwerb*

Stundenplan K3 Prävention

Begrüßung Aufwärmphase		**Hauptphase**			**Verabschiedung Ausklang**
UE	**Bewegungs-spiel**	**Gleichge-wichtsübung**	**Intermodales Wahrneh-mungstraining**	**Körperwahr-nehmung**	**Information, Trainingsauf-gabe**
1	B1 Kontaktspiel	GG Eigentestung	IW1 Spruch zum Wassertrinken Gymnastischer Hausputz	KW1 Entspannungs-klopfen	I1 Bewegung und Gesundheit HT1 Zähneputzen im Einbeinstand
2	B2 Stuhlspiel	G5a Stufe 3/Ü1	IW2 Die Hand zum Mitdenken	KW2 Der Traum vom Drachenflug	I2 Gleichgewicht und Gesund-heit. HT2 Übung G5a Zähneputzen im Einbeinstand
3	B3 Wir wandern	G5b Stufe 3/Ü1 Luftkissen	IW3 Fingertippen mit Zählen	KW3 Fuß-Bewe-gungs-Gedicht	I3 Wassertrinken – Gehirn HT3 Übung G5b Zähneputzen im Einbeinstand
4	B4 Wir wandern ... für Fortge-schrittene	G6a Stufe 3/Ü 2	IW4 Fingerstippen für Fortge-schrittene	KW4 Sich verwöhnen	I4 Die Notwendigkeit des lebenslangen bewegungs-freundlichen Verhaltens HT4 Übung G6a Zähneputzen im Einbeinstand mit Kniebeugen
5	B5 Fuß-Spiel für Sportlerinnen	G6b Stufe 4/Ü 2 Luftkissen	IW5 Fingertippen für Profis	KW5 Der Traum von den schneebe-deckten Bergen	I5 Bewegung – Gleichgewicht – Hörwahrnehmung HT5 Übung G6b Zähneputzen im Einbeinstand mit Kniebeugen
6	B6 Wer will flotte Sportler sehen	G7a Stufe 3/Ü 2 Drehteller	IW6 Gegengleiches Fingertippen	KW6 Ärger-Vertreiber	I6 Körperliches und seelisches Gleichgewicht HT Übung G7a Zähneputzen im Einbeinstand mit Kniebeugen
7	B7 Bewegungslied vom Barfußge-hen	G7b Stufe 3/Ü 3 Drehteller	IW7 Gegengleiches Fingertippen für Fortge-schrittene	KW7 Künstler-Mas-sage	I7 Bewegung – Gleichgewicht – Sehwahrnehmung HT7 ÜbungG7b Zähneputzen im Einbeinstand mit Kniebeugen.

Begrüßung Aufwärmphase		Hauptphase			Verabschiedung Ausklang
UE	**Bewegungs-spiel**	**Gleichge-wichtsübung**	**Intermodales Wahrneh-mungstraining**	**Körperwahr-nehmung**	**Information, Trainingsauf-gabe**
8	B8 Ein A, ein E ...	G8a Stufe 2/Ü4	IW8 Wechselseiti-ges Händefal-ten	KW8 Gleichgewichts-sitz-Tanz der Arme	I8 Bewegung – Gleichgewicht – Füße HT8 Übung G8a Zähneputzen im Einbeinstand mit Kniebeugen
9	B9 Gehen, gehen, gehen ...	G8b Stufe 3/Ü4	IW9 Beidhändiges Fingertreffen	KW9 Gleichgewichts-sitz-Tanz der Arme und Beine	I9 Bewegung – Gleichgewicht – Hand- und Fingergeschick HT9 Übung G8b Zähneputzen im Einbeinstand mit Kniebeugen
10	B10 Mit Sonne im Herzen ...	G8c Stufe 4/Ü4 Eigentestung	IW10 Wechselseiti-ges Händefal-ten für Profis	KW10 Wunsch-Ent-spannung „Ich bin gut!“	I10 Wir bleiben in Bewegung – wir bleiben im Gleichgewicht – wir wissen warum! Lieblingsübung, Lieblings-malen

5.1 Bewegungsspiele K3[10]

Vor den Bewegungsspielen findet jeweils die Begrüßungsrunde statt (s. Beispiel einer Kursstunde)

Bewegungsspiele bringen positive Effekte im körperlichen, seelischen und geistigen Bereich mit sich. Muskeln, Sehnen, Gelenke, das gesamte Herz-Kreislaufsystem, der Stoffwechsel und die Verdauung profitieren davon.
Das Gehirn wird besser durchblutet und leistungsfähiger. Denkprozesse werden angekurbelt, der Geist profitiert.
Soziale Kontakte werden in Bewegungsspielen gefördert, Bewegung unterstützt die emotionale Ausgeglichenheit.

Exkurs

***Singen** fördert das Zusammenspiel der beiden Gehirnhälften. Es vertieft zudem die Atmung, verbessert die Sauerstoffversorgung des Körpers und des Gehirns, kurbelt das Herz-Kreislauf-System an und stärkt die Abwehrkräfte.*[11]

Singen trägt zur Stärkung der Stimme bei, fördert den Sprachsinn, pflegt und erweitert den Wortschatz und die Begriffsbildung, verfeinert die Aussprache, kann beruhigen und aktivieren. Singen fördert die seelische Gesundheit – Singen macht glücklich.[12]

B1

„Kontakt-Spiel"

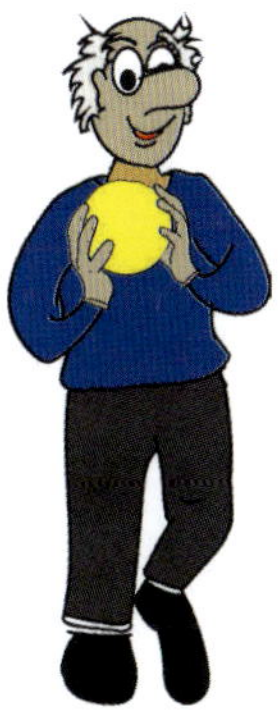

Musik spielt. Alle Teilnehmerinnen gehen – einen Ball prellend oder werfend – durch den Raum. Bei Musikstopp begrüßen sich die Teilnehmerinnen, sie nennen ihren Namen und tauschen ihre Bälle aus.

Alternativen und Variationen

Alternative
Die Musik wird durch das gemeinsame Singen der Teilnehmerinnen ersetzt.

Vereinfachte Variation (auch für Rollstuhlfahrerinnen)
Die Teilnehmerinnen sitzen beim Spiel im Kreis, s. K2/B1

Vereinfachte Variation (auch für Rollstuhlfahrerinnen)
Die Teilnehmerinnen haben ein Namensschild an der Kleidung.

Vereinfachte Variation (auch für Rollstuhlfahrerinnen)
Die Teilnehmerinnen gehen/fahren mit einem Jongliertuch bei Musik durch den Raum.
Jede Teilnehmerin bewegt ihr Jongliertuch nach Belieben (werfen-fangen, schwenken ...)
Bei Musikstopp bleiben die Teilnehmerinnen stehen, sie tauschen ihr Jongliertuch aus und nennen ihre Namen.

Erschwerte Variation (auch für Rollstuhlfahrerinnen)
Die Teilnehmerinnen gehen/fahren durch den Raum. Sie prellen oder werfen und fangen ihren eigenen Ball/alternativ: sie schwenken ein Jongliertuch. Während des Gehens/Fahrens buchstabieren sie laut ihren eigenen Vornamen, Nachnamen und ihre Adresse.
Auf ein akustisches Zeichen gehen/fahren sie zu zweit zusammen. Sie bleiben stehen und nennen den Namen ihres Gegenübers.

Erschwerte Variation
Die Teilnehmerinnen gehen durch den Raum. Sie prellen oder werfen und fangen ihren eigenen Ball (alternativ: sie schwenken ein Jongliertuch). Während des Gehens buchstabieren sie laut ihren eigenen Vornamen, Nachnamen und ihre Adresse.
Auf ein akustisches Zeichen gehen sie zu zweit zusammen. Sie bleiben stehen und nennen ihren eigenen Namen (alternativ den Namen ihres Gegenübers).

Auf ein erneutes akustisches Zeichen gehen die Teilnehmerinnen seitwärts durch den Raum. Während des Gehens buchstabieren sie laut ihren eigenen Vornamen, Nachnamen und ihre Adresse ...
Auf ein erneutes akustisches Zeichen gehen die Teilnehmerinnen rückwärts durch den Raum. Während des Gehens buchstabieren sie laut ihren eigenen Vornamen, Nachnamen und ihre Adresse ...

B2

„Land der Stühle"

Im Raum stehen Stühle (pro Teilnehmerin ein Stuhl). Musik spielt.

Die Teilnehmerinnen gehen durch den Raum.
Ihre Aufgabe heißt: *Geh durch den Raum und versuche, um alle Stühle einmal herumzugehen.*
Musik stoppt. Alle Teilnehmerinnen setzen sich auf einen Stuhl.
Sie stehen auf.
Musik spielt.
Die Teilnehmerinnen gehen durch den Raum.
Ihre Aufgabe heißt: *Geh durch den Raum und versuche, alle Stühle in kleinen Schritten zu umrunden.*
Musik stoppt. Alle Teilnehmerinnen setzen sich auf einen Stuhl.
Sie stehen auf.
Die Teilnehmerinnen gehen durch den Raum.
Musik spielt.
Ihre Aufgabe heißt: *Geh durch den Raum und versuche, alle Stühle in großen Schritten zu umrunden.*
Musik stoppt. Alle Teilnehmerinnen setzen sich auf einen Stuhl.

Alternativen und Variationen

Alternative
Alle Teilnehmerinnen gehen – gemeinsam ein Lied singend – durch den Raum. Auf ein deutlich sichtbares Zeichen der Kursleiterin (z. B. Öffnen eines Schirms) setzen sie sich auf einen Stuhl.

Alternative für Rollstuhlfahrerinnen
Die Teilnehmerinnen fahren um die – weit auseinander gestellten Stühle – herum. Sie berühren bei Musikstopp einen Stuhl. Die Berührung kann – wegen der Entfernung zum Stuhl – mit Material erfolgen(z. B. längere Papprolle, Stab, Kochlöffel ...).

Erleichterte Variation (auch für Rollstuhlfahrerinnen)
Die Teilnehmerinnen gehen nur um den eigenen Stuhl herum. Sie setzen sich bei Musikstopp auf ihren eigenen Stuhl. Rollstuhlfahrerinnen fahren um einen Stuhl herum. Sie berühren den Stuhl bei Musikstopp.

Erschwerte Variation
Die Teilnehmerinnen gehen zuerst vorwärts, später seitwärts und rückwärts um die Stühle herum. Sie setzen sich bei Musikstopp jedes Mal auf ihren eigenen Stuhl.

B3

„Wir wandern ...“

Die Teilnehmerinnen sitzen auf dem Stuhl.
Die Hände liegen entspannt auf den Oberschenkeln oder an der Seite auf der Sitzfläche des Stuhls.

Bewegungsfolge mit Spruch

„Wir wandern, wir wandern Ein Fuß kommt vor den andern. Auf des Berges Höh' Was ich da alles seh'.	Die Füße werden auf dem Boden abwechselnd wie beim Wandern bewegt. Das Kinn geht in Richtung Decke, die Füße bewegen sich abwechselnd wie beim Wandern weiter.
Es scheint die warme Sonne, Es ist die reinste Wonne.	Die Arme werden leicht gebeugt zur Decke gestreckt, die Fingerspitzen der Hände zeigen zueinander. Das Kinn schaut weiter in Richtung Decke. Die Füße ruhen aus.
Sie macht mich froh und munter, Den Berg geht's wieder runter.	Die Stellung wird weiter gehalten. Arme und Kopf gehen in die Ausgangsstellung zurück, die Füße werden auf dem Boden abwechselnd wie beim Wandern bewegt.
Tripp trapp, tripp trapp Ins Tal hinab!“	Die Füße werden auf dem Boden abwechselnd wie beim Wandern bewegt.

Variationen

Erleichterte Variation (auch für Rollstuhlfahrerinnen)
Die Teilnehmerinnen machen das Bewegungsspiel ohne die Schrittbewegungen der Füße.

Erleichterte Variation
Die Teilnehmerinnen machen das Bewegungsspiel durchgehend mit Schrittbewegungen der Füße.

Erschwerte Variation
Die Teilnehmerinnen stehen bei der Bewegungsfolge hinter einem Stuhl.

B4

Wir wandern ... (für Fortgeschrittene)

Die Teilnehmer sitzen auf einem Luftkissen, das auf ihrem Stuhl liegt.
Die Hände liegen entspannt auf den Oberschenkeln oder an der Seite auf der Sitzfläche des Stuhls.
Bewegungsfolge mit Spruch B3 werden gemeinsam gespielt.

Variationen

Vereinfachte Variation (auch für Rollstuhlfahrerinnen)
Die Teilnehmerinnen machen das Bewegungsspiel ohne das Luftkissen.

Vereinfachte Variation (auch für Rollstuhlfahrerinnen)
Die Teilnehmerinnen machen das Bewegungsspiel ohne die Schrittbewegungen der Füße.

Vereinfachte Variation
Die Teilnehmerinnen machen das Bewegungsspiel durchgehend mit Schrittbewegungen der Füße.

Variation für Rollstuhlfahrerinnen
Die Füße der Teilnehmerinnen stehen beim Bewegungsspiel auf einem Luftkissen.

Erschwerte Variation
Die Teilnehmerinnen sitzen auf einem Luftkissen, das auf dem Stuhl liegt, ihre Füße stehen auf einem zweiten Luftkissen.

Erschwerte Variation
Die Teilnehmerinnen stehen bei der Bewegungsfolge hinter einem Stuhl.

Erschwerte Variation
Die Teilnehmerinnen stehen bei der Bewegungsfolge hinter einem Stuhl. Unter ihren Füßen liegt ein Luftkissen.

B5

„Fuß-Spiel für Sportlerinnen".

Die Teilnehmerinnen sitzen auf ihrem Stuhl.
Wenn es ihnen möglich ist, ziehen sie ihre Schuhe aus.
Nach der Melodie „Zeigt her eure Füße, zeigt eure Schuh und sehet den fleißigen Waschfrauen zu ..."[13] singen die Teilnehmerinnen:

„Zeigt her eure Füße zeigt her eure Schuh'
Und sehet den fleißigen Sportlerinnen zu ..."
„Sie laufen, sie laufen, sie laufen den ganzen Tag://
(Beim Singen machen die Füße Laufbewegungen)

„Zeigt her eure Füße zeigt her eure Schuh'
Und sehet den fleißigen Sportlerinnen zu ..."
„Sie hüpfen, sie hüpfen, sie hüpfen den ganzen Tag://
(Beim Singen macht die Beine Hüpfbewegungen)

„Zeigt her eure Füße zeigt her eure Schuh'
Und sehet den fleißigen Sportlerinnen zu ..."
„Sie werfen, sie werfen, sie werfen den ganzen Tag://
(Beim Singen machen die Arme Wurfbewegungen)

„Zeigt her eure Füße zeigt her eure Schuh'
Und sehet den fleißigen Sportlerinnen zu ..."
„Sie schwimmen, sie schwimmen, sie schwimmen den ganzen Tag://
(Beim Singen machen Arme und Beine Schwimmbewegungen)

„Zeigt her eure Füße zeigt her eure Schuh'
Und sehet den fleißigen Sportlerinnen zu ..."

„Sie boxen, sie boxen, sie boxen den ganzen Tag://
(Beim Singen machen die Arme/Hände Boxbewegungen)

„Zeigt her eure Füße zeigt her eure Schuh'
Und sehet den fleißigen Sportlerinnen zu ..."
„Sie kriechen, sie kriechen, sie kriechen den ganzen Tag://
(Beim Singen macht der Oberkörper Kriechbewegungen)

Zeigt her eure Füße zeigt her eure Schuh ..."
„Sie ruhen, sie ruhen, sie ruhen den ganzen Tag://
(Beim Singen lassen die Teilnehmerinnen den Körper ruh'n.)

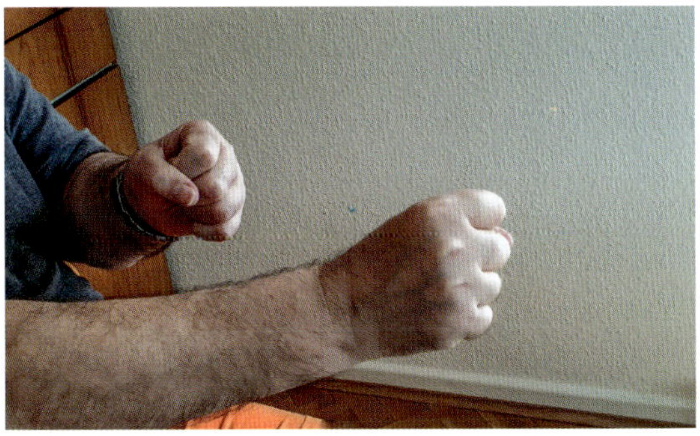

Boxbewegungen mit den Armen

Variationen

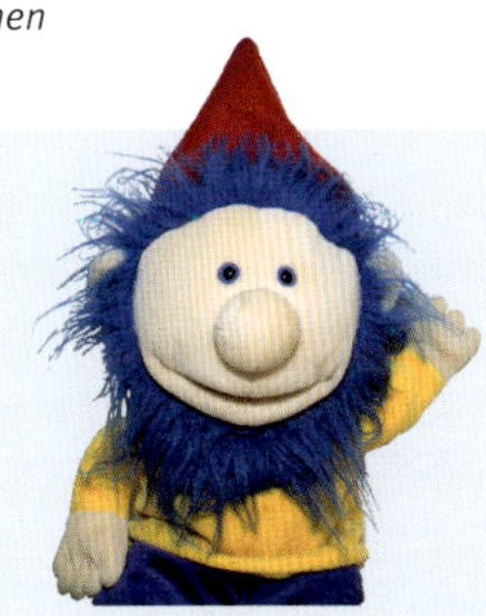

Erleichterte Variation
Das Spiel wird im Vorfeld von einer Handpuppe gespielt, deren Füße und Hände alle Bewegungen zum Spruch vormachen können (z. B. Handpuppe Zwerg Willi).

Erleichterte Variation (auch für Rollstuhlfahrerinnen)
Die Bewegungsfolgen werden mit den Händen und Fingern gespielt.

Textvariation zum Handspiel
„Zeigt her eure Hände, erst ich und dann Du
Und sehet den fleißigen Sportlerinnen zu ..."

Erschwerte Variation
Die Teilnehmerinnen sitzen beim Spiel auf einem Luftkissen.

Erschwerte Variation (auch für Rollstuhlfahrerinnen)
Die Teilnehmerinnen haben ein Luftkissen unter den Füßen.

Erschwerte Variation (auch für Rollstuhlfahrerinnen)
Die Teilnehmerinnen bewegen sich (gehen/fahren) beim Singen im Raum.

B6

„Wir will flotte Sportler seh'n ..."

Die Teilnehmerinnen sitzen auf ihrem Stuhl.
Nach der Melodie „Wer will fleißige Handwerker seh'n"[14]... singen die Teilnehmerinnen

„Wer will flotte Sportler seh'n,
Der muss mit uns turnen geh'n.
Laufet fein, laufet fein,
Hebt und senket euer Bein.“
(Beim Singen machen die Füße Laufbewegungen)

„Wer will flotte Sportler seh'n,
Der muss mit uns turnen geh'n.
Streckt den Arm, streckt den Arm,
Wir werden davon ganz schön warm.“
(Beim Singen werden die Arme in die Luft gestreckt)

„Wer will flotte Sportler seh'n,
Der muss mit uns turnen geh'n.
Hüfte hin, Hüfte her,
Das fällt und auch gar nicht schwer.“
(Beim Singen werden die Hüften hin und her bewegt)

„Wer will flotte Sportler seh'n,
Der muss mit uns turnen geh'n.
Knie zum Bauch, Knie zum Bauch
Und das klappt doch wirklich auch.“
(Beim Singen werden die Knie in Richtung Bauch gezogen)

„Wer will flotte Sportler seh'n,
Der muss mit uns turnen geh'n.
Lach dich an, lach dich an,
Ein jeder lacht so viel er kann.“
(Beim Singen lachen sich alle freundlich an)

Alternativen und Variationen

Alternative/erleichterte Variation (auch für Rollstuhlfahrerinnen)
Text- und Bewegungsveränderung/Strophe 1
„Wer will flotte Sportler seh'n,
Der muss mit uns turnen geh'n.
Klopfet fein, klopfet fein,
Rechts und links auf euer Bein.“
(Beim Singen berühren die Hände im Wechsel überkreuzt – parallel die Oberschenkel)

Bewegungsveränderung/Strophe 3
Text gleichbleibend – Bewegung: Die Hüfte wird beim Singen berührt)

Bewegungsveränderung/Strophe 4
„Wer will flotte Sportler seh'n,
Der muss mit uns turnen geh'n.
Knie und Bauch, Knie und Bauch
Und das klappt doch wirklich auch.“
(Beim Singen werden gleichzeitig Knie und Bauch – im Wechsel einmal das rechte/einmal das linke Knie – mit den flachen Händen berührt)

Erleichterte Variation
Das Spiel wird im Vorfeld von einer Handpuppe gespielt, deren Füße und Hände alle Bewegungen zum Spruch vormachen können (z. B. Handpuppe Zwerg Willi)

Erschwerte Variation
Die Teilnehmerinnen sitzen beim Spiel auf einem Luftkissen.

Erschwerte Variation
Die Teilnehmerinnen stehen beim Spiel hinter ihrem Stuhl.

Erschwerte Variation (auch für Rollstuhlfahrerinnen)
Die Teilnehmerinnen bewegen sich beim Singen im Raum.

B7

„Wer will gesunde Füße seh'n ..."

Die Teilnehmerinnen sitzen auf ihrem Stuhl. Sie ziehen (wenn möglich) Schuhe und Strümpfe aus. Nach der Melodie „Wer will fleißige Handwerker seh'n" [15]... singen die Teilnehmerinnen

„Wer will gesunde Füße seh'n,
Der muss mit uns barfuß geh'n.
Patsch, patsch, patsch – patsch, patsch, patsch
Wir waten durch den tiefen Matsch."
(Beim Singen stampfen die Füße auf den Boden)

„Wer will gesunde Füße seh'n,
Der muss mit uns barfuß geh'n.
Krallet ein, krallet ein,
Die Füße werden jetzt ganz klein."
(Beim Singen werden die Fußzehen eingerollt)

„Wer will gesunde Füße seh'n,
Der muss mit uns barfuß geh'n.
Fuß auf Fuß, Fuß auf Fuß,
Wir schicken allen einen Gruß"
(Beim Singen werden die eigenen Füße im Wechsel aufeinander gestellt – zum Schluss machen die Füße „Wink-Bewegungen")

„Wer will gesunde Füße seh'n,
Der muss mit uns barfuß geh'n.
Streichel sacht, streichel sacht,
Wir geb'n auf uns're Füße Acht."
(Beim Singen streicheln sich die eigenen Füße)

Alternativen und Variationen

Erleichterte Variation mit Text – Variation für Rollstuhlfahrerinnen
Melodie „Wer will fleißige Handwerker seh'n"
„Wer will gesunde Hände seh'n,
Der muss jetzt zum Training geh'n.
Patsch, patsch, patsch – patsch, patsch, patsch
Wir klatschen alle in den Matsch."
(Beim Singen klatschen die Hände auf den Tisch oder auf die eigenen Oberschenkel)

„Wer will gesunde Hände seh'n,
Der muss jetzt zum Training geh'n.

Krallet ein, krallet ein,
Die Hände werden jetzt ganz klein.“
(Beim Singen werden die Finger eingerollt)

„Wer will gesunde Hände seh'n,
Der muss jetzt zum Training geh'n.
Hand auf Hand, Hand auf Hand,
Wir schicken einen Gruß ins Land.“
(Beim Singen werden die eigenen Hände im Wechsel aufeinander gestellt – zum Schluss machen die Hände „Wink-Bewegungen“)

„Wer will gesunde Hände seh'n,
Der muss jetzt zum Training geh'n.
Streichel sacht, streichel sacht,
Wir geb'n auf uns're Hände Acht.“
(Beim Singen streicheln sich die eigenen Hände)

Alternative zu Text und Melodie
Melodie „Zeigt her eure Füße, zeigt her eure Schuh ...“

„Zeigt her eure Füße, zieht aus eure Schuh
Und sehet den sportlichen Füßen heute zu ...
Sie patschen, sie patschen sie patschen den ganzen Tag
Sie krallen, sie krallen ....
Sie winken ....
Sie streicheln ...“

Erleichterte Variation mit Text – Variation für Rollstuhlfahrerinnen
Die Bewegungen werden mit den Händen durchgeführt.
Melodie „Zeigt her eure Füße, zeigt her eure Schuh ...“
„Zeigt her eure Hände, erst ich und dann Du
Und sehet den sportlichen Händen heute zu ...
Sie patschen, sie patschen sie patschen den ganzen Tag
Sie krallen, sie krallen ....
Sie winken ....
Sie streicheln ...“

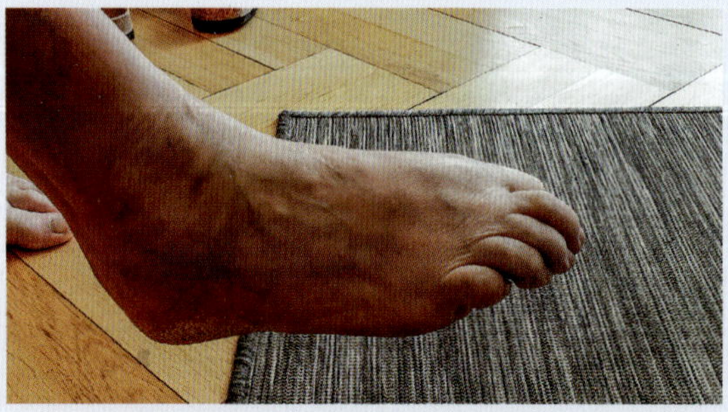

„Sie krallen ...“

Erleichterte Variation
Das Spiel wird im Vorfeld von einer Handpuppe gespielt, deren Füße und Hände alle Bewegungen zum Spruch vormachen können.

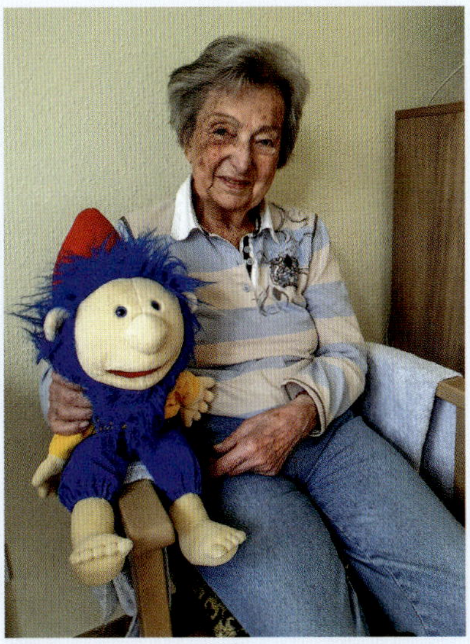

Zwerg Willi, eine beliebte Handpuppe – auch im Erwachsenenbereich

Erschwerte Variation
Die Teilnehmerinnen sitzen beim Spiel auf einem Luftkissen.

Erschwerte Variation
Die Teilnehmerinnen stehen beim Spiel hinter ihrem Stuhl.

Erschwerte Variation
Die Teilnehmerinnen gehen beim Spiel durch den Raum.

B8

Ein A, ein E, ein U ...

Die Teilnehmerinnen sitzen im Kreis. Beide Hände sind zur Faust geschlossen.
Bewegungsablauf
Die gefausteten Hände (Daumenseite nach oben) werden im Rhythmus wechselseitig leicht aufeinander geklopft.
„Ein A, ein E, ein U
Ein Ha, ein He, ein Hu
Wir sagen unsren Namen
Im Rhythmus jetzt dazu."

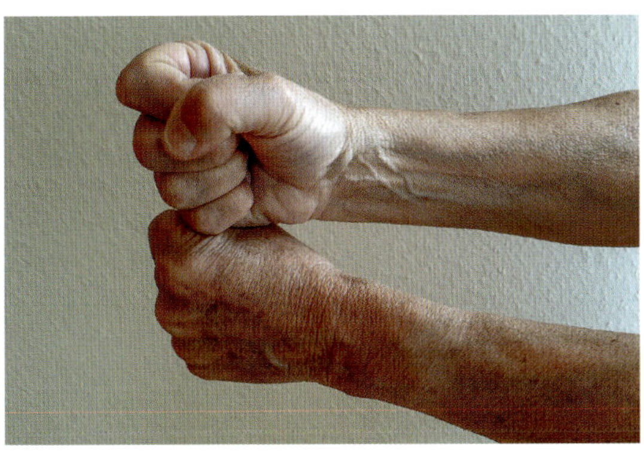

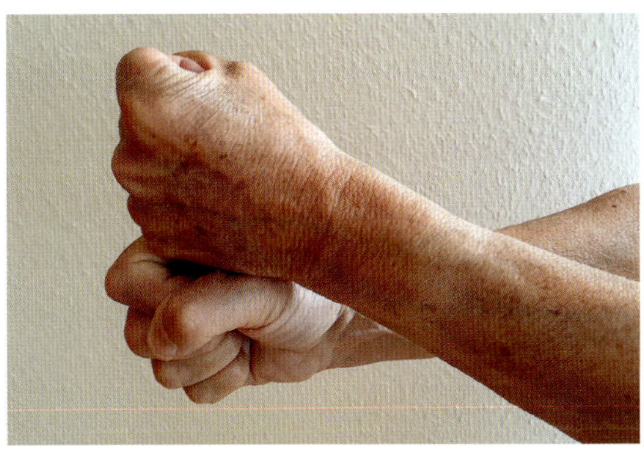

Die gefausteten Hände werden im Rhythmus wechselseitig leicht aufeinander geklopft.

Die Kursleiterin (Spielleiterin) zeigt auf eine Teilnehmerin und fragt:
Und wie heißt Du?
Die Teilnehmerin nennt ihren Namen und klatscht dabei die Silben ihres Namens mit flachen Händen, z. B. *„Gi-se-la"*.
Alle Teilnehmerinnen wiederholen den Namen und klatschen dabei die Silben des genannten Namens: *„Gi-se-la."*
Der Vers beginnt von neuem, die zuletzt benannte Teilnehmerin ist die neue Spielleiterin.

Alternativen und Variationen

Alternative/Erleichterte Variation
Anstelle des aufeinander Klopfens mit den gefausteten Händen, legen sich die flachen Hände beider Hände im Wechsel aufeinander.

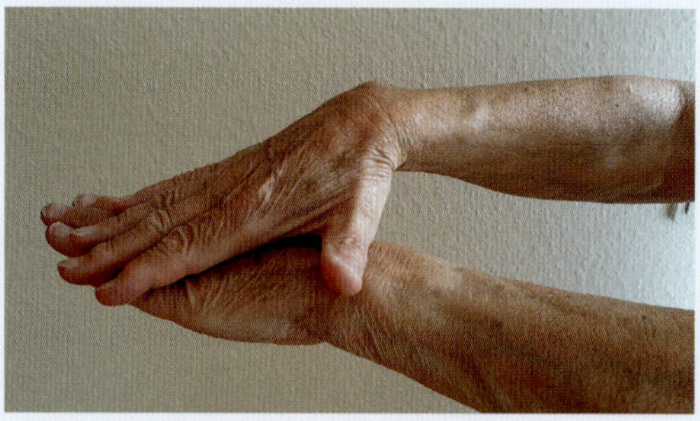

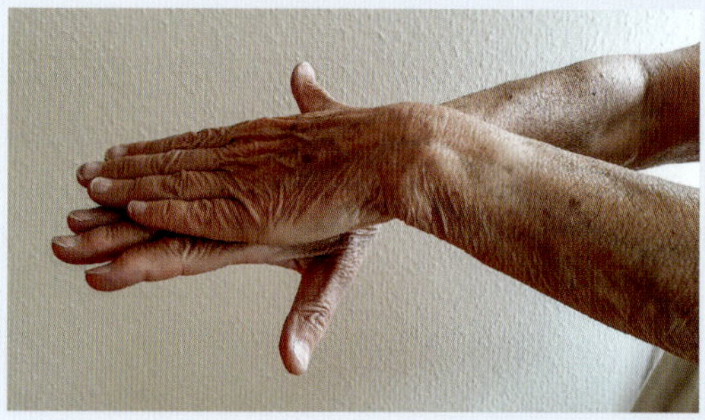

Alternative/Erleichterte Variation
Anstelle des aufeinander Klopfens mit den gefausteten Händen, tippen die Zeigefinger beider Hände gleichzeitig auf die Oberschenkel.

Erleichterte Variation
Zuerst sprechen alle Teilnehmerinnen den Spruch und klatschen im Rhythmus mit. Danach spricht eine Teilnehmerin nach der anderen ihren Namen.

Erschwerte Variation
Anstelle des aufeinander Klopfens mit den gefausteten Händen tippen die Finger beider Hände zur gleichen Zeit nacheinander (zuerst mit Daumen, dann mit Zeigefinger Mittelfinger, Ringfinger, kleinem Finger) im Wechsel auf die Oberschenkel.

Erschwerte Variation
Das Spiel wird mit Vor- und Nachnamen gespielt.

Erschwerte Variation
Die Teilnehmerinnen sitzen beim Spiel auf einem Luftkissen.

Erschwerte Variation
Textvariation zum Spruch:
Spruch und Bewegungsablauf

„I like to sing,	Die gefausteten Hände werden im Rhythmus wechselseitig
I like to learn.	aufeinander geklopft.
I like to hear your name."	Die Spielleiterin zeigt auf eine Teilnehmerin.

„*Gerda*“ (Name der Teilnehmerin)	Die Teilnehmerin nennt ihren Namen und klatscht dabei die Silben ihres Namens (z. B. Ger-da).
„*Ger-da*“ (Beispiel)	*Alle Teilnehmerinnen wiederholen den Namen und klatschen dabei die Silben des Namens.*

B9

Gehen, gehen, gehen ...

Die Teilnehmerinnen stehen sich paarweise gegenüber.
Eine Teilnehmerin kreuzt die Arme, die Partnerin fasst sie an den Händen. Die Partnerinnen wenden sich nun mit Blickrichtung zur Kursleiterin.

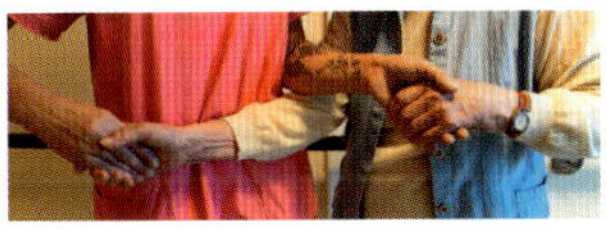

Eine Teilnehmerin kreuzt die Arme, die Partnerin fasst sie an den Händen.

Sie setzen gleichzeitig einen Fuß nach dem anderen nach vorn.
Dabei strecken und beugen sie abwechselnd den linken und den rechten Arm vor dem Körper.
Das rhythmische Sprechen eines bekannten Spruchs unterstützt die Bewegung:

„Gehen, gehen, gehen Und zu einer Seite sehen.	Kopfbewegung und Kopfhalte zu einer Seite.
Gehen, gehen, gehen Und zur andren Seite sehen.	Kopfbewegung und Kopfhalte zur anderen Seite.
Gehen, gehen, gehen Und nach vorne sehen.	Kopfbewegung und Kopfhalte nach vorn.
Gehen, gehen, gehen Und jetzt stehen.	Stehen bleiben.
Stehen, stehen, stehen Und im Kreis sich drehen.“	Gemeinsames langsames Drehen.

Alternativen und Variationen

Erleichterte Variation – Variation auch für Rollstuhlfahrerinnen
Die Bewegungen werden im Sitzen (mit oder ohne Partnerin) durchgeführt.

Erleichterte Variation
Das Bewegungsspiel wird verkürzt, ohne die letzte Drehbewegung gespielt.

Erleichterte Variation
Das Spiel wird zu dritt gespielt. Die Partnerinnen haken sich ein – nur die mittlere Teilnehmerin macht die Bewegungen (Drehung entfällt).

Variation ohne Körperkontakt
Es wird ein Stuhlkreis oder eine Stuhlreihe aus stabilen Stühlen gestellt.
Die Teilnehmerinnen führen Spruch mit Bewegungen ohne Partnerin auf der Stelle aus.

Erschwerte Variation
Das Bewegungsspiel wird erweitert

„Gehen, gehen, gehen Und zu einer Seite sehen.	*Kopfbewegung und Kopfhalte zu einer Seite.*
Gehen, gehen, gehen Und zur andren Seite sehen.	*Kopfbewegung und Kopfhalte zur anderen Seite.*
Gehen, gehen, gehen Und nach vorne sehen.	*Kopfbewegung und Kopfhalte nach vorn.*
Gehen, gehen, gehen Und nach oben sehen.	*Kopfbewegung und Kopfhalte in Richtung Zimmerdecke.*
Gehen, gehen, gehen Und nach unten sehen.	*Kopfbewegung und Kopfhalte in Richtung Boden.*
Gehen, gehen, gehen Und nach vorne sehen.	*Kopfbewegung und Kopfhalte nach vorn.*
Stehen, stehen, stehen Und im Kreis sich drehen."	*Gemeinsames langsames Drehen.*

Textvariation (für Rollstuhlfahrerinnen)

„Rollen, rollen, nicht mehr stehen Und zu einer Seite sehen.	*Kopfbewegung und Kopfhalte zu einer Seite.*
Rollen, rollen	
Rollen, rollen, jetzt auch stehen Und sich freundlich in die Augen sehen."	*Gegenseitiges Anlächeln*

Erschwerte Variation (auch für Rollstuhlfahrerinnen)
Die Bewegungen werden beim Gehen/Fahren nur mit den Augen gemacht.

Erschwerte Variation
Die Teilnehmerinnen gehen beim Spiel rückwärts durch den Raum.

B10

„Mit Sonne im Herzen ..."[16]

Die Teilnehmerinnen stehen nebeneinander. Sie fassen sich überkreuzt an oder sie haken sich ein. Alle beginnen mit demselben Fuß zu marschieren (ggf. buntes Bändchen an das Bein binden). Sie sprechen gemeinsam den Spruch:

„Mit Sonne	*(Schritt vorwärts)*
Im Herzen	*(Schritt vorwärts)*

Und Pizza *(Schritt vorwärts)*
Im Bauch *(Schritt vorwärts)*
Bist du *(Schritt vorwärts)*
Glücklich *(Schritt vorwärts)*
Und satt *(Schritt vorwärts)*
Bist du auch.“ *(Schritt vorwärts)*

„Ein Hut *(Schritt vorwärts)*
Ein Stock *(Schritt vorwärts)*
Ein Regenschirm *(Schritt vorwärts)*
Und vorwärts *(Schritt vorwärts)*
Rückwärts *(Schritt rückwärts)*
Seitwärts *(Schritt seitwärts)*
Ran und steh' n *(Füße zusammenstellen)*
Hacke, Spitze hoch das Bein!!! *(Rechten Fuß zuerst auf die Hake, dann auf die Spitze setzen – rechtes Bein in die Luft heben)*
Leben kann so super sein.“ *(Bewegung von Hake/Spitze/Bein mit dem linken Bein machen)*

Alternativen und Variationen

Erleichterte Variation – Alternative für Rollstuhlfahrerinnen
Das Spiel wird im Sitzen gespielt. Die Füße machen die Bewegungen.
Das Spiel wird im Sitzen gespielt. Die Hände klatschen Rhythmisch zum Vers.
Das Spiel wird im Sitzen gespielt. Die flachen Hände stellen die Schritte und Bewegungen dar.

Erleichterte Variation – Alternative ohne Körperkontakt
Das Spiel wird im Kreis stehend mit allen zusammen gespielt.

5.2 Gleichgewichtsübungen[17] K3

Die Gleichgewichtsübungen werden zu jeweils 3 Zeitpunkten pro Kursstunde von allen Teilnehmerinnen zusammen durchgeführt.

1. Begrüßungsphase
   Gleichgewichtsübung (Trainingsaufgabe/Hausaufgabe aus der vorangegangenen Kursstunde) während der Begrüßungsphase.
   Ausnahme: 1. Kursstunde, in der die Testungen mit Eigenauswertung[18] stattfinden.
2. Hauptteil
   Gleichgewichtsübung (Schwerpunktübung der aktuellen Kursstunde).
3. Ausklang
   Gleichgewichtsübung/Wiederholung der Schwerpunktübung.
   (Neue Trainingsaufgabe/Hausaufgabe für die kommende Woche).

Variationen und Alternativen

Die Gleichgewichts-Bewegungsübung können bei Wunsch mit dem Singen eines Liedes, einem Spruch oder einer kurzen Geschichte verbunden werden (s. dazu Variationen G5 – G8).

Alle Gleichgewichtsübungen sind auch im Rollstuhl sitzend umsetzbar.

Übungen auf dem Luftkissen (s. G5b, G6b) können in der Weise verändert werden, indem das Luftkissen unter den Füßen liegt.
Alternativ zum Gebrauch eines Luftkissens kann die Gleichgewichtsbewegung auch mit geschlossenen Augen durchgeführt werden.
Sämtliche Gleichgewichtsübungen K3 können ohne Körperkontakt erfolgen.

ACHTUNG!
Die jeweilige Bewegungsfolge der einzelnen Gleichgewichtsübung wird den Teilnehmerinnen von der Kursleiterin ein oder mehrmals vorgemacht.

ACHTUNG! Bitte die **Langsamkeit** der Bewegungen beachten!
Soll die Bewegungsfolge mit Lied oder Spruch verbunden werden, so wird auch diese Version nochmals von der Kursleiterin vorgemacht.

Die Teilnehmerinnen führen die Bewegungsfolge **einmal** durch. (Begründung: sehr intensive Stimulation für Ungeübte!)

Gleichgewichtsübungen K3

G5a

Intensive Gleichgewichtsübung (G5a)

Siehe dazu Piktogramm aus: „Entdecken Sie ihr Gleichgewicht!“ Sitzen Stufe 3, Übung 1

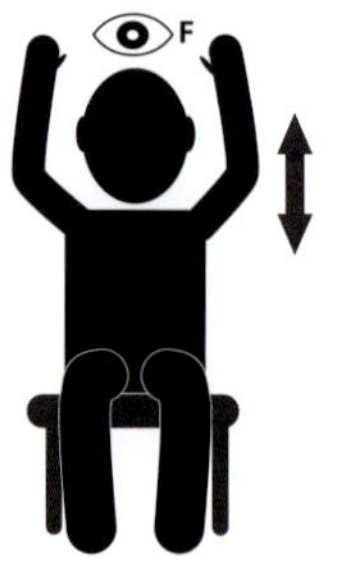

Sitzen - Stufe 3 Übung 1

Gleichgewichtsübung G5a

Entdecken Sie Ihr Gleichgewicht, Kalenderblatt/Sitzen, Stufe 3/Übung 1

Die Teilnehmerinnen sitzen auf einem Stuhl.
Ihre Augen sind geöffnet.
Die Hände liegen zwischen den Oberschenkeln, die Daumen zeigen nach oben.
Der Blick ruht auf den Daumen.
Langsam und sanft bewegen die Teilnehmerinnen ihre Daumen und Ihr Kinn in Richtung Decke. Während der Bewegung ruhen die Augen so lange auf den Daumen, bis diese sich über dem Kopf trennen, damit die Arme einen offenen Kreis über dem Kopf bilden können.
Sie bleiben einige Sekunden in dieser Position.
Langsam bewegen die Teilnehmerinnen die Daumen wieder zusammen. Ihre Augen schauen auf die Daumen. Sie führen Arme und Kopf langsam zurück in die Ausgangsposition.
Sie heben den Kopf langsam an, sie schauen geradeaus.
Alle bleiben noch einen Moment sitzen, ehe sie aufstehen.
Die Teilnehmerinnen machen eine Übung zur Augenentspannung

Variationen

Erleichterte Variation
Die Bewegungsfolge wird nur mit Kopfbewegung – ohne die Armbewegung durchgeführt.

Erleichterte Variation
Die Arme werden von einer Betreuerin geführt.
Achtung!
Die Kopfbewegung erfolgt grundsätzlich ohne direktes Anfassen und Führen des Kopfes – die Kopfbewegung wird von der Teilnehmerin allein ausgeführt. Wenn das alleinige Bewegen des Kopfes nicht möglich ist, empfiehlt sich die
Erleichterte Variation K2/G1a:
Die Kopfbewegung wird durch das Führen eines Gegenstandes unterstützt (Angehörige oder Betreuerin führt einen Gegenstand, z. B. Fingerpuppe, Teddy, Stofftier).

Erschwerte Variation
Die Teilnehmerinnen sitzen bei der Übung auf einem Luftkissen, das auf dem Stuhl liegt.

G5b

Intensive Gleichgewichtsübung (G5b)

Siehe dazu Piktogramm aus: „Entdecken Sie ihr Gleichgewicht!" Sitzen Stufe 3, Übung 1 (auf Luftkissen)

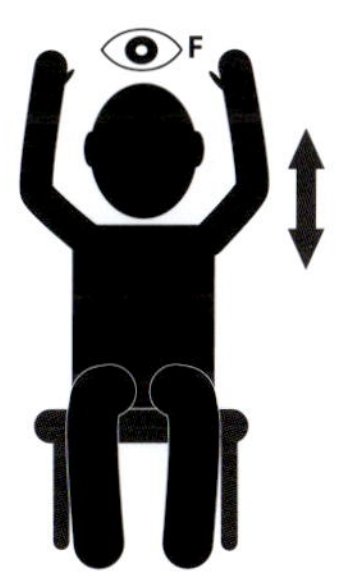

Die Teilnehmerinnen sitzen auf einem Luftkissen.

Gleichgewichtsübung G5b

Entdecken Sie Ihr Gleichgewicht, Kalenderblatt/Variation im Sitzen, Stufe 3/Übung1 (auf Luftkissen)

Die Teilnehmerinnen sitzen bei der Übung auf einem Luftkissen, das auf ihrem Stuhl liegt.
Ihre Augen sind geöffnet.
Die Hände liegen zwischen den Oberschenkeln, die Daumen zeigen nach oben.
Der Blick ruht auf den Daumen.
Langsam und sanft bewegen die Teilnehmerinnen gleichzeitig ihre Arme und Ihr Kinn in Richtung Decke. Während der Bewegung blicken die Augen auf die Daumen.
Die Teilnehmerinnen öffnen nun die Arme, sodass diese einen offenen Kreis bilden.
Die Teilnehmerinnen bleiben einige Sekunden in dieser Position.
Langsam bewegen sie die Daumen wieder zusammen. Ihre Augen schauen auf die Daumen. Sie führen ihre Arme und ihren Kopf sanft zurück in die Ausgangsposition.
Sie heben den Kopf langsam an, sie schauen geradeaus.
Die Teilnehmerinnen bleiben noch einen Moment sitzen, ehe sie aufstehen.

Variationen

Mit Gesang, Spruch oder Bewegungsgeschichte verbundene Variationen

G5b (Stufe 3, Übung 1)	**Liedvorschlag 1 „Was soll das bedeuten“**	**Liedvorschlag 2 “Im Frühtau zu Berge“**	**Spruchvorschlag 1 „Schnee, Schnee, Schnee ...“**	**Spruchvorschlag 2 „Langsam geht die Sonne auf“**
Sie sitzen, der Kopf ist mittig, Ihre Augen sind geöffnet. Ihre Hände liegen zwischen Ihren Oberschenkeln, die Daumen zeigen nach oben. Ihr Blick ruht auf den Daumen.				
Langsam und sanft bewegen Sie gleichzeitig Ihre Arme und Ihr Kinn in Richtung Decke. Während der Bewegung blicken die Augen auf die Daumen. Öffnen Sie nun die Arme, sodass diese einen offenen Kreis bilden können.	Was soll das bedeuten, es taget ja schon,	Im Frühtau zu Berge Wir geh'n Fallera	Schnee, Schnee, Schnee Soweit ich seh'	Langsam geht die Sonne auf Und der Tag nimmt seinen Lauf.
Bleiben Sie einige Sekunden in dieser Position.	Ich weiß wohl, es ist erst um Mitternacht rum.	Es grünen die Berge, Die Höh'n Fallera.		
Langsam bewegen Sie die Daumen wieder zusammen. Ihre Augen schauen auf die Daumen.	Schaut nur daher ...	Wir wandern ohne Sorgen,	Schnee bis an die Nasenspitze ...	Wie an allen Wochentagen,
Führen Sie Arme und Kopf sanft zurück in die Ausgangsposition.	Schaut nur daher ...	Singend in den Morgen	Schnee bis an die Zipfelmütze.	hört man Menschen fröhlich sagen
Heben Sie den Kopf langsam an, schauen Sie geradeaus.	Wie glänzen die Sternlein Je länger, je mehr.	Noch ehe im Tale die Hähne kräh'n	Schnee, Schnee, Schnee Soweit ich seh'	Guten Tag und guten Morgen. Mit viel Freud' und ohne Sorgen.
Bleiben Sie noch einen Moment sitzen, ehe Sie aufstehen.				

Variationen
Erleichterte Variation
Die Bewegungsfolge wird ohne das Sitzen auf dem Luftkissen durchgeführt.

Erleichterte Variation
Die Bewegungsfolge wird ohne die Armbewegung durchgeführt.

Erleichterte Variation
Die Arme werden von einer Betreuerin geführt, die Kopfbewegung von der Teilnehmerin allein durchgeführt.

Erleichterte Variation
Die Kopfbewegung wird durch eine Betreuerin, die einen Gegenstand (Stofftier, Puppe, Stift,...) führt, unterstützt (der Kopf wird nicht angefasst!).

Erschwerte Variation
Die Teilnehmerinnen sitzen bei der Übung mit geschlossenen Augen auf einem Luftkissen, das auf dem Stuhl liegt.

Erschwerte Variation
Die Übung wird im Stehen durchgeführt. Dabei stehen die Teilnehmerinnen vor einer Wand (an die sie sich bei Bedarf anlehnen können) und zusätzlich hinter einem stabilen Stuhl (an dem sie sich bei Bedarf festhalten können).

G6a

Intensive Gleichgewichtsübung (G6a)
Siehe dazu Piktogramm aus: „Entdecken Sie ihr Gleichgewicht!" Sitzen Stufe 3, Übung 2

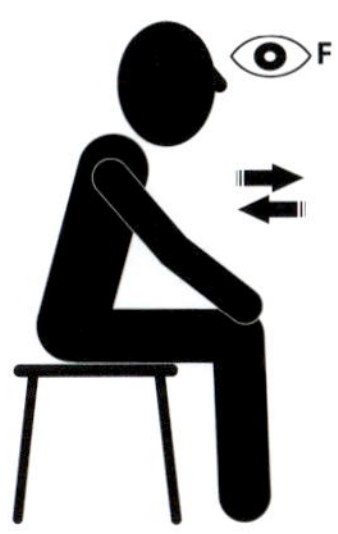

Sitzen - Stufe 3 Übung 2

Gleichgewichtsübung G6a
Entdecken Sie Ihr Gleichgewicht, Kalenderblatt/Variation im Sitzen, Stufe 3/Übung 2

Die Teilnehmerinnen sitzen auf dem Stuhl, ihre Augen sind geöffnet.
Ihr Kopf ist mittig, sie schauen geradeaus. Die Teilnehmerinnen fixieren mit den Augen einen Gegenstand, der sich ihnen gegenüber befindet.
Sehr langsam bewegen sie den gestreckten Oberkörper – der Kopf bleibt dabei in der Verlängerung der Wirbelsäule – nach vorn.
Sie bleiben einige Sekunden in dieser Stellung.

Die Teilnehmerinnen bewegen den Oberkörper über die Mittellinie hinweg nach hinten, sodass sie sich nun mit dem gestreckten Oberkörper einige cm hinter der Mittellinie befinden.
Sie bleiben einige Sekunden in dieser Stellung.
Die Teilnehmerinnen bewegen den Oberkörper über die Mittellinie hinweg langsam nochmals nach vorn.
Sie bleiben einige Sekunden in dieser Stellung.
Die Teilnehmerinnen führen den Oberkörper langsam zurück zur Ausgangsposition.
Sie bleiben einen Moment sitzen, ehe sie aufstehen.

Variationen

Mit Gesang, Spruch oder Bewegungsgeschichte verbundene Variationen

G6a (Stufe 3, Übung 2)	**Liedvorschlag „What shall we do ...“**	**Spruch „Erst nach vorn ...“**	**Bewegungsgeschichte „Reise auf der Lahn“**
Sie sitzen, ohne sich anzulehnen. Der Kopf ist mittig, Sie fixieren mit den Augen einen Gegenstand, der sich Ihnen gegenüber befindet.			Ich sitze in der Eisenbahn und will nach Hause heute fahr'n.
Sehr langsam bewegen Sie den gestreckten Oberkörper nach vorn.	What shall we do with a drunken sailor,	Erst nach vorn ...	Es schaukelt mich nach vorn, ich schaue gradeaus.
Bleiben Sie einige Sekunden in dieser Stellung.	What shall we do with a drunken sailor,		Genieße diesen Tag, und freue mich auf mein Zuhaus.
Bewegen Sie den Oberkörper über die Mittellinie hinweg nach hinten.	What shall we do with a drunken sailor,	Und dann zurück ...	Es schaukelt mich zurück, ich schaue gradeaus.
Bleiben Sie einige Sekunden in dieser Stellung.	Early in the morning?		Genieße diesen Tag, und freue mich auf mein Zuhaus.
Bewegen Sie den Oberkörper über die Mittellinie hinweg langsam nochmals nach vorn.	Hooray and up she rises,	Ich sitz gut ...	Es schaukelt mich erneut nach vorn, ich schaue gradeaus.
Bleiben Sie einige Sekunden in dieser Stellung.	Hooray and up she rises,		Genieße diesen Tag, und freue mich auf mein Zuhaus.
Führen Sie den Oberkörper langsam zurück zur Ausgangsposition.	Hooray and up she rises, early in the morning.	Was für ein Glück.	Die Eisenbahn bringt mich zur Mitte nun – die Fahrt ist aus, ich freue mich auf mein Zuhaus. Ich lächle alle freundlich an ..., es war sehr schön mit euch in dieser Eisenbahn.

Variationen
Erleichterte Variation
Das Fixieren eines Gegenstandes wird erleichtert, indem im Vorfeld ein Lieblings-Gegenstand gegenüber der einzelnen Teilnehmerin platziert wird (Spielzeug, Foto ....).
Erleichterte Variation
Die Körperbewegung wird durch eine Betreuungsperson unterstützt, die der Teilnehmerin gegenüber sitzt und einen zu fixierenden Gegenstand in Augenhöhe der Teilnehmerin hält.
Erschwerte Variation
Die Bewegungsübung wird auf einem Luftkissen durchgeführt.

G6b

Intensive Gleichgewichtsübung (G6b)

Siehe dazu Piktogramm aus: „Entdecken Sie ihr Gleichgewicht!" Sitzen Stufe 4, Übung 2

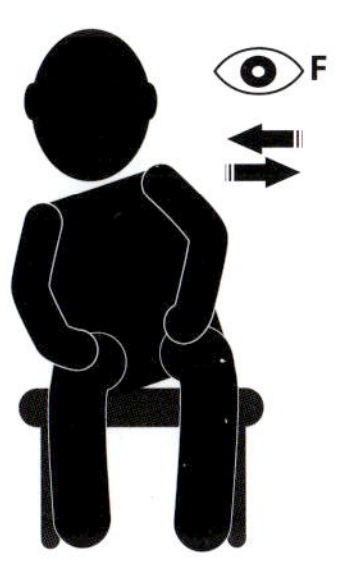

Sitzen - Stufe 4 Übung 2

Gleichgewichtsübung G6b

Entdecken Sie Ihr Gleichgewicht, Kalenderblatt/Variation im Sitzen, Stufe 4/Übung 2

Die Teilnehmerinnen sitzen auf dem Stuhl, ihre Augen sind geöffnet.
Ihr Kopf ist mittig, sie schauen geradeaus.
Die Teilnehmerinnen fixieren mit den Augen einen Gegenstand, der sich ihnen gegenüber befindet.
Sehr langsam bewegen sie den Oberkörper nach rechts (es ist auch möglich nach links zu beginnen), sie fixieren dabei den Gegenstand.
Sie bleiben einige Sekunden in dieser Stellung.
Die Teilnehmerinnen bewegen ihren Oberkörper über die Mittellinie hinweg nach links (bzw. rechts). sie fixieren weiter den Gegenstand.
Sie bleiben einige Sekunden in dieser Stellung.
Die Teilnehmerinnen bewegen ihren Oberkörper über die Mittellinie hinweg langsam nochmals nach rechts.
Sie bleiben einige Sekunden in dieser Stellung.
Die Teilnehmerinnen führen ihren Oberkörper langsam zurück zur Ausgangsposition.
Sie bleiben einen Moment sitzen, ehe sie aufstehen.

Variationen
Erleichterte Variation
Das Fixieren eines Gegenstandes wird erleichtert, indem im Vorfeld ein Lieblings-Gegenstand gegenüber der einzelnen Teilnehmerin platziert wird (Spielzeug, Foto ...).

Erleichterte Variation
Die Körperbewegung wird durch eine Betreuungsperson unterstützt, die der Teilnehmerin gegenüber sitzt und einen zu fixierenden Gegenstand in Augenhöhe der Teilnehmerin hält.

Erschwerte Variation
Die Übung wird im Stehen durchgeführt. Dabei halten sich die Teilnehmerinnen an der Rückenlehne des stabilen Stuhls fest.

Variationen *(Mit Gesang, Spruch oder Bewegungsgeschichte verbundene Variationen)*

G6b (Stufe 4, Übung 2)	**Liedvorschlag „Mich brennt's in meinen Reiseschuh'n"**	**Liedvorschlag „Drei Chinesen …"**	**Spruchvorschlag 2 „Mein Schiffchen …"**	**Bewegungsgeschichte „Reise auf der Lahn"**
Sie sitzen, ohne sich anzulehnen. Der Kopf ist mittig, Sie fixieren mit den Augen einen Gegenstand, der sich Ihnen gegenüber befindet.				Ich sitz in 'nem kleinen Kahn und fahre heute Auf der Lahn.
Sehr langsam bewegen Sie den gestreckten Oberkörper nach rechts.	Mich brennt's in meinen Reiseschuh' n,	Drei Chinesen mit dem Kontrabass,	Mein Schiff, es schaukelt hin …	Mein Kahn, der neigt zur Seite sich, es geht mir gut, ich fürcht' mich nicht.
Bleiben Sie einige Sekunden in dieser Stellung.				Genieße diesen schönen Tag, weil ich das Reisen auf dem Wasser mag.
Bewegen Sie den Oberkörper über die Mittellinie hinweg nach links.	Fort mit der Zeit zu schreiten.	Saßen auf der Straße und erzählten sich was.	Und wieder her.	Mein Kahn, der neigt zur andren Seite sich, es geht mir gut, ich fürcht' mich nicht.
Bleiben Sie einige Sekunden in dieser Stellung.				Genieße diesen schönen Tag, weil ich das Reisen auf dem Wasser mag.
Bewegen Sie den Oberkörper über die Mittellinie hinweg langsam nochmals nach rechts.	Was sollen wir agieren nun,	Da kam die Polizei „Ja, was ist denn das?"	Es macht mir Spaß	Mein Kahn, der neigt zur Seit' sich wieder, es geht mir gut, ich singe fröhlich Lieder.
Bleiben Sie einige Sekunden in dieser Stellung.				Genieße diesen schönen Tag, weil ich das Reisen auf dem Wasser mag.
Führen Sie den Oberkörper langsam zurück zur Ausgangsposition.	Vor so viel klugen Leuten. Vor so viel klugen Leuten.	Drei Chinesen mit dem Kontrabass.	Gefällt mir sehr.	Mein Kahn wird aufrecht – gleitet an das Ufer nun … Ich bleibe noch sitzen, will ein bisschen ruh'n.

Intensive Gleichgewichtsübung (G7a)

Siehe dazu Piktogramm aus: „Entdecken Sie ihr Gleichgewicht!“ Sitzen Stufe 3, Übung 3

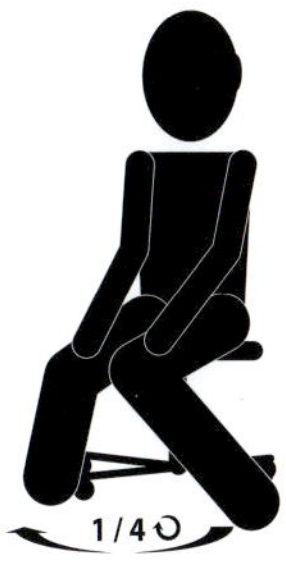

Sitzen - Stufe 1 Übung 3

Gleichgewichtsübung G7a

Entdecken Sie Ihr Gleichgewicht, Kalenderblatt/Angelehnt an Sitzen, Stufe 2/Übung 2

Die Teilnehmerinnen sitzen auf einem Drehkissen, das sich auf ihrem Stuhl befindet (oder sie sitzen direkt auf einem Stuhl).
Ihre Augen sind geöffnet.
Ihr Kopf ist mittig, sie schauen geradeaus.
Sehr langsam und behutsam drehen sich die Teilnehmerinnen auf ihrem Drehkissen (oder Gesäß) – so weit wie der Stuhl es ermöglicht – mit dem ganzen Körper zu einer Seite.
Sie bleiben einige Sekunden in dieser Stellung. Langsam drehen die Teilnehmerinnen ihren Körper auf dem Drehkissen (oder dem Gesäß) zur anderen Seite.
Sie bleiben einige Sekunden in dieser Position. Die Teilnehmerinnen drehen sich auf ihrem Drehkissen (oder Gesäß) langsam zurück zur ersten Seite.
Sie bleiben einige Sekunden in dieser Position.
Sie drehen sich langsam zurück zur Mitte.

Variationen

Erleichterte Variation
Die Körperbewegung erfolgt passiv auf einem Drehstuhl. Die Teilnehmerin bestimmt das Ausmaß der Drehung.

Erleichterte Variation
Die Körperbewegung erfolgt aktiv auf einem Drehstuhl.

Erschwerte Variation
Die Übung wird im Stehen durchgeführt. Dabei halten sich die Teilnehmerinnen an der Rückenlehne eines stabilen Drehstuhls fest.

Variationen *(Mit Gesang, Spruch oder Bewegungsgeschichte verbundene Variationen)*

G7a (Stufe 3, Übung 3)	**Liedvorschlag 1 „Geh aus mein Herz …“**	**Liedvorschlag 2 „Schneeflöckchen …“**	**Spruchvorschlag 1 „Langsam, langsam …“**[19]	**Spruchvorschlag 2 „Auf der grünen Wiese …“**
Sie sitzen, ohne sich anzulehnen. Der Kopf ist mittig, die Augen sind geöffnet.				
Sehr langsam und behutsam drehen Sie sich auf Ihrem Gesäß – so weit wie der Stuhl es ermöglicht – mit dem ganzen Körper zu einer Seite.	Geh' aus mein Herz und suche Freud,	Schneeflöckchen, Weißröckchen, Wann kommst du geschneit.	Langsam, langsam zur Seite drehen …	Auf der grünen Wiese, steht ein Karussell
Sie bleiben einige Sekunden in dieser Stellung.			Freundlich, freundlich zur Seite sehen.	
Langsam drehen Sie sich Sie Ihren Körper zur anderen Seite.	In dieser lieben Sommerszeit An deines Gottes Gaben.	Du kommst aus den Wolken, Dein Weg ist so weit.	Langsam, langsam zur anderen Seite nun drehen …	Schau es fährt ganz langsam … gar, gar gar nicht schnell.
Sie bleiben einige Sekunden in dieser Position.			Freundlich, freundlich zur Seite sehen.	
Sie drehen sich auf Ihrem Gesäß langsam zurück zur ersten Seite.	Schau an der schönen Gärten Zier und siehe wie sie mir und dir	Komm, setz dich ans Fenster, Du lieblicher Stern.	Langsam, langsam zur ersten Seite wieder drehen …	Alle Leute lieben dieses Karussell, denn es fährt so langsam und auch niemals schnell.
Sie bleiben einige Sekunden in dieser Position.			Freundlich, freundlich zur Seite sehen.	
Sie drehen sich langsam zurück zur Mitte.	Sich ausgeschmücket haben Sich ausgeschmücket haben.	Malst Blumen und Blätter, Wir haben dich gern.	Langsam, langsam zur Mitte zurück …	Es fährt ganz gemütlich, bringt uns allen Freud. Deshalb mögen's alle Leut.
Sie bleiben noch einen Moment sitzen, ehe Sie aufstehen.			Freundlich, freundlich ist mein Blick!	

G7b

Intensive Gleichgewichtsübung (G7b)

Siehe dazu Piktogramm aus: „Entdecken Sie ihr Gleichgewicht!“ Sitzen Stufe 3, Übung 3

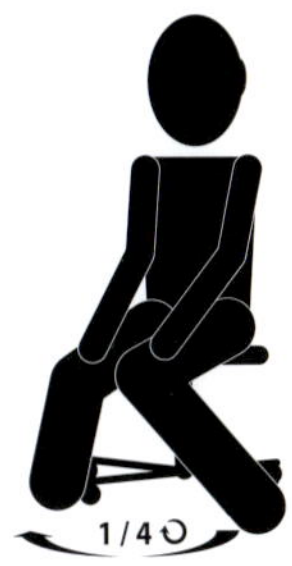

Sitzen - Stufe 1 Übung 3

Gleichgewichtsübung (G7b)

Entdecken Sie Ihr Gleichgewicht, Kalenderblatt/Angelehnt an Sitzen, Stufe 3/Übung 3

Die Teilnehmerinnen sitzen auf einem Drehkissen, der sich auf ihrem Stuhl befindet (oder sie sitzen direkt auf einem Stuhl).
Ihre Augen sind geschlossen.
Ihr Kopf ist mittig, sie schauen geradeaus.
Sehr langsam und behutsam drehen sich die Teilnehmerinnen auf ihrem Drehkissen (oder Gesäß) – so weit wie der Stuhl es ermöglicht – mit dem ganzen Körper zu einer Seite.
Sie bleiben einige Sekunden in dieser Stellung. Langsam drehen die Teilnehmerinnen ihren Körper auf dem Drehkissen (oder dem Gesäß) zur anderen Seite.
Sie bleiben einige Sekunden in dieser Position. Die Teilnehmerinnen drehen sich auf ihrem Drehkissen (oder Gesäß) langsam zurück zur ersten Seite.
Sie bleiben einige Sekunden in dieser Position.
Sie drehen sich langsam zurück zur Mitte.

Variationen

Variationen mit Gesang, Spruch oder Bewegungsgeschichte, siehe G7a.

Erleichterte Variation
Die Bewegung wird mit geöffneten Augen durchgeführt.

Erleichterte Variation
Die Körperbewegung erfolgt passiv auf einem Drehstuhl. Die Teilnehmerin entscheidet, ob sie die Augen geöffnet oder geschlossen hat. Die Teilnehmerin bestimmt das Ausmaß der Drehung.

Erschwerte Variation
Die Übung wird im Stehen durchgeführt. Dabei halten sich die Teilnehmerinnen an der Rückenlehne eines stabilen Drehstuhls fest.

G8a

Intensive Gleichgewichtsübung (G8a)

Siehe dazu Piktogramm aus: „Entdecken Sie ihr Gleichgewicht!“ Sitzen Stufe 2, Übung 4

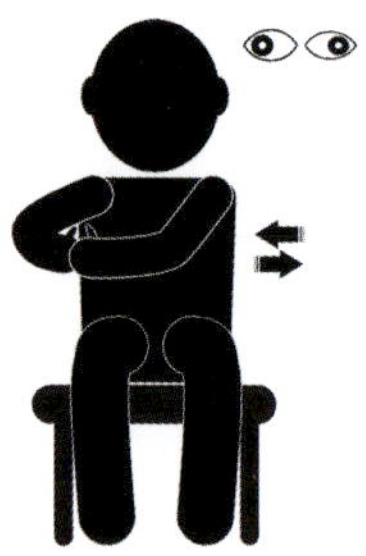

Sitzen - Stufe 3 Übung 4

Gleichgewichtsübung (G8a)

Entdecken Sie Ihr Gleichgewicht, Kalenderblatt/Sitzen, Stufe 2/Übung 4

Die Teilnehmerinnen sitzen. Ihre Augen sind geöffnet.
Ihre Hände sind in Augenhöhe verschränkt. Ihre Daumen liegen direkt übereinander, sodass sie den oberen Daumen fokussieren können.
Sie halten die Hände im Leseabstand.
Langsam führen sie ihre Hände zur einen Seite – die Augen folgen, der Kopf wird nicht mitbewegt.
Sie halten die Augen einen kurzen Moment in dieser Blickrichtung.
Langsam werden die Daumen über die Mittellinie zur anderen Seite bewegt.
Sie halten die Augen einen kurzen Moment in dieser Blickrichtung.
Sie bewegen ihre Augen nochmals langsam zur ersten Seite.
Sie halten die Augen einen kurzen Moment in dieser Blickrichtung.
Sie führen ihre Daumen langsam zurück zur Mitte, die Augen folgen.
Sie bleiben noch einen Moment sitzen, ehe sie aufstehen.

Variationen *(Mit Gesang, Spruch oder Bewegungsgeschichte verbundene Variationen)*

Übung 3, Stufe 3	**Liedvorschlag 1 „Wir wollen niemals auseinander geh'n“**	**Liedvorschlag 2 “Auf einem Baum ein Kuckuck …“**	**Spruchvorschlag 1 „Hin und her …“[20]**	**Spruchvorschlag 2 „Ene, meine Tintenfass“**
Sie sitzen. Ihre Augen sind geöffnet. Ihre Hände sind in Augenhöhe verschränkt. Ihre Daumen liegen direkt übereinander, sodass Sie den oberen Daumen fokussieren können. Sie halten die Hände im Leseabstand.				
Langsam führen Sie die verschränkten Hände nach rechts. Die Augen folgen, der Kopf wird nicht mitbewegt.	Wir wollen niemals auseinander geh'n,	Auf einem Baum ein Kuckuck	Hin	Ene, Meine, Tintenfass

Langsam bewegen Sie Ihre Hände über die Mittellinie nach links, die Augen folgen, der Kopf wird nicht mitbewegt.	Wir wollen immer zueinander steh'n,	Sim sa la dim, bam ba,	Und her	Geh zur Schul' und Lerne was.
Langsam bewegen Sie Ihre Hände über die Mittellinie nochmals nach rechts, die Augen folgen, der Kopf wird nicht mitbewegt.	Mag auf der großen Welt auch noch so viel gescheh'n.	Sa la du, sa la dim –	Schau'n die Augen	Wenn Du was Gelernet hast,
Führen Sie Hände und Augen langsam zur Mittellinie zurück. Bleiben Sie noch einen Moment sitzen.	Wir wollen niemals auseinander geh'n.	Auf einem Baum ein Kuckuck saß.	Ich mag das sehr.	Setz dich hin und sag' mir das

Variationen

Erleichterte Variation
Die Augenbewegung wird durch das Führen einer Hand- oder Fingerpuppe unterstützt.

Erleichterte Variation
Die Augenbewegung wird durch die selbstbestimmte Mitbewegung des Kopfes erleichtert.

Erschwerte Variation
Die Übung wird auf einem Luftkissen durchgeführt.

G8b

Intensive Gleichgewichtsübung (G8b)

Siehe dazu Piktogramm aus: „Entdecken Sie ihr Gleichgewicht!“ Sitzen Stufe 3, Übung 4

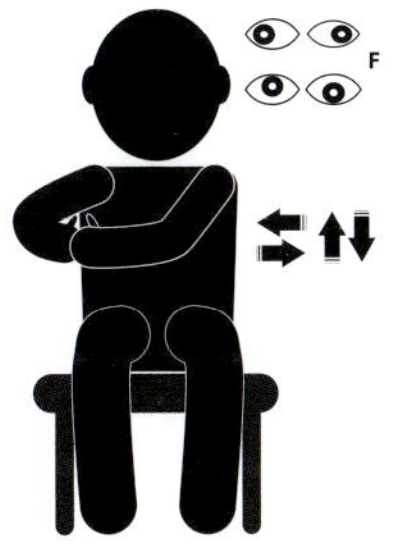

Sitzen - Stufe 3 Übung 4

Gleichgewichtsübung (G8b)

Entdecken Sie Ihr Gleichgewicht, Kalenderblatt/Sitzen, Stufe 3/Übung 4

Die Teilnehmerinnen sitzen. Ihre Augen sind geöffnet.
Ihre Hände sind in Augenhöhe verschränkt. Ihre Daumen liegen direkt übereinander, sodass sie den oberen Daumen fokussieren können.
Sie halten die Hände im Leseabstand.

Langsam machen Sie zuerst die Bewegungsfolge **G8a.**
Danach führen Sie die Hände langsam nach oben in Richtung Decke – die Augen folgen, der Kopf wird nicht mitbewegt.
Sie halten die Augen einen kurzen Moment in dieser Blickrichtung.
Langsam werden die Daumen über die Mittellinie nach unten in Richtung Boden bewegt.
Sie halten die Augen einen kurzen Moment in dieser Blickrichtung.
Sie führen ihre Daumen langsam zurück zur Mitte, die Augen folgen.
Sie bleiben noch einen Moment sitzen, ehe sie aufstehen.

Variationen *(Mit Gesang, Spruch oder Bewegungsgeschichte verbundene Variationen)*

G8b Übung 3, Stufe 3	**Liedvorschlag 1 „Wir wollen niemals auseinander geh'n"**	**Liedvorschlag 2 "Auf einem Baum ein Kuckuck ..."**	**Spruchvorschlag 1 „Hin und her ..."**[21]	**Spruchvorschlag 2 „Ene, meine Tintenfass"**
Sie sitzen. Ihre Augen sind geöffnet. Ihre Hände sind in Augenhöhe verschränkt. Ihre Daumen liegen direkt übereinander, sodass Sie den oberen Daumen fokussieren können. Sie halten die Hände im Leseabstand.				
Langsam führen Sie die verschränkten Hände nach rechts. Die Augen folgen, der Kopf wird nicht mitbewegt.	Wir wollen niemals auseinander geh'n,	Auf einem Baum ein Kuckuck	Hin ...	Es war einmal ein Mann,
Langsam bewegen Sie Ihre Hände über die Mittellinie nach links, die Augen folgen, der Kopf wird nicht mitbewegt.	Wir wollen immer zueinander steh'n,	Sim sa la dim, bam ba,	Und her ...	Der hatte einen Schwamm
Langsam bewegen Sie Ihre Hände über die Mittellinie nochmals nach rechts, die Augen folgen, der Kopf wird nicht mitbewegt.	Mag auf der großen Welt auch noch so viel gescheh'n.	Sa la du, sa la dim –	Schau'n die Augen	Der Schwamm war ihm zu nass
Führen Sie Hände und Augen langsam zur Mittellinie zurück.	Wir wollen niemals auseinander geh'n,	Auf einem Baum ein Kuckuck saß.	Ich mag das sehr.	Da ging er auf die Gass.
Langsam führen Sie die verschränkten Hände in Richtung Zimmerdecke. Die Augen folgen, der Kopf wird nicht mitbewegt.	Wir wollen niemals auseinander geh'n,	Da kam ein junger Jägersmann	Hoch	Die Gass war ihm zu kalt

Langsam bewegen Sie Ihre Hände in Richtung Boden der Kopf wird nicht mitbewegt.	Wir wollen immer zueinander steh'n,	Sim sala dim bam ba	Und runter	Da ging er in den Wald
Langsam bewegen Sie Ihre Hände über die nochmals nach oben in Richtung Zimmerdecke, der Kopf wird nicht mitbewegt.	Mag auf der großen Welt auch noch so viel gescheh'n.	Sa la du sa la dim	Schaun die Augen	Der Wald war ihm zu grün
Führen Sie Hände und Augen langsam zur Ausgangsposition zurück.	Wir wollen niemals auseinander geh'n.	Da kam ein junger Jägersmann	Ich bleib munter.	Da ging er nach Berlin
Bleiben Sie noch einen Moment sitzen.				Berlin war ihm zu groß. Da wurd' er ein Franzos.

Variationen

Erleichterte Variation
Die Augenbewegung wird durch das Führen einer Hand- oder Fingerpuppe unterstützt.

Erleichterte Variation
Die Augenbewegung wird durch die selbstbestimmte Mitbewegung des Kopfes erleichtert.

Erleichterte Variation
Es wird nur der 2. Teil der Übung durchgeführt (Augenbewegung Richtung Decke-Boden-Mitte)

Erschwerte Variation
Die Übung wird auf einem Luftkissen durchgeführt.

G8c

Intensive Gleichgewichtsübung (G8c)

Siehe dazu Piktogramm aus: „Entdecken Sie ihr Gleichgewicht!" Sitzen Stufe 4, Übung 4

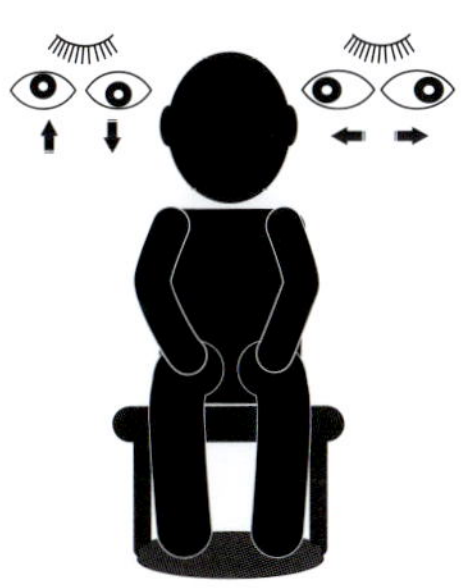

Sitzen Stufe 4 Übung 4

Gleichgewichtsübung (G8c)

Entdecken Sie Ihr Gleichgewicht, angelehnt an Kalenderblatt/Sitzen, Stufe4/Übung 4

Die Teilnehmerinnen sitzen. Ihre Augen sind geschlossen. Die Füße stehen auf einem Luftkissen.
Ihre Hände sind in Augenhöhe verschränkt.
Sie halten die Hände im Leseabstand.
Sie führen ihre Hände langsam nach oben in Richtung Decke, die Augen folgen unter den geschlossenen Lidern, der Kopf wird nicht mitbewegt.
Sie halten die Augen einen kleinen Moment in dieser Blickrichtung.
Langsam werden die Daumen über die Mittellinie nach unten in Richtung Erde bewegt.
Die Teilnehmerinnen halten die Augen unter den geschlossenen Lidern einen kleinen Moment in dieser Blickrichtung.
Sie bewegen ihre Augen langsam zurück zur Mitte. Sie verweilen dort einen Moment.
Langsam führen sie ihre Hände zu einer Seite – die Augen folgen unter den geschlossenen Lidern, der Kopf wird nicht mitbewegt.
Sie halten die Augen einen kleinen Moment in dieser Blickrichtung.
Langsam werden die Daumen über die Mittellinie zur anderen Seite bewegt.
Sie halten die Augen unter den geschlossenen Lidern einen kleinen Moment in dieser Blickrichtung.
Sie bewegen ihre Augen unter den geschlossenen Lidern nochmals langsam zur ersten Seite. Sie halten die Augen einen kleinen Moment in dieser Blickrichtung.
Sie führen ihre Daumen langsam zurück zur Mitte, die Augen folgen unter den geschlossenen Lidern.
Die Teilnehmerinnen öffnen die Augen und machen eine Augenentspannung.
Sie bleiben noch einen Moment sitzen, ehe sie aufstehen.

Variationen *mit Gesang, Spruch oder Bewegungsgeschichte, s. G8b*

Variationen

Erleichterte Variation
Die Augenbewegung wird mit geöffneten Augen durch das Führen einer Hand- oder Fingerpuppe unterstützt.

Erleichterte Variation
Die Augenbewegung wird mit geöffneten Augen durchgeführt.

Erleichterte Variation
Die Augenbewegung wird durch die Mitbewegung des Kopfes erleichtert.

Erleichterte Variation
Die Bewegungsfolge wird ohne das Luftkissen unter den Füßen durchgeführt.

Erschwerte Variation
Die Übung wird im Stehen hinter einem stabilen Stuhl durchgeführt.

Erschwerte Variation
Die Übung wird mit einem zweiten Luftkissen, das auf dem Stuhl liegt, durchgeführt.

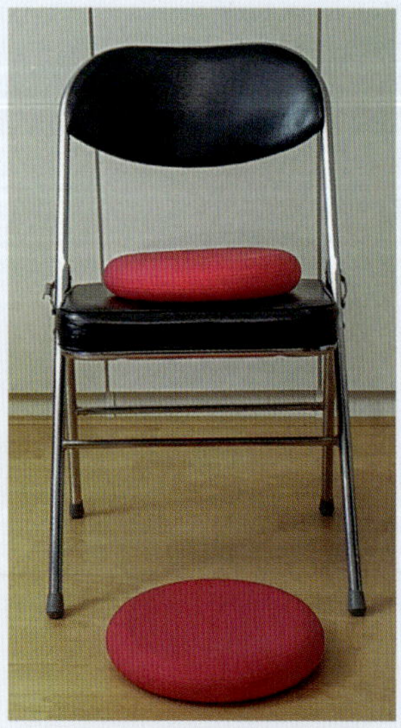

Die Übung wird mit einem zweiten Luftkissen durchgeführt.

Exkurs

***Loben** heißt, positive Anerkennung zu vermitteln. Lob ist ein wichtiger Verstärker für gewünschtes Verhalten.*
Loben bedeutet auch, den Menschen wahrzunehmen.
Lob ist Belohnung durch Wort und Geste, aber auch durch Blick. Der Mensch reagiert besonders auf den Anblick eines menschlichen Gesichts und so führt auch ein Lob über Blickkontakt zu einer positiven Erregung.
*Gelobt zu werden, bedeutet **in jedem Alter**, Angenehmes zu erfahren. Jede angenehme Erfahrung setzt Dopamin frei. Dopamin hat positive Wirkung auf Zentren im Gehirn, die Verhalten, Motivation und Lernfähigkeit steuern. Glücksgefühle führen zu Wiederholungen des gewünschten Verhaltens. Sie tragen dazu bei, dass Dinge, die mit Erfolgserlebnissen verbunden sind, im Langzeitgedächtnis gespeichert werden und Motivation aufrechterhalten wird.*[22]

5.3 Intermodales Wahrnehmungstraining K3

Intermodales Wahrnehmungstraining K3

Im Stundenablauf folgt auf die sanft und achtsam ausgeführten Gleichgewichts-Übungen ein aktivierendes Training zur „intermodalen Wahrnehmungsschulung".
Die dabei verlangte Verknüpfung von Sensorik, Motorik und Kognition fördert die Zusammenarbeit der Gehirnhälften, schult und pflegt Handlungsplanung, Handlungssteuerung und Reaktionsfähigkeit.
Spaß und Freude sind auch in dieser Lernphase wesentliche Motivationselemente der Kursstunden.

Das Training zur intermodalen Wahrnehmungsförderung ist auch im Rollstuhl sitzend umsetzbar.
Übungen auf dem Luftkissen (IW4, IW7) können verändert werden, indem das Luftkissen unter den Füßen liegt. Alternativ zum Gebrauch eines Luftkissens kann die Bewegungsfolge auch mit geschlossenen Augen durchgeführt werden.
Die Kombination von Gehen und Hand-Fingerbewegung (IW5, IW10) kann im Rollstuhl auf verschiedene Weise variiert werden:
Die Übung wird – ohne Fahrbewegung im Raum – sitzend mit geschlossenen Augen durchgeführt.
Der Rollstuhl wird von einer anderen Person geschoben.
Die Rollstuhlfahrerin sorgt mit den eigenen Füßen für die Fortbewegung im Raum (sehr hohe Anforderung).

Das Intermodale Wahrnehmungstraining erfolgt ohne Körperkontakt mit anderen Personen.

IW1

Gymnastischer Hausputz

Die Teilnehmerinnen sitzen im Kreis.
Sie machen gemeinsam einen „gymnastischen Hausputz":

Zuerst werden die „Rollläden hochgezogen".	Die Teilnehmerinnen ziehen an einem gedachten Seil des Rollladens. Dabei werden die gestreckten Arme nach oben in die Luft gehalten.
Die Gruppe beginnt die „Fenster zu putzen".	Beide Händen machen gleichzeitig großräumige Wischbewegungen nach allenSeiten.
Das „Staubwischen" auf dem Fensterbrett beginnt.	Die Teilnehmerinnen ziehen ihr Kinn in Richtung Brustbein. Sanft rollen sie den Kopf von einer Schulter zur anderen (nicht nach hinten rollen!).

Die „Lappen werden ausgeschüttelt".	Die Teilnehmerinnen schütteln ihre Hände und Arme locker aus.
Nun heißt es „Schränke polieren".	Die eigenen Hände, Arme, die Schulter- und der Brustbeinbereich werden so kräftig wie es dem Einzelnen angenehm ist, gerieben und massiert.
Die „Matratzen werden ausgeklopft".	Die eigenen Hände, Arme, Schultern, Brust-, Bauch- und Gesäßbereich werden ebenso wie die Beine und Füße kräftig durchgeklopft.
Der „Boden wird gewischt".	Das Gesäß wird leicht vom Stuhl angehoben und mehrmals von einer Seite zur anderen bewegt.
Die „Besen reinigen".	Die Finger werden einzeln lang gezogen.
„Wohnung lüften."	Die Teilnehmerinnen stehen auf und machen eine Atemübung.
„Wasser trinken!"	Das Wassertrink-Schild wird im Raum ausgehängt. Die Kursleiterin sagt den Spruch zur „Wassertrink-Runde" *„Ich trinke Wasser, Wer macht mit? Es macht munter, Hält uns alle fit!" „Ich trink Wasser, Ich weiß wieso, Es hält mich wach beim Denken Und macht gesund und froh."*

IW2

Die Hand zum „Mit-Denken"

Die Teilnehmerinnen sitzen auf Stühlen.
Musik spielt.
Die Teilnehmerinnen strecken nacheinander die einzelnen Finger einer Hand in die Luft.
Zur gleichen Zeit klopfen sie mit der anderen Hand flach auf den Oberschenkel.
Die Hände werden gewechselt.
Die Bewegung wird wiederholt.

Variationen

Erleichterte Variation
Die Teilnehmerinnen strecken nacheinander die einzelnen Finger einer Hand in die Luft.
Erst im Anschluss klopfen sie mit der anderen Hand flach auf den Oberschenkel.

Erschwerte Variation
Die Teilnehmerinnen machen parallel zu den Bewegungen der Hände Schrittbewegungen auf der Stelle.

Erschwerte Variation
Die Bewegungen werden kombiniert mit dem Singen eines bekannten Liedes (oder Aufsagen eines Gedichtes).

Erschwerte Variation
Die Bewegungen werden kombiniert mit dem Gehen durch den Raum.

Erschwerte Variation
Das Spiel wird ohne Musik gespielt. Die Teilnehmerinnen sagen während der Hand-Fingerbewegungen laut ihren Namen und ihre Adresse auf.

IW3

„Fingertippen“

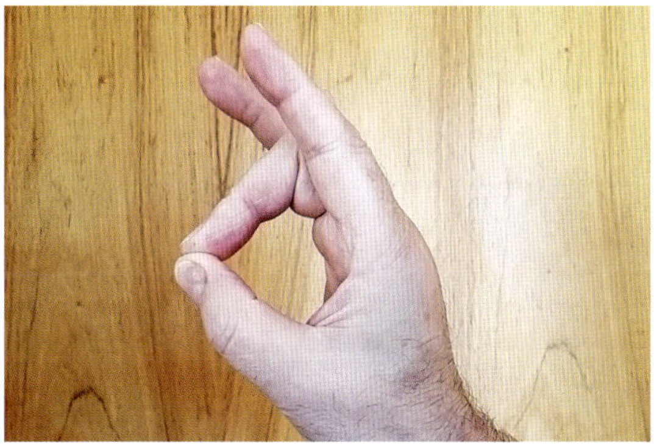

Die Teilnehmerinnen sitzen auf ihrem Stuhl.
Nacheinander tippen sie – zeitgleich mit beiden Händen – jeweils mit den Fingerkuppen zusammen

- Daumen und Zeigefinger der gleichen Hand
- Daumen und Mittelfinger der gleichen Hand
- Daumen und Ringfinger der gleichen Hand
- Daumen und kleiner Finger der gleichen Hand
- Daumen und Ringfinger der gleichen Hand
- Daumen und Mittelfinger der gleichen Hand
- Daumen und Zeigefinger der gleichen Hand

Die Bewegungsfolge wird mehrmals wiederholt.

Variationen

Vereinfachte Variation
Die Teilnehmerinnen machen das Bewegungsspiel nur mit einer Hand.

Erschwerte Variation
Die Teilnehmerinnen sitzen beim Fingertippen auf einem Luftkissen, das auf dem Stuhl liegt.

Erschwerte Variation
Die Teilnehmerinnen sitzen auf dem Stuhl, ihre Füße stehen einem Luftkissen.

Erschwerte Variation
Die Teilnehmerinnen stehen bei der Bewegungsfolge hinter einem Stuhl.

Erschwerte Variation
Die Teilnehmerinnen nennen während des Fingertippens laut ihren Namen und ihre Adresse.

IW4

Fingertippen (für Fortgeschrittene)

Die Teilnehmerinnen sitzen auf einem Luftkissen, das auf ihrem Stuhl liegt.
Nacheinander tippen sie beidhändig jeweils mit den Fingerkuppen zusammen

- Daumen und Zeigefinger der gleichen Hand
- Daumen und Mittelfinger der gleichen Hand
- Daumen und Ringfinger der gleichen Hand
- Daumen und kleiner Finger der gleichen Hand
- Daumen und Ringfinger der gleichen Hand
- Daumen und Mittelfinger der gleichen Hand
- Daumen und Zeigefinger der gleichen Hand

Die Bewegungsfolge wird mehrmals wiederholt.
Die Teilnehmerinnen nennen während des Fingertippens Städtenamen (alternativ: Ländernamen, Namen von Freunden, Tierarten, Namen von Blumen, Obst- und Gemüsesorten, Lebensmittel, Getränke, eigenen Namen und Adresse ...)

Variationen

Vereinfachte Variation
Die Teilnehmerinnen machen das Bewegungsspiel nur mit einer Hand.

Vereinfachte Variation
Die Teilnehmerinnen machen das Bewegungsspiel ohne Luftkissen auf ihrem Stuhl.

Vereinfachte Variation
Die Teilnehmerinnen machen das Bewegungsspiel ohne auf dem Luftkissen zu sitzen – das Luftkissen liegt unter den Füßen.

Erschwerte Variation
Die Teilnehmerinnen sitzen auf einem Luftkissen, ein zweites Luftkissen liegt unter ihren Füßen.

Erschwerte Variation
Die Teilnehmerinnen stehen bei der Bewegungsfolge hinter einem Stuhl.

Erschwerte Variation
Die Teilnehmerinnen stehen bei der Bewegungsfolge auf einem Luftkissen.

Erschwerte Variation
Die Teilnehmerinnen haben die Augen bei der Bewegungsfolge geschlossen.

Erschwerte Variation
Die Teilnehmerinnen nennen während des Fingertippens die Städtenamen (alternativ: Ländernamen, Namen von Freunden, Tierarten, Namen von Blumen, Obst- und Gemüsesorten, Lebensmittel, Getränke, eigenen Namen und Adresse ...) in einer Fremdsprache.

IW5

Fingertippen für Profis

Die Teilnehmerinnen verbinden die Bewegungsfolge aus IW3 mit hörbarem Reden.
Sie zählen während der Bewegungsfolgen laut hörbar die Namen aller Mitglieder und Freunde ihrer Familie auf.
Alternativ: Sie nennen während der Bewegungsfolge laut hörbar ihren Vornamen, Nachnamen, ihre Anschrift, ihre Telefonnummer.
Alternativ: Sie sagen während der Bewegungsfolge laut hörbar das Alphabet auf.
Die Teilnehmerinnen gehen durch den Raum.
Nacheinander tippen sie – während sie laut hörbar dazu sprechen – beidhändig jeweils mit den Fingerkuppen zusammen

- Daumen und Zeigefinger der gleichen Hand
- Daumen und Mittelfinger der gleichen Hand
- Daumen und Ringfinger der gleichen Hand
- Daumen und kleiner Finger der gleichen Hand
- Daumen und Ringfinger der gleichen Hand
- Daumen und Mittelfinger der gleichen Hand
- Daumen und Zeigefinger der gleichen Hand

Die Bewegungsfolge wird mehrmals wiederholt.

Variationen

Vereinfachte Variation
Die Teilnehmerinnen machen das Bewegungsspiel nur mit einer Hand.

Vereinfachte Variation
Die Teilnehmerinnen machen das Bewegungsspiel im Sitzen oder im Stehen.

Vereinfachte Variation
Die Teilnehmerinnen sprechen während des Bewegungsspiels freie Texte.

Erschwerte Variation
Die Teilnehmerinnen sitzen auf einem Stuhl oder stehen hinter einem Stuhl und machen das Bewegungsspiel mit geschlossenen Augen.

Erschwerte Variation
Die Teilnehmerinnen sagen das Alphabet während der Bewegungsfolge rückwärts auf.

Erschwerte Variation
Die Teilnehmerinnen sagen 1 × 1 Reihen während der Bewegungsfolge auf.

Erschwerte Variation
Die Teilnehmerinnen sagen während der Bewegungsfolge Worte mit einem bestimmten Anfangsbuchstaben auf.

Erschwerte Variation
Die Teilnehmerinnen sagen ein Gedicht während der Bewegungsfolge auf.

IW6

Gegengleiches Fingertippen

Die Teilnehmerinnen stehen hinter ihrem Stuhl. Ihre Augen sind geöffnet.
Nacheinander tippen sie – gegengleich – beidhändig jeweils mit den Fingerkuppen zusammen

Rechte Hand:	Linke Hand
Daumen und Zeigefinger der rechten Hand	Daumen und kleiner Finger der linken Hand.
Daumen und Mittelfinger der rechten Hand	Daumen und Ringfinger der linken Hand
Daumen und Ringfinger der rechten Hand	Daumen und Mittelfinger der linken Hand
Daumen und kleiner Finger der rechten Hand	Daumen und Zeigefinger der linken Hand
Daumen und Ringfinger der rechten Hand	Daumen und Mittelfinger der linken Hand
Daumen und Mittelfinger der rechten Hand	Daumen und Ringfinger der linken Hand
Daumen und Zeigefinger der rechten Hand	Daumen und kleiner Finger der linken Hand

Die Bewegungsfolge wird mehrmals wiederholt.

Variationen

Vereinfachte Variation
Die Teilnehmerinnen machen mit beiden Händen die gleichen Fingerbewegungen.

Vereinfachte Variation
Die Teilnehmerinnen sitzen beim Bewegungsspiel auf dem Stuhl.

Erschwerte Variation
Die Teilnehmerinnen sitzen beim gegengleichen Fingertippen auf einem Luftkissen.

Erschwerte Variation
Die Teilnehmerinnen sitzen auf einem Stuhl und machen das Bewegungsspiel mit geschlossenen Augen.

Erschwerte Variation
Die Teilnehmerinnen sagen das Alphabet während der Bewegungsfolge auf.

Erschwerte Variation
Die Teilnehmerinnen sagen 1×1 Reihen während der Bewegungsfolge auf.

IW7

Gegengleiches Fingertippen (für Fortgeschrittene)[23]

Die Teilnehmerinnen stehen hinter ihrem Stuhl auf einem Luftkissen.
Nacheinander tippen sie – gegengleich – beidhändig jeweils mit den Fingerkuppen zusammen

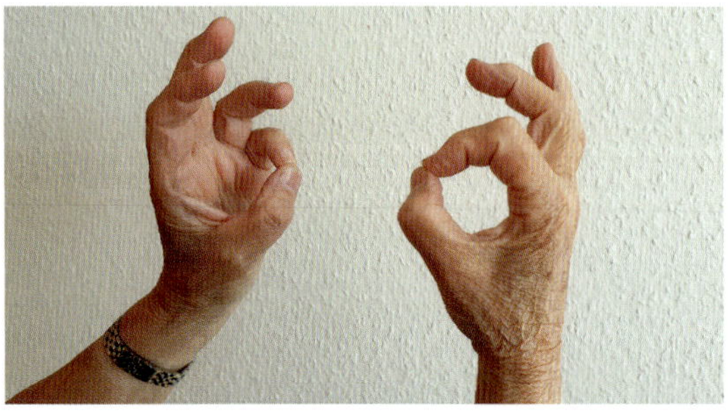

Alternativen

Vereinfachte Version
Die Teilnehmerinnen machen mit beiden Händen die gleichen Fingerbewegungen.

Vereinfachte Version
Die Teilnehmerinnen sitzen beim Bewegungsspiel auf dem Stuhl.

Erschwerte Versionen
Die Teilnehmerinnen sitzen beim gegengleichen Fingertippen auf einem Luftkissen.

Erschwerte Versionen
Die Teilnehmerinnen sitzen auf einem Stuhl und machen das Bewegungsspiel mit geschlossenen Augen.

Erschwerte Versionen
Die Teilnehmerinnen sagen das Alphabet während der Bewegungsfolge auf.

Erschwerte Versionen
Die Teilnehmerinnen sagen 1×1 Reihen während der Bewegungsfolge auf.

IW8

Wechselseitiges Händefalten

Die Teilnehmerinnen sitzen auf einem Stuhl.
Sie falten ihre Hände – der rechte (oder linke) Daumen liegt vorn (oben).
Sie öffnen die Hand – Falten der Hände mit allen Fingern so, dass jetzt liegt der linke (rechte) Daumen vorn liegt.

Die Bewegungsfolge wird mehrmals wiederholt.
Die Teilnehmerinnen sagen dabei den Spruch:
„Onkel Otto
Gewinnt im Lotto.
Kauft sich und seiner Jutta
Einen schicken Kutter.
Schippert hin
Und schippert her
Über' s große, weite Meer."

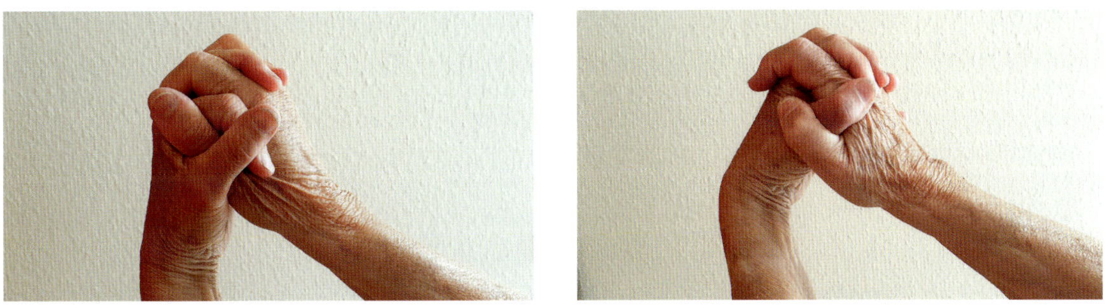

Wechselseitiges Händefalten

Alternativen

Vereinfachte Version
Die wechselnde Bewegungsfolge des Händefaltens wird durch das wechselseitige Aufeinanderlegen der flachen Hände ersetzt.

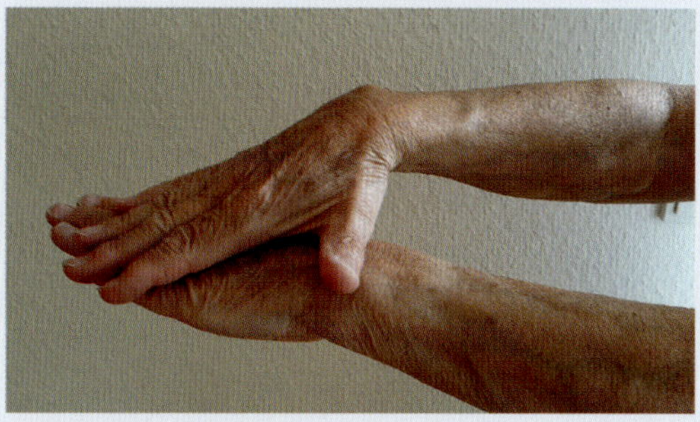
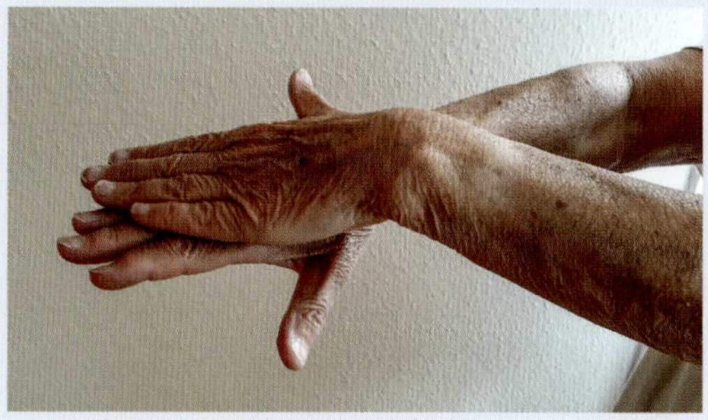

Vereinfachte Version
Die Bewegungsfolge des Händefaltens wird nicht mit allen Fingern der Hand, sondern nur mit dem Daumen durchgeführt.

Vereinfachte Version
Die Daumen werden mit einem Punkt oder Bändchen gekennzeichnet, sodass der Wechsel deutlicher sichtbar wird.

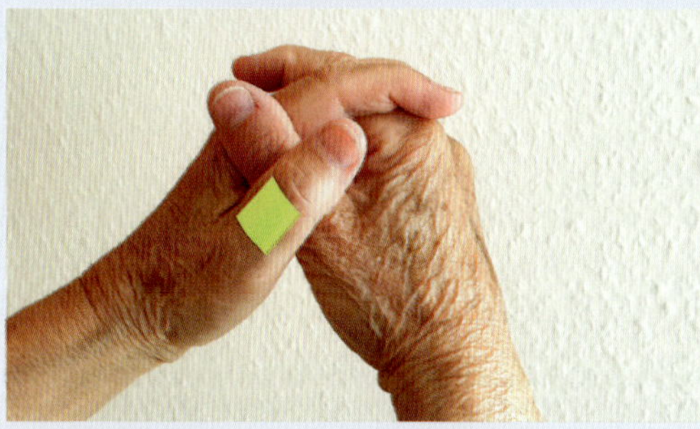
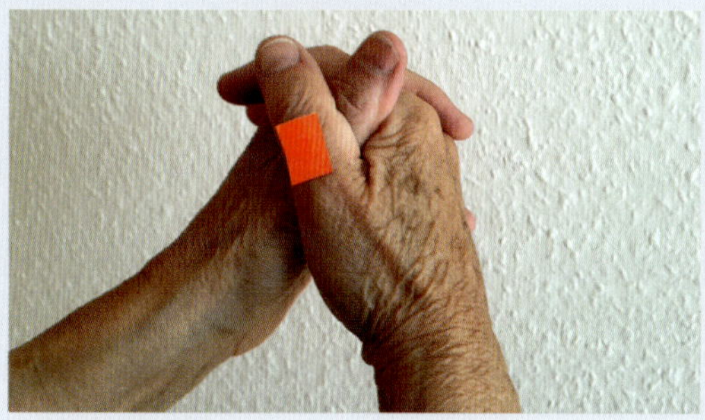

Vereinfachte Version
Die Bewegungsfolge wird ohne gleichzeitiges Sprechen durchgeführt.

Vereinfachte Version
Die Bewegungsfolge wird sehr langsam durchgeführt.

Erschwerte Versionen
Die Teilnehmerinnen sitzen beim wechselseitigen Händefalten auf einem Luftkissen.

Erschwerte Versionen
Die Teilnehmerinnen sitzen auf einem Stuhl und machen das Bewegungsspiel mit geschlossenen Augen.

Erschwerte Versionen
Die Teilnehmerinnen nennen ihren Namen, ihre Adresse, ihr Geburtsdatum, ihre Telefonnummer ... beim wechselseitigen Händefalten.

Erschwerte Versionen
Die Teilnehmerinnen buchstabieren ihren Namen, ihre Adresse ... beim wechselseitigen Händefalten.

Erschwerte Versionen
Die Teilnehmerinnen sagen 1×1 Reihen oder das Alphabet (vor oder rückwärts) während der Bewegungsfolge auf.

IW9

Beidhändiges Fingertreffen

Die Teilnehmerinnen sitzen auf einem Stuhl.
Die Hände sind in der Luft. Alle Fingerspitzen berühren sich.
Im Wechsel berühren sich jeweils nacheinander – alle anderen Finger lösen sich voneinander)

Rechter Daumen – linker kleiner Finger.
Rechter kleine Finger – linke Daumen.
Rechter Daumen – linker Ringfinger.
Rechter Ringfinger – linke Daumen.
Rechter Daumen – linker Mittelfinger.
Rechter Mittelfinger – linker Daumen.
Rechter Daumen – linker Zeigefinger.
Rechter Zeigefinger – linke Daumen.
Rechter Daumen – linker Mittelfinger.
Rechter Mittelfinger – linker Daumen.
Rechter Daumen – linker Ringfinger.
Rechter Ringfinger – linke Daumen.
Rechter Daumen – linker kleiner Finger.
Rechter kleine Finger – linke Daumen.
Alle anderen Finger lösen sich voneinander – die eigenen Hände fassen sich an.

Bei der feinmotorischen Übung sagen die Teilnehmerinnen silbenmäßig folgenden Spruch:
„Ge-hirn und Fin-ger
lie-ben sich im-mer.
Wort und Hand
sind ver-wandt."

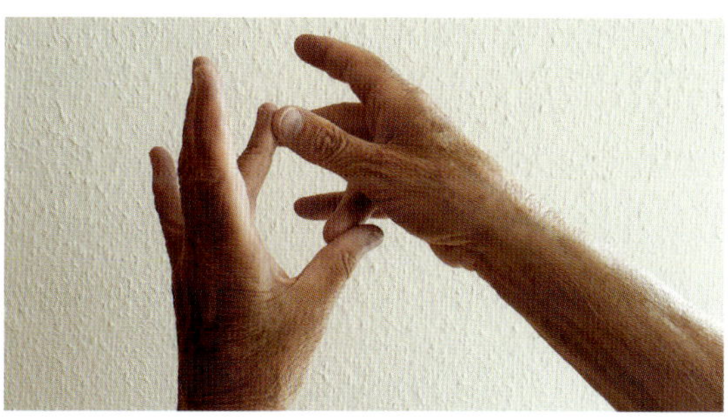

Rechter Daumen/linker Ringfinger ...

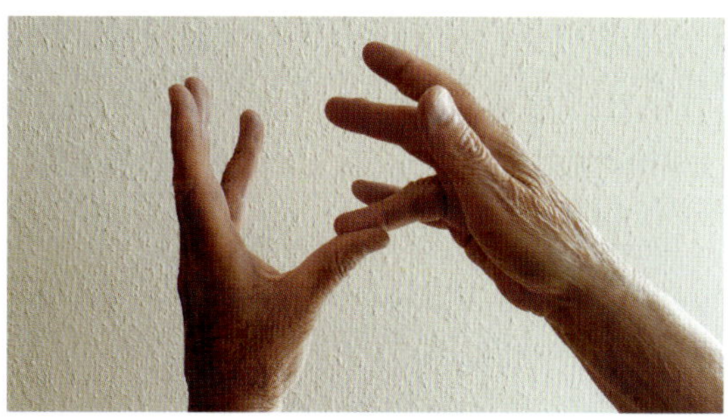

Linker Daumen/rechter Ringfinger ...

Alternativen und Variationen

Alternative zum Spruch
„Mein Dau-men
will spa-zie-ren geh'n
will heu-te al-le Fin-ger seh'n."

Vereinfachte Variation
Die Bewegungsfolge wird ohne gleichzeitiges Sprechen durchgeführt.

Vereinfachte Variation
Die Bewegungsfolge wird sehr langsam durchgeführt.

Erschwerte Variation
Die Teilnehmerinnen sitzen beim Fingertreffen auf einem Luftkissen.

Erschwerte Variation
Die Teilnehmerinnen sitzen auf einem Stuhl und machen das Bewegungsspiel mit geschlossenen Augen.

Erschwerte Variation
Die Teilnehmerinnen stehen beim Finger-Bewegungsspiel hinter einem Stuhl.

Erschwerte Variation
Die Teilnehmerinnen stehen beim Finger-Bewegungsspiel auf einem Luftkissen/hinter einem Stuhl.

Erschwerte Variation
Die Teilnehmerinnen gehen beim Finger-Bewegungsspiel durch den Raum.

Erschwerte Variation
Die Teilnehmerinnen sagen 1×1 Reihen oder das Alphabet (vor- oder rückwärts) während der Bewegungsfolge auf.

IW 10

Wechselseitiges Händefalten für Profis

Die Teilnehmerinnen gehen vorwärts durch den Raum.
Sie sprechen silbenmäßig den Spruch und wechseln das Händefalten zu jeder Silbe.
Sie falten ihre Hände – der rechte Daumen liegt vorn (oben).
Sie öffnen die Hände. Sie falten die Hände – der linke Daumen vorn liegt.
Die Bewegungsfolge wird mehrmals wiederholt.
Die Teilnehmerinnen sagen dabei silbenmäßig den Spruch:
„On-kel Ot-to
Ge-winnt im Lot-to.
Kauft sich und sei-ner Jut-ta
Ei-nen schic-ken Kut-ter.
Schip-pert hin
Und schip-pert her
Ü-ber' s gro-ße, wie-te Meer."

Die Teilnehmerinnen gehen seitwärts durch den Raum, machen die Bewegungsfolge mit den Händen und sagen ihren Spruch.

Die Teilnehmerinnen gehen rückwärts durch den Raum, machen die Bewegungsfolge mit den Händen und sagen ihren Spruch.

Alternativen und Variationen

Vereinfachte Version
Die wechselnde Bewegungsfolge des Händefaltens wird auch im Gehen durch das wechselseitige Aufeinanderlegen der flachen Hände ersetzt.

Vereinfachte Variation
Die Bewegungsfolge des Händefaltens wird beim Gehen nicht mit allen Fingern der Hand, sondern nur mit dem Daumen durchgeführt.

Vereinfachte Variation
Die Daumen werden mit einem farbigen Punkt oder Bändchen gekennzeichnet, sodass der Wechsel deutlicher sichtbar wird-

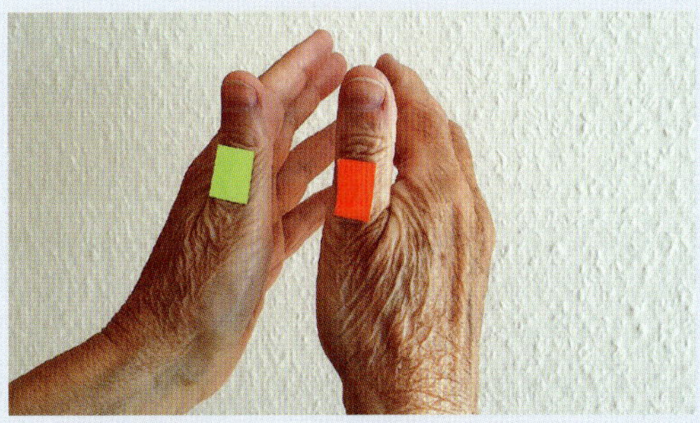

Vereinfachte Variation
Die Bewegungsfolge wird im Gehen ohne gleichzeitiges Sprechen durchgeführt.

Vereinfachte Variation
Die Bewegungsfolge wird sehr langsam beim Gehen durchgeführt.

Erschwerte Version
Die Teilnehmerinnen gehen im Wechsel 4 Schritte vorwärts, 4 Schritte seitwärts, 4 Schritte rückwärts durch den Raum, machen die Bewegungsfolge mit den Händen und sagen ihren Spruch.

Alternative für Rollstuhlfahrerinnen
Die Teilnehmerinnen machen das Bewegungsspiel mit geschlossenen Augen.

Alternative zum Spruch
Die Teilnehmerinnen nennen ihren Namen, ihre Adresse, ihr Geburtsdatum, ihre Telefonnummer ... beim wechselseitigen Händefalten.

Erschwerte Variationen durch Spruch-Alternativen
Die Teilnehmerinnen buchstabieren ihren Namen, ihre Adresse ... beim wechselseitigen Händefalten.

Erschwerte Variationen durch Spruch-Alternativen
Die Teilnehmerinnen sagen 1×1 Reihen oder das Alphabet (vor oder rückwärts) während der Bewegungsfolge auf.

5.4 Körperwahrnehmung – Entspannung – seelische Pflege K3

Der Hauptteil jeder Kursstunde endet mit einer Sequenz der Körperwahrnehmung.
Sequenzen zur Körperwahrnehmung wirken aktivierend auf den Frontallappen und die Inselrinde (Insula, Lobus insularis)[24] im Gehirn.
Die Aktivierungen dieser Bereiche haben einen Einfluss auf die Fähigkeit, Emotionen zu regulieren, sie unterstützen das Absinken des Stresslevels, mindern Verdauungsprobleme und reduzieren Schmerzen. Die Inselrinde, eines von mehreren Gleichgewichtszentren im Gehirn, ist auch an der Spracherzeugung beteiligt.
Achtsame Körperwahrnehmung dient zudem der mentalen und muskulären Entspannung[25].
Die Entspannungseinheit der Körperwahrnehmung endet stets mit dem gemeinsamen Trinken von Wasser.

Achtung!
Die Kursleiterin liest die jeweilige Anregung/Geschichte vor. Sie achtet auf ein langsames Lesen und gibt den Teilnehmerinnen bewusst genügend Zeit, um die entsprechenden Bewegungen auszuführen.

KW 1

„Entspannungsklopfen“

Die Teilnehmerinnen sitzen entspannt auf dem Stuhl.
Die Augen sind geöffnet.
Mit flachen Händen klopfen sie langsam und sanft ihren Körper ab.
Bewegungsfolge:
Die Teilnehmerinnen klopfen mit ihrer rechten Hand[26] mehrmals auf die gegenüberliegende linke Schulter.
Die rechte Hand beginnt, vom Schultergelenk an, die Innenseite des linken Arms abzuklopfen.
Der abgeklopfte Arm wird gedreht. Es wird von den Fingerspitzen über den Handrücken und den Arm bis zur Schulter geklopft.
Die Teilnehmerinnen klopfen mit ihrer rechten Hand nochmals auf die gegenüberliegende linke Schulter.
Handwechsel.
Die Teilnehmerinnen klopfen mit der linken Hand mehrmals auf die gegenüberliegende rechte Schulter.
Die linke Hand beginnt vom Schultergelenk an, die Innenseite des rechten Arms abzuklopfen.
Der abgeklopfte Arm wird gedreht. Es wird von den Fingerspitzen über den Handrücken und den Arm bis zur Schulter geklopft.
Die Teilnehmerinnen klopfen mit ihrer linken Hand nochmals auf die gegenüberliegende rechte Schulter.
Beide Hände werden auf den unteren Rücken gelegt. Der Körper wird von dort über das Gesäß, an den äußeren Beinen entlang bis zum kleinen Zeh abgeklopft.
Am großen Zeh beginnend, wird über die Innenseite der Beine, über die Leisten, sanft weiter über den Bauch bis zur Brust geklopft.
Die Teilnehmerinnen klopfen mehrmals sanft mit den Fingerspitzen auf den Brustbereich.

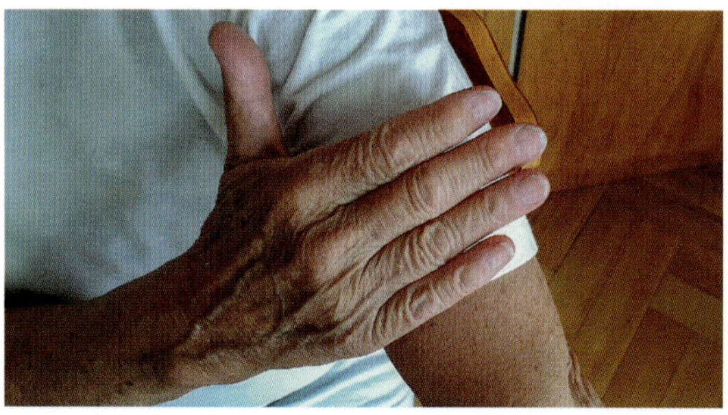

Variationen

Erleichterte Variation
Die Teilnehmerinnen klopfen ihren Körper mit einer Fliegenklatsche ab.

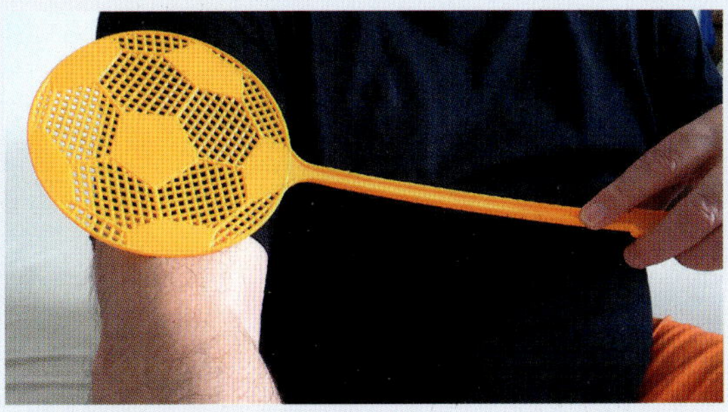

KW2

Der Traum vom Drachenflug

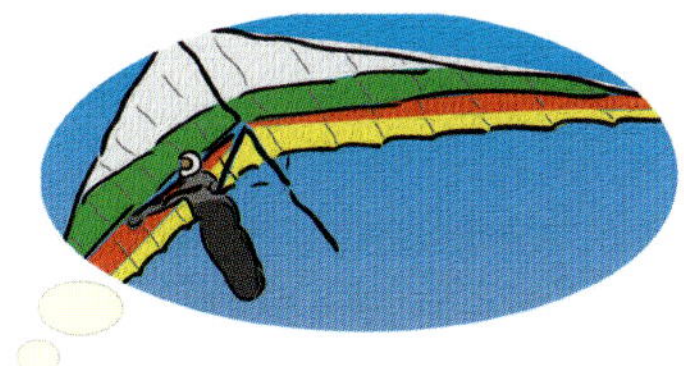

Variation zur Gleichgewichtsgeschichte aus: Traumhafte Bewegungen, verlag modernes lernen.

Die Kursleiterin liest die Geschichte vor.
„Ich sitze bequem auf meinem Stuhl.
Ich schließe, wenn ich möchte, meine Augen.
Ich versinke in einen wunderbaren Traum.
In meinem Traum sitze ich auf einer großen Wiese und halte einen schönen, bunten Drachen in meinen Händen.
Es ist ein herrlicher Tag, um einen Drachen fliegen zu lassen.
Ich strecke meine Arme leicht nach vorn.
Meine Hände befinden sich etwa in Augenhöhe.
Meine Hände umfassen den Griff der Drachenschnur.
Mein Drachen ist in der Luft, ich halte den Griff der Drachenschur gut in den Händen.
Ein leichter Wind lässt meinen Drachen zur Seite fliegen. Meine Arme und mein Kopf folgen der Bewegung.
Ich behalte meinen Drachen im Blick.
Der Wind dreht und mein Drachen fliegt langsam zur anderen Seite. Meine Arme und mein Kopf folgen der Bewegung. Ich behalte meinen Drachen im Blick.
Ich lenke meinen bunten Drachen zurück zur Mitte.
Ich beobachte ihn.
Ich freue mich, dass ich den Drachen mit kräftigem und sicherem Griff gelenkt habe.
Ich bin gut.
Ich gebe mir die Hand.
Ich gratuliere mir zu meiner Kraft und meiner Ausdauer.
Ich gratuliere mir zum Drachenflug.
Ich lächle.
Ich recke und strecke meine Arme und meine Beine.
Ich bewege sanft meine Finger und Fußzehen.
Meine Zunge spielt in meinem Mund.
Ich gähne.
Ich zwinkere mit den Augen.
Ich bin wach.
Meine Stärke und meine Ausdauer bleiben in mir.

Ich bin stark! Ich habe Ausdauer!
Ich bin gut!"

Zum Schluss spielen alle gemeinsam das
„Ich bin gut"-Spiel:
Alle klatschen mit ihren flachen Händen auf die Oberschenkel und rufen dabei *„Ich"*.
Alle klatschen in ihre Hände und rufen dabei *„bin"*.
Alle klopfen sich auf die Brust und rufen dabei *„gut!"*.
Alle strecken ihre Arme in die Luft und rufen *„so gut!!"*.

KW3

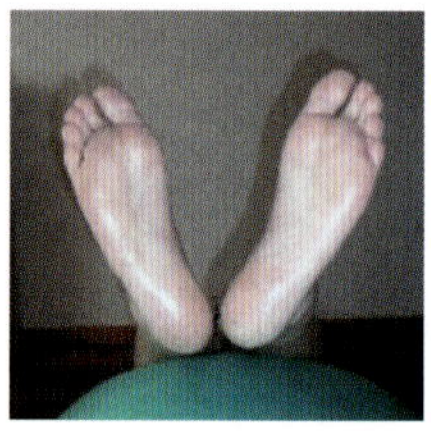

Fuß-Bewegungsgedicht

Bewegungsablauf der Fußgymnastik:
Die Teilnehmerinnen sitzen bequem auf dem Stuhl. Wenn möglich ziehen sie ihre Schuhe aus.

1. Die Teilnehmerinnen machen mit flachen Füßen schnelle Laufbewegungen auf der Stelle.
   Dabei hören sie den Spruch (oder sprechen ihn mit):
   „Füße wollen laufen,
   Füße wollen geh'n,
   Füße woll'n die Welt anseh'n."

2. Die Teilnehmerinnen tippen abwechselnd mit den rechten und linken Fußzehen sanft auf den Boden.
   Dabei hören sie den Spruch (oder sprechen ihn mit):
   „Füße wollen tanzen,
   Füße wollen tippen,
   Woll'n jetzt auf die Fersen kippen."

3. Die Teilnehmerinnen klopfen abwechselnd mit rechter und linker Ferse sanft auf den Boden.
   Dabei hören sie den Spruch (oder sprechen ihn mit):
   „Füße trommeln laut,
   Füße trommeln leise,
   Jeder Fuß auf seine Weise."

4. Die Teilnehmerinnen streifen ihre Füße abwechselnd mit rechtem und linkem Fuß liebevoll ab.
   Dabei hören sie den Spruch (oder sprechen ihn mit):
   „Liebe Füße jetzt ist Ende,
   Liebe Füße jetzt ist Schluss,
   Weil auch jeder Fuß nach Haus mal muss."

   Tschüß!! Alle Teilnehmerinnen winken sich mit ihren Füßen zu.

Alternativen und Variationen

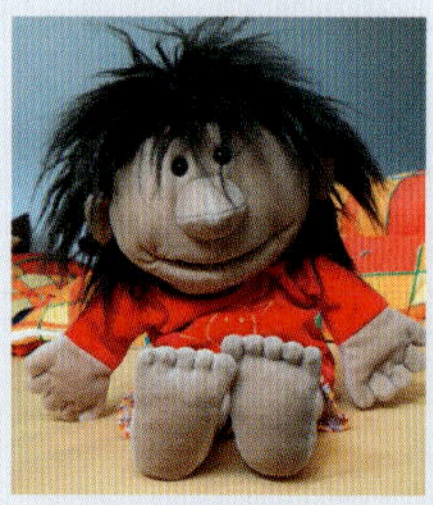

Erleichterte Variation
Das Spiel wird im Vorfeld von einer Handpuppe gespielt, deren Füße alle Bewegungen zum Spruch vormachen können.
Puppenfüße machen die entsprechenden Bewegungen zum Spruch

Erschwerte Variation
Die Teilnehmerinnen sitzen beim Spiel auf einem Luftkissen.

Alternative für Rollstuhlfahrerinnen
Die Bewegungen werden mit den Händen durchgeführt. Der Spruch kann bei Wunsch entsprechend verändert werden: *„Hände wollen laufen ....“*

KW4

Sich Verwöhnen ...

Spruch und Bewegungsablauf:

„Ich sitz auf meinem Stuhle Und streichle meinen Bauch. Er hat das gern, Ich auch.“	Die Teilnehmerinnen streicheln ihren Bauch.
„Ich sitz auf meinem Stuhle Und streichle meinen Arm. Er hat das gern Und wird ganz warm.“	Die Teilnehmerinnen streicheln einen Arm.
„Ich sitz auf meinem Stuhle Und streichle meinen ander'n Arm. Er hat das gern Und wird ganz warm.“	Die Teilnehmerinnen streicheln den anderen Arm.
„Ich sitz auf meinem Stuhle Und streichele mein Bein. Es hat das gern Und find das fein.“	Die Teilnehmerinnen streicheln ein Bein.
„Ich sitz auf meinem Stuhle Und streichele nun mein and'res Bein. Es hat das gern Und find das fein.“	Die Teilnehmerinnen streicheln das andere Bein.
„Ich sitz auf meinem Stuhle Und streichle meinen Mund. Da muss er lächeln, Das ist sehr gesund.“	Die Teilnehmerinnen streicheln um ihren Mund.
„Ich sitz auf meinem Stuhle Und reibe meine Hände. Das ist sehr schön, Doch jetzt ist wirklich Ende.“	Die Teilnehmerinnen reiben ihre Hände.

KW5

Der Traum von den schneebedeckten Bergen

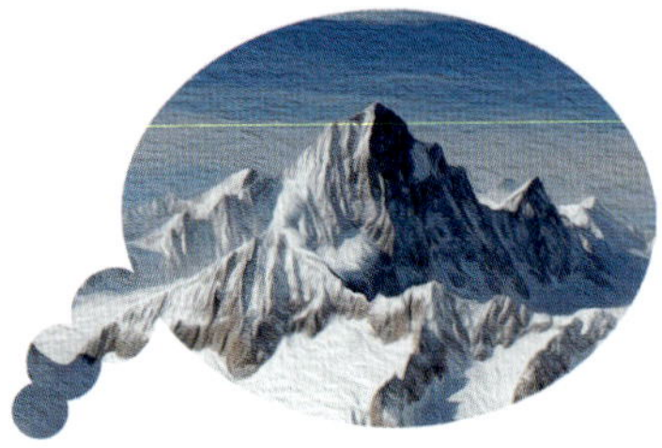

Variation zur Gleichgewichtsgeschichte aus: Traumhafte Bewegungen, verlag modernes lernen.

Die Kursleiterin liest die Geschichte vor.
„Ich sitze bequem auf einem Stuhl.
Meine Füße stehen auf dem Boden.
Mein Kopf ist leicht in Richtung Brust gebeugt.
Meine Hände liegen locker auf meinen Oberschenkeln auf.
Ich schließe meine Augen.
Ich versinke in einen wunderbaren Traum.
In meinem Traum bin ich im Urlaub in den Bergen.
Ich sitze auf einer saftigen, grünen Wiese.
Es ist warm.
Ein leichter Wind streichelt mein Gesicht.
Die Sonne scheint und ich höre das helle, fröhliche Zwitschern der Vögel.
Ich genieße es, inmitten der wunderschönen Natur zu sitzen.
Ich bin umringt von Bergen, auf deren Gipfeln noch der Schnee zu sehen ist.
Es geht mir gut!
In meinen Händen halte ich ein Fernglas.
Langsam führe ich mein Fernglas zu den Augen.
Jetzt bewege ich mein Kinn in Richtung Himmel.
Mit meinem Fernglas vor Augen kommt mir die wunderbare Welt der Berge näher.
Ich sehe die schneebedeckten Gipfel.
Ich erkenne einen schmalen Pfad, der zu der kleinen Hütte in den Bergen führt.
Langsam senke ich mein Kinn in Richtung Brustbein, das Fernglas bleibt vor meinen Augen.
Nun kann ich ins Tal schauen.
Ich erblicke das bunte Treiben in dem kleinen Ort am Fuße der Berge.
Ich sehe Dächer und Straßen.
Ich erblicke Menschen, die von meiner Wiese aus, winzig klein erscheinen.
Ich sehe, wie sich die Menschen dort unten im Tal in den Straßen bewegen.
Das Fernglas bleibt vor meinen Augen.
Sanft bewege ich ein zweites Mal mein Kinn in Richtung Himmel.
Ich möchte die schneebedeckten Berge noch einmal erblicken.
Ja, ich kann sie sehen, die Gipfel der Berge.
Die Sonne umspielt die Berggipfel und der Schnee glitzert hell auf den Bergen.
Langsam senke ich mein Kinn in Richtung Brustbein.
Ich setze mein Fernglas ab.
Meine Hände legen sich neben meine Oberschenkel.
Ich greife ins Gras und spüre das weiche Gras unten meinen Händen.
Ich lächle.
Ich recke und strecke meine Arme und meine Beine.
Ich bewege sanft meine Finger und Fußzehen.
Meine Zunge spielt in meinem Mund.
Ich gähne.
Ich zwinkere mit den Augen.
Ich öffne meine Augen.
Ich bin wach.
Mein Traum-Fernglas bleibt bei mir.
Ich kann es immer dann hervorholen, wenn ich im Alltag das Gefühl bekomme, bestimmte Dinge oder Situationen aus der Entfernung – aus einer gesunden Distanz heraus – ruhig und genau betrachten zu wollen.“

KW6

„Ärger-Vertreiber“

Die Teilnehmerinnen sitzen auf einem Stuhl.

Spruch und Bewegungsablauf

„Ich wische allen Ärger fort, habe keine Sorgen. Wische hier und wische dort – heute und auch morgen.“	Es wird sanft über die eigenen Hände, Arme gewischt.
„Ich puste allen Ärger fort, habe keine Sorgen. Puste hier und puste dort – heute und auch morgen.“	Es wird sanft über die eigenen Hände, Arme gepustet.
„Ich zupfe allen Ärger fort, habe keine Sorgen. Zupfe hier und zupfe dort – heute und auch morgen.“	Es wird sanft an den eigenen Händen, Armen gezupft.
„Ich drücke allen Ärger fort, habe keine Sorgen. hier und drücke dort – heute und auch morgen.“	Es wird sanft mit der flachen Hand *Drücke* auf die eigenen Hände, Arme gedrückt.
„Ich klopfe allen Ärger fort, habe keine Sorgen. hier und klopfe dort – heute und auch morgen.“	Es wird sanft mit den Fäusten auf *Klopfe* Schultern und Oberarme geklopft.
„Ich vertreibe Ärger überall, habe keine Sorgen. Das hilft mir jeden Tag – heute und auch morgen.“	Die Teilnehmerinnen umarmen sich selber.

Variationen

Erweiterte Variation
Die Teilnehmerinnen massieren (wischen, pusten, zupfen ...) nicht nur Hände und Arme, sondern alle erreichbaren Körperteile (Schultern, Beine, Brust, Bauch ...)

Variationen mit Material
Wischen, drücken, klopfen z. B. mit Bierdeckel, Fliegenklatsche
Pusten, z. B. mit Strohhalm, Papprolle
Zupfen, z. B. mit der Hand im Fingerhandschuh, mit Wäscheklammer

KW 7

„Künstler-Massage“

Ausgangsstellung
Zwei Teilnehmerinnen sitzen hintereinander.
Die vorn sitzende Teilnehmerin bekommt einen DIN-A4-Block und einen Stift.

Spiel- und Bewegungsablauf
Die vorn sitzende Teilnehmerin beginnt auf dem Papier zu malen.
Ist ihr Bild fertig gemalt, zeigt sie es der hinten sitzenden Teilnehmerin.
Diese malt nun alles, was auf dem Papier zu sehen ist, mit den Fingern auf den Rücken der vorn sitzenden Teilnehmerin.
Nach einer Weile werden die Rollen getauscht.

Variationen

Erweiterte Variation
Wird mit einem roten Stift auf das Papier gemalt – wird das Bild mit dem Zeigefinger auf den Rücken gemalt.
Wird mit einem blauen Stift auf das Papier gemalt – wird das Bild mit den Händen auf den Rücken geknetet.
Wird mit einem gelben Stift auf das Papier gemalt – wird das Bild mit den Daumen auf den Rücken getupft.

Variation ohne Körperkontakt
Das „Rückenbild“ wird (nach Wahl der vorn sitzenden Teilnehmerin) mit Materialien auf den Rücken gemalt (Klammer, Löffel, Lineal, Tennisball, Kastanie ...).

KW8

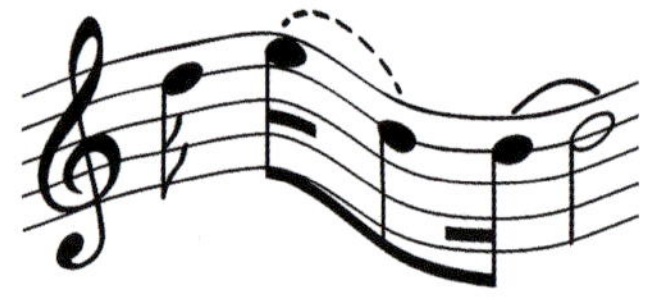

Gleichgewichtstanz mit den Armen

Variation zum Gleichgewichtstanz aus: Traumhafte Bewegungen, verlag modernes lernen.

Die Teilnehmerinnen sitzen im Kreis. Die Augen sind geöffnet.
Beim Tanz wird nicht gesprochen. Die Teilnehmerinnen lauschen der Musik, reagieren auf Körperzeichen der Mittanzenden und bewegen sich im Rhythmus der „kleinen Nachtmusik“.
Alle Bewegungen werden im Kreis sitzend *nacheinander* – Teilnehmerin nach Teilnehmerin – durchgeführt.
Durch das ineinander Gleiten der nacheinander, langsam ausgeführten Bewegungen ergibt sich eine „Bewegungswelle“ im Kreis.

Bewegungsablauf:
Die Kursleiterin fasst mit ihrer rechten Hand die linke Hand der rechtsstehenden Nachbarin.
Diese gibt ihre rechte Hand ebenfalls in die linke Hand ihrer rechtstehenden Nachbarin.
Auf diese Weise geben sich *nacheinander* alle im Kreis stehenden Teilnehmerinnen die Hand.

Ist die „Runde des Handreichens“ bei der Kursleiterin angekommen, beginnt diese ihren rechten Arm in die Luft zu strecken. Gleichzeitig mit dem Strecken ihres rechten Arms hebt sie den linken Arm der rechten Nachbarin mit an, denn die beiden halten sich weiterhin an den Händen.
Die Nachbarin streckt ebenfalls ihren rechten Arm in die Luft. Gleichzeitig mit dem Strecken ihres rechten Arms, hebt auch sie den linken Arm der rechten Nachbarin.
Nacheinander strecken alle Teilnehmerinnen ihren rechten Arm in Richtung Decke.

Ist die „Runde des Armhebens“ bei der Kursleiterin angekommen, senkt diese ihren rechten Arm und beugt gleichzeitig Kopf und Oberkörper nach vorn. Durch diese Bewegung senkt sie gleichzeitig den linken Arm der rechten Nachbarin, mit der sie weiterhin angefasst bleibt.
Die Nachbarin senkt ebenfalls ihren rechten Arm und beugt gleichzeitig Kopf und Oberkörper.
Nacheinander senken alle Teilnehmerinnen ihre Arme und beugen Kopf und Oberkörper.

Ist die „Runde des Beugens“ bei der Kursleiterin angekommen, beginnt diese Kopf und Oberkörper wieder aufzurichten und ihren rechten Arm in Richtung Decke zu strecken. Gleichzeitig mit dieser Bewegung hebt sie den linken Arm der rechten Nachbarin an.
Die Nachbarin richtet ebenfalls Kopf und Oberkörper auf und streckt ihren rechten Arm in die Luft, wobei sie wiederum den linken Arm der Nachbarin mit anhebt.
Nacheinander richten alle Teilnehmerinnen Kopf und Oberkörper auf und heben ihre Arme in die Luft.

Ist die „Runde des Körperaufrichtens und des Armhebens“ bei der Kursleiterin angekommen, beginnt diese ihren rechten Arm zu senken und gleichzeitig Kopf und Oberkörper nach vorn zu beugen. Mit der Bewegung senkt sie gleichzeitig den linken Arm der rechten Nachbarin.
Nacheinander senken alle Teilnehmerinnen die Arme und beugen gleichzeitig Kopf und Oberkörper.

Ist die „Runde des Körper-Beugens“ bei der Kursleiterin angekommen, bewegt diese nochmals ihren rechten Arm in Richtung Decke und richtet gleichzeitig ihren Kopf und ihren Oberkörper auf.
Nacheinander bewegen alle Teilnehmerinnen ihre Arme in Richtung Decke und richten gleichzeitig Kopf und Oberkörper auf.

Ist die „Runde des Körperaufrichtens“ bei der Kursleiterin angekommen, beginnt diese ihren rechten Arm zu senken. Mit dieser Bewegung senkt sie gleichzeitig den linken Arm der rechten Nachbarin.
Nacheinander senken alle Teilnehmerinnen ihre Arme.

Ist die „Runde des Armsenkens“ bei der Kursleiterin angekommen, beginnt diese ihr rechtes Hand von der linken Hand ihrer Nachbarin zu lösen.
Ihre rechte Nachbarin löst nun ebenfalls ihre rechte Hand von der linken Hand der Nachbarin.
Nacheinander lösen alle Teilnehmerinnen ihre rechte Hand von der linken Hand der Nachbarin.
Alle Teilnehmerinnen lächeln sich an und verbeugen sich gemeinsam.

Variationen

Variation ohne Hand- und Körperkontakt:
Jede Teilnehmerin hat jeweils zwei Jongliertücher – eins in der rechten, eins in der linken Hand.
Anstelle des Anfassens der Hände werden nacheinander jeweils die Tücher nach vorn vor den Körper gehalten.
Anstelle des gemeinsamen Anhebens und Senkens der angefassten Hände werden die Jongliertücher einzeln nacheinander in die Luft gehalten bzw. einzeln nacheinander auf den Oberschenkeln abgelegt.
Anstelle des Lösens der Hände werden die Jongliertücher nacheinander auf der Erde abgelegt.

Erschwerte Variation
Die Teilnehmerinnen sitzen beim Spiel auf einem Luftkissen.

Zusammengefasster Bewegungsablauf in Kurzform

Runde	Bewegungsablauf	Alternative ohne Körper kontakt
Runde 1	Rechte Hand fasst Nachbarin an.	Hand/Tuch wird nach vorn gestreckt, Arm angewinkelt.
Runde 2	Rechter Arm streckt sich in Richtung Decke.	Hand/Tuch in Richtung Decke strecken.
Runde 3	Kopf/Oberkörper beugen, rechter Arm senkt sich.	Hand/Tuch auf Oberschenkel ablegen.
Runde 4	Kopf/Oberkörper richten sich auf, rechter Arm streckt in Richtung Decke.	s. Runde 2
Runde 5	Kopf/Oberkörper beugen nach vorn, rechter Arm senkt sich.	s. Runde 3
Runde 6	Kopf/Oberkörper richten sich auf, rechter Arm streckt in Richtung Decke.	s. Runde 2

Runde 7	Rechter Arm senkt sich.	s. Runde 3
Runde 8	Rechte Hand löst sich von Hand der Nachbarin.	Tuch auf der Erde ablegen.
Endrunde	Alle schauen sich an, lächeln sich zu, verbeugen sich leicht!	

KW9

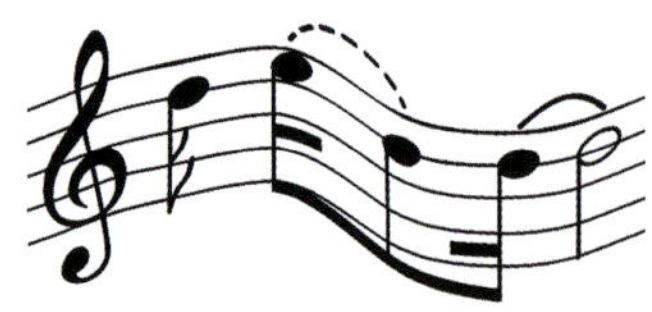

Gleichgewichtstanz mit Armen und Beinen

Variation zum Gleichgewichtstanz aus: „Die perfekte Welle", Traumhafte Bewegungen, verlag modernes lernen.

Die Teilnehmerinnen sitzen oder stehen im Kreis. Die Augen sind geöffnet.
Beim Tanz wird nicht gesprochen. Die Teilnehmerinnen lauschen der Musik, reagieren auf Körperzeichen der Mittanzenden und bewegen sich im Rhythmus der „kleinen Nachtmusik". Alle Bewegungen werden im Kreis *nacheinander* – Teilnehmerin nach Teilnehmerin – durchgeführt.
Durch das ineinander Gleiten der nacheinander, langsam ausgeführten Bewegungen ergibt sich eine „Bewegungswelle" im Kreis.

Bewegungsablauf:
Die Kursleiterin fasst mit ihrer rechten Hand die linke Hand der rechtsstehenden Nachbarin.
Diese gibt ihre rechte Hand ebenfalls in die linke Hand ihrer rechtstehenden Nachbarin.
Auf diese Weise geben sich *nacheinander* alle im Kreis stehenden Teilnehmerinnen die Hand.

Ist die „Runde des Handreichens" bei der Kursleiterin angekommen, beginnt diese ihr linkes Bein über das rechte Bein zu stellen.
Ihre rechte Nachbarin kreuzt nun ebenfalls ihr linkes Bein über das rechte Bein.
Nacheinander stellen alle Teilnehmerinnen ihr linkes Bein über das rechte Bein.

Ist die „Runde des Beinkreuzens" bei der Kursleiterin angekommen, beginnt sie ihren rechten Arm in die Luft zu strecken. Gleichzeitig mit dem Strecken ihres rechten Arms hebt sie den linken Arm der rechten Nachbarin mit an, denn die beiden halten sich weiterhin an den Händen.
Die Nachbarin streckt ebenfalls ihren rechten Arm in die Luft. Gleichzeitig mit dem Strecken ihres rechten Arms, hebt auch sie den linken Arm der rechten Nachbarin.
Nacheinander strecken alle Teilnehmerinnen ihren rechten Arm in Richtung Decke.

Ist die „Runde des Armhebens" bei der Kursleiterin angekommen, senkt diese ihren rechten Arm und beugt gleichzeitig Kopf und Oberkörper nach vorn. Durch diese Bewegung senkt sie gleichzeitig den linken Arm der rechten Nachbarin, mit der sie weiterhin angefasst bleibt.
Die Nachbarin senkt ebenfalls ihren rechten Arm und beugt gleichzeitig Kopf und Oberkörper.
Nacheinander senken alle Teilnehmerinnen ihre Arme und beugen Kopf und Oberkörper.

Ist die „Runde des Beugens" bei der Kursleiterin angekommen, beginnt diese Kopf und Oberkörper wieder aufzurichten und ihren rechten Arm in Richtung Decke zu strecken. Gleichzeitig mit dieser Bewegung hebt sie den linken Arm der rechten Nachbarin an.
Die Nachbarin richtet ebenfalls Kopf und Oberkörper auf und streckt ihren rechten Arm in die Luft, wobei sie wiederum den linken Arm der Nachbarin mit anhebt.
Nacheinander richten alle Teilnehmerinnen Kopf und Oberkörper auf und heben ihre Arme in die Luft.

Ist die „Runde des Körperaufrichtens und des Armhebens" bei der Kursleiterin angekommen, beginnt diese ihr rechtes Bein über das linke Bein zu stellen.
Ihre rechte Nachbarin führt nun ebenfalls ihr rechtes Bein über das linke Bein.
Nacheinander setzen alle Teilnehmerinnen ihr rechtes Bein über das linke Bein.

Die Hände der Teilnehmerinnen bleiben weiterhin angerfasst, die Arme sind zur Decke gestreckt.

Ist die „Runde des Beinkreuzens“ bei der Kursleiterin angekommen, beginnt diese ihren rechten Arm zu senken und gleichzeitig Kopf und Oberkörper nach vorn zu beugen. Mit der Bewegung senkt sie gleichzeitig den linken Arm der rechten Nachbarin.
Nacheinander senken alle Teilnehmerinnen die Arme und beugen gleichzeitig Kopf und Oberkörper.

Ist die „Runde des Körper-Beugens“ bei der Kursleiterin angekommen, bewegt diese nochmals ihren rechten Arm in Richtung Decke und richtet gleichzeitig ihren Kopf und ihren Oberkörper auf.
Nacheinander bewegen alle Teilnehmerinnen ihre Arme in Richtung Decke und richten gleichzeitig Kopf und Oberkörper auf.

Ist die „Runde des Körperaufrichtens“ bei der Kursleiterin angekommen, beginnt diese ihren rechten Arm zu senken. Mit dieser Bewegung senkt sie gleichzeitig den linken Arm der rechten Nachbarin.
Nacheinander senken alle Teilnehmerinnen ihre Arme.

Ist die „Runde des Armsenkens“ bei der Kursleiterin angekommen, beginnt diese ihr rechtes Bein neben das linke Bein zu stellen. Ihre rechte Nachbarin stellt nun ebenfalls ihr rechtes Bein neben das linke.
Nacheinander stellen alle Teilnehmerinnen ihr rechtes Bein neben das linke Bein.

Ist die „Runde des Beinstellens“ bei der Kursleiterin angekommen, beginnt diese ihr rechtes Hand von der linken Hand ihrer Nachbarin zu lösen.
Ihre rechte Nachbarin löst nun ebenfalls ihre rechte Hand von der linken Hand der Nachbarin.
Nacheinander lösen alle Teilnehmerinnen ihre rechte Hand von der linken Hand der Nachbarin.

Alle Teilnehmerinnen lächeln sich an und verbeugen sich gemeinsam.

Zusammengefasster Bewegungsablauf in Kurzform

Runde	Bewegungsablauf	Alternative ohne Körperkontakt
Runde 1	Rechte Hand fasst Nachbarin an.	Hand/Tuch wird nach vorn gestreckt/Arm angewinkelt.
Runde 2	Linkes Bein kreuzt über rechtes Bein	
Runde 3	Rechter Arm streckt sich in Richtung Decke.	Hand/Tuch in Richtung Decke strecken.
Runde 4	Kopf/Oberkörper beugen, rechter Arm senkt sich.	Hand/Tuch auf Oberschenkel ablegen.
Runde 5	Kopf/Oberkörper richten sich auf, rechter Arm streckt in Richtung Decke.	s. Runde 3
Runde 6	Rechtes Bein kreuzt über linkes Bein.	
Runde 7	Kopf/Oberkörper beugen nach vorn, rechter Arm senkt sich.	s. Runde 4
Runde 8	Kopf/Oberkörper richten sich auf, rechter Arm streckt in Richtung Decke.	s. Runde 3
Runde 9	Rechter Arm senkt sich.	s. Runde 4
Runde 10	Rechtes Bein stellt sich neben linkes Bein.	
Runde 11	Rechte Hand löst sich von Hand der Nachbarin.	Tuch auf der Erde ablegen
Endrunde	Alle schauen sich an, lächeln sich zu, verbeugen sich leicht!	

KW 10

Wunsch KW

Die Teilnehmerinnen entscheiden sich für eine, der ihnen aus Kursstunde 1–9 bekannten Entspannungs- Wahrnehmungssequenz.

„Ich bin gut!“ Abschluss

Zum Abschluss spielen alle zusammen das bekannte „Ich bin gut“-Bewegungsspiel:
Alle klatschen mit ihren flachen Händen auf die Oberschenkel und rufen dabei *„Ich“*.
Alle klatschen in ihre Hände und rufen dabei *„bin“*.
Alle klopfen sich auf die Brust und rufen dabei *„gut!“*.
Alle strecken ihre Arme in die Luft und rufen *„so gut!!“*.

5.5 Information – Wissenserwerb K3[27]

Aushang 1
Die Kursleiterin vermittelt den Teilnehmerinnen wichtige Grundsätze der Kursstunden und Trainingsaufgaben:
Übungen und Aktivitäten sollen mit Freude und ohne Angst durchgeführt werden – jede einzelne Kursteilnehmerin soll sich dabei wohl fühlen – was nicht ausschließt, dass es auch zwischendurch anstrengend sein darf.
Eine wichtige Aussage der Kursstunden lautet daher:

Wir haben Spaß und Freude in der Stunde!

Die Aussage wird im Raum ausgehängt.

Aushang 2
Die Kursstunden sind keine Sportstunden, in denen Noten verteilt werden.
Sie dienen der Gesundheitsförderung für Körper, Geist und Seele.

Es geht nicht um das Können – es geht um das Tun!

Die Aussage wird im Raum ausgehängt.

Aushang 3
Das Trinken von Wasser während der Kursstunden dient der Gesundheitsvorsorge- und Gesundheitsfürsorge.

Ich trinke Wasser – ich weiß warum!

Aushang 4
Der Abschluss-Spruch soll alle Teilnehmerinnen im Alltag begleiten.

Ich bin gut!

Informationen/Wissensvermittlung in den Kursstunden

Die Vermittlung von Hintergrundwissen zur gesundheitsförderlichen Wirkung der Kursinhalte wird als wichtiges Ziel einer Präventionsmaßnahme angesehen.

Ziel der Wissensvermittlung – mit den Anteilen Handlungs- und Effektwissen – ist es, den Teilnehmerinnen Kenntnisse zu vermitteln, wie die Übungen ausgeführt werden, auf welchen Grundlagen sie basieren und welche gesundheitlichen Wirkungen die eingesetzten Maßnahmen haben.

I1

Bewegung und Gesundheit

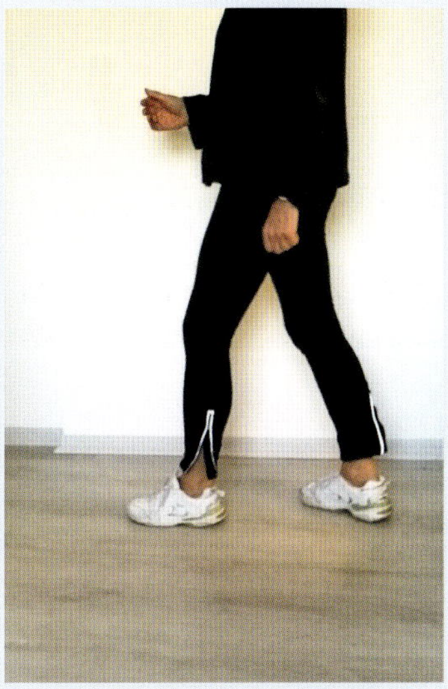

Bewegung ist ein sehr wichtiger Baustein der menschlichen Gesundheit.
Bewegung unterstützt die Funktion lebensnotwendiger Organe und hat positiven Einfluss auf das gesamte Herz-Kreislaufsystem und den Fettstoffwechsel. Durch körperliche Aktivität wird die individuelle Ausdauer verbessert, Blutdruck, Gesamtcholesterin, Insulin und Blutzuckerspiegel werden gesenkt.
Bewegung steigert den Energieumsatz und wirkt dadurch positiv auf das Körpergewicht.
Bewegung erhält und verbessert die eigene körperliche Leistungsfähigkeit, Muskelkraft und Stabilität verbessern sich, Knochendichte, Beweglichkeit und Belastbarkeit der Gelenke nehmen zu.
Bewegung unterstützt die Gehirnfunktion. Körperliche Aktivität verbessert die Gehirndurchblutung und fördert die Neubildung von Nervenzellen.
Auf die Psyche hat Bewegung eine antidepressive Wirkung
Bewegung unterstützt das Immunsystem, stärkt die menschliche Immunabwehr.
Bewegung ist in jedem Alter sinnvoll!
Bewegung stimuliert die Sinnes- und Bewegungszentren des Gehirns, pflegt und schult das Gleichgewichtssystem, unterstützt die Gesundheit und fördert das mentale Wohlbefinden.
Abwechslungsreiche Bewegungsanregungen unterstützen die Aufmerksamkeitsfähigkeit – des Menschen und dienen dem Erhalt der Neuroplastizität des Gehirns.
Als besonders wirkungsvoll erweisen sich dabei Bewegungsaktivitäten, die in Gemeinschaft stattfinden.
Studien zeigen, dass körperliche Aktivität vor Altersschwäche schützen kann.

I2

Gleichgewicht und Gesundheit

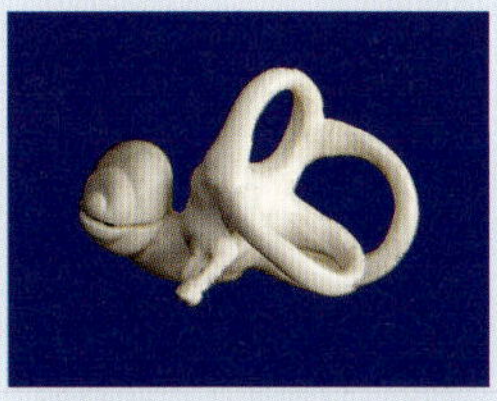

Jeder kann sein Gleichgewicht trainieren – und jeder profitiert davon!
Ein ausgewogenes Gleichgewicht unterstützt das körperliche und seelische Wohlbehagen.
Gleichgewichtsreize dienen der Gehirnentwicklung und regen die Gehirntätigkeit an.
Eine ausgewogene Gleichgewichtsverarbeitung unterstützt die Wachheit des Gehirns und ermöglicht Aufmerksamkeit und Konzentration.

Seh- und Hörwahrnehmung werden durch das Gleichgewichtssystem unterstützt.
Das Gleichgewichtssystem ermöglicht sicheren Stand-, Gang- und Bewegungsmöglichkeiten, es dient der Aufrechthaltung von Kopf und Körper.

Das Gleichgewichtssystem steht in engem Zusammenhang mit dem Kleinhirn und ist daher auch an feinmotorischen Tätigkeiten beteiligt.
Mit zunehmendem Alter nimmt die Gleichgewichtsfähigkeit eines Menschen ab.
Dies macht anfälliger für Stürze und führt oftmals dazu, dass ältere Menschen Bewegungen möglichst vermeiden und aus Vorsicht vorwiegend zu Hause bleiben.

Laut Demographie-Bericht des Bundesministeriums des Inneren nimmt die Lebenserwartung der Menschen kontinuierlich zu und bewirkt in der Bevölkerung weitere Verschiebungen der Alterszusammensetzung zugunsten älterer Bürgerinnen und Bürger[28].
Präventionsmaßnahmen sind also auch in hohem Alter absolut sinnvoll, denn sie haben in jedem Alter positive Auswirkungen auf die Gesundheit und die Selbstständigkeit des Menschen.

I3

Wassertrinken – Gehirn

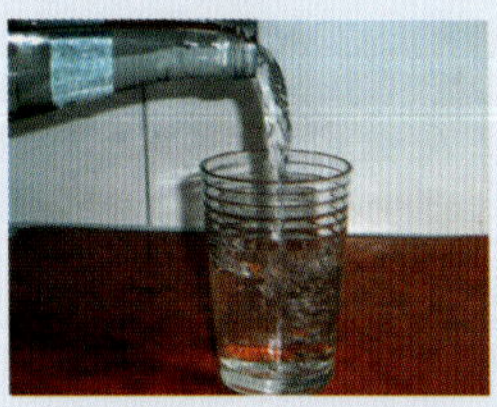

Flüssigkeit ist für Körper und Geist sehr wichtig.
Der menschliche Organismus besteht zu mehr als der Hälfte aus Wasser. Wasser übernimmt vielfältige und wichtige Funktionen im Körper. Wasser ist u. a. Bestandteil aller Zellen und Körperflüssigkeiten, Transport- und Lösungsmittel für Nährstoffe, Unterstützer der Nieren, Aufrechterhalter einer konstanten Körpertemperatur.
Der menschliche Körper scheidet über die Haut, über die Atmung und über den Stoffwechsel – Urin und Stuhlgang – ca. zwei bis drei Liter Wasser pro Tag aus.

Durch eine ausreichende Versorgung des Körpers mit Flüssigkeit wird der Blutfluss, der Transport wichtiger Nährstoffe zu den Organen, das Ausschwemmen von Giftstoffen aus dem Körper und auch die Durchblutung des Gehirns unterstützt – Nervenzellen können optimal miteinander kommunizieren.
Flüssigkeitsmangel lässt auf Dauer Nervenzellen absterben. Einen kleinen Teil der Flüssigkeit zieht der Körper aus der Nahrung, den größten Teil aus Getränken. Die DGE Deutsche Gesellschaft für Ernährung empfiehlt eine Flüssigkeitsmenge von 1,5 Liter am Tag – bei Hitze, Fieber, Durchfall, körperlicher Arbeit und Sport wird zu zusätzlichen Flüssigkeitskonsum geraten.
Flüssigkeitsmangel führt u. a. zur Abnahme von Konzentrations- und Leistungsfähigkeit, Austrocknen von Schleimhäuten – und damit höherer Anfälligkeit von Bakterien und Viren – zu Kopfschmerz, Kreislaufbeschwerden und Nierenerkrankungen.

Um Flüssigkeitsmangel zu vermeiden, wird zu regelmäßigem Trinken geraten. Das Nutzen einer Erinnerungs-App kann ebenso an das Trinken erinnern, wie der Trick, Getränke bei der Arbeit und zu Hause immer in Sichtweite zu stellen.

Viele Menschen trinken zu wenig.

Mit zunehmendem Alter lässt das Durstempfinden der Menschen nach. Mangelnde Gewohnheit, Angst vor nächtlichem Harndrang, beginnende Inkontinenz u. a. können zusätzliche Gründe sein, das regelmäßige Trinken im Tagesablauf zu vernachlässigen.

Das Trinken von lauwarmem Wasser schont den Organismus, fördert die Verdauung, bringt besonders am Morgen nach dem Aufstehen den Kreislauf in Trab und wirkt zudem schmerz- und krampflindernd.

Das regelmäßige Wassertrinken während der Kursstunden dient der Gesundheitsvorsorge und der Gesundheitsfürsorge der Teilnehmerinnen und der Kursleiterin.

Siehe dazu ergänzend Exkurs Kap. 4

I4

Die Notwendigkeit des lebenslangen bewegungsfreundlichen Verhaltens

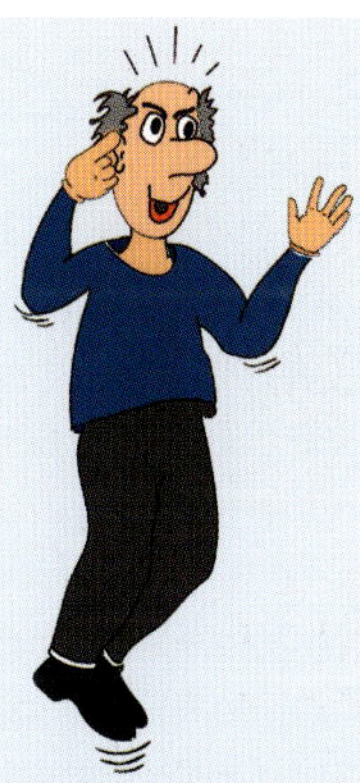

Regelmäßige Bewegung hilft, bis ins hohe Alter gesund zu bleiben.

Mit körperlicher Aktivität kann das Leben verlängert, die Lebensqualität erhöht werden.
Bewegung hat in jedem Alter positive Wirkungen auf Körper, Geist und Seele.
Ausdauer, Kraft, Körpergewicht, Knochendichte, Blutfette und Blutdruck profitieren auch im Alter von Bewegung.
Bewegungsmangel birgt dagegen das Risiko, früher gebrechlich und hilfsbedürftig zu werden.

Bewegung schützt vor chronischen Erkrankungen, die besonders häufig im Alter auftreten (Diabetes Typ 2, Herz-Kreislauf-Erkrankungen, wie Bluthochdruck, koronare Herzkrankheit oder Schlaganfall, Wirbelsäulenschäden, Osteoporose, Arthrose ...). Zudem erholen sich Menschen, die körperlich leistungsfähig sind, deutlich schneller nach einem Klinikaufenthalt als Bewegungsarme.

Ab dem 30. Lebensjahr beginnt der altersbedingte Muskelabbau – der Körper baut pro Jahr bis zu ein Prozent Muskeln ab und wandelt sie nach und nach in Fett um.
Eine gut arbeitende Muskulatur ist wichtig.
Menschen, ab ca. 70 Jahre, verlieren rund drei Prozent Muskelkraft pro Jahr.
Auch das Gleichgewicht, die Knochen und das Herz-Kreislaufsystem unterliegen dem Alterungsprozess, beginnend ab dem 30.Lebensjahr. Spürbar werden die Alterungsprozesse meist erst im höheren Alter.

Selbstständigkeit, Selbstversorgung und Lebensqualität kann im Alter durch Übung, Training und Bewegung erhalten werden.
Körperliche Aktivitäten minimieren im Alter die Sturzgefahr, die mit zunehmendem Alter erfolgt. Emotional erhöhen Bewegungssequenzen das Selbstvertrauen, sozial die Kommunikationsmöglichkeiten.

Das Trainieren der Finger-Arm-Schulter und Fuß-Beinmuskulatur, der Rücken- und Bauchmuskulatur sowie der Hals-und Nackenmuskulatur ist durch einfache Übungen möglich und nützlich. Regelmäßiges Üben koordinativer Fähigkeiten, Aktivitäten zur Unterstützung der Stand-, Gang- und Bewegungsfähigkeit, das Halten der Balance und das Pflegen von Ausdauer und Beweglichkeit kann durch gezielte Aktivitäten gezielt geschult werden.

Auch im Alltag lassen sich Körper, Geist und Seele mit einfachen Übungen trainieren. Herz, Kreislauf und Muskulatur profitieren ... das Gehirn wird fit, die Nervenzellen werden gestärkt. Tägliche Übungseinheiten, wie die Trainings-Hausaufgaben der Kursstunden sowie ein regelmäßiger Spaziergang zwischen 30 und 60 Minuten sind wunderbare Bewegungsförderer!

Präventionsmaßnahmen haben in **jedem** Alter, positive Auswirkungen auf die Gesundheit und die Selbstständigkeit des Menschen.

I5

Bewegung – Gleichgewicht – Hörwahrnehmung

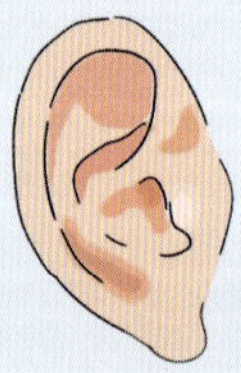

Das menschliche Innenohr beherbergt zwei eng miteinander verbundene Sinnesorgane:
Das Gleichgewichtsorgan und das Hörorgan.
Im Laufe des Lebens lassen beim Erwachsenen Gleichgewichts- und Hörfähigkeit nach.
Eine der Hauptursachen für Hörschwierigkeiten ist die Abnutzung der Härchen in der Hörschnecke. Die sogenannte Altersschwerhörigkeit, die häufigste Form der Schwerhörigkeit zeigt sich etwa ab dem 50. bis 60. Lebensjahr. Zu Anfang der Altersschwerhörigkeit zeigen sich meist Probleme des Sprachverstehens – besonders in Situationen mit mehreren Gesprächspartnern oder mit Hintergrundgeräuschen.
Da sich die abgenutzten Haarzellen nicht erneuern, führt ihr Absterben zu einer dauerhaften Schädigung des Hörvermögens. Menschen mit Altersschwerhörigkeit klagen häufig auch über eine erhöhte Lärmempfindlichkeit. Die Lärmempfindlichkeit (Hyperakusis) zeigt an, dass die individuelle „Unbehaglichkeitsschwelle“ für einen Ton oder ein Geräusch herabgesetzt ist.

Zudem findet sich die Lärmempfindlichkeit häufig in Verbindung mit Ohrgeräuschen – einem sogenannten Tinnitus aurium.
Erkrankungen oder Überforderungen des Innenohres äußern sich außer durch Schwerhörigkeit auch häufig in Gleichgewichtsproblemen. Die Menschen klagen über durchgehende oder wiederholt auftretende Schwindelgefühle.
Frauen und Männer scheinen gleichermaßen betroffen. Viele empfinden einen starken Leidensdruck[29]. Weltweit – auch in Entwicklungsländern – ist von einer hohen Tinnitus-Häufigkeit zu lesen.
In Deutschland sind fast 20 % der Menschen von Schwerhörigkeit betroffen. Wegen Problemen mit Ohrgeräuschen (Tinnitus) kommen ein Viertel aller Patienten zum HNO-Arzt in die Praxis.
Hilfen zur Minderung der Ohrgeräusche und der sie begleitenden Schwindelgefühle sind u.a.

- wohltuende und entspannende Übungen
- angstmindernde und freudefördernde Momente
- gezielte Gleichgewichts-Bewegungsübungen, die der Unterstützung des seelischen und körperlichen Gleichgewichts dienen.

(Viele Rückmeldungen von Teilnehmerinnen aus verschiedenen Bewegungs-Gleichgewichts-Kurstunden: „Tinnitus ist leiser geworden“, „Tinnitus tritt seltener auf“.)

16

Körperliches und seelisches Gleichgewicht

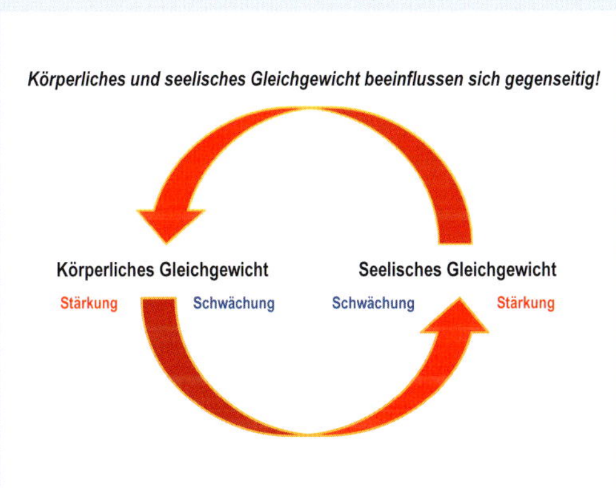

Körperliches und seelisches Gleichgewicht sind untrennbar miteinander verbunden.
Sie gelten als Wurzeln der menschlichen Gesundheit.
Körperliches und seelisches Gleichgewicht können sich gegenseitig belasten, aber sie können sich auch auf wunderbare Weise gegenseitig unterstützen.
Körperliche Aktivitäten stimulieren die Wahrnehmungs- und Bewegungszentren des Gehirns, sie unterstützen die Gesundheit und fördern das mentale Wohlbefinden.
Bewegung – grob- und feinmotorische Sequenzen – pflegt und schult das menschliche Gleichgewichtssystem.
Gezielte Gleichgewichtsübungen, wie sie in den Kursstunden und als Training zu Hause durchgeführt werden, unterstützen somit nicht nur die körperliche Standfestigkeit, sondern geben ebenso dem seelischen Gleichgewicht Halt.
Körperwahrnehmungssequenzen, wie bewegte Entspannungsgeschichten und Körperreisen, dienen der Unterstützung des emotionalen Gleichgewichts, schulen aber ebenso die körperliche Gleichgewichtsfähigkeit. Hand in Hand werden durch achtsame Ruhe- und Konzentrationsphasen das eigene Ich – seelisches und körperliches Gleichgewicht gepflegt und gefördert.

17

Bewegung – Gleichgewicht – Sehwahrnehmung

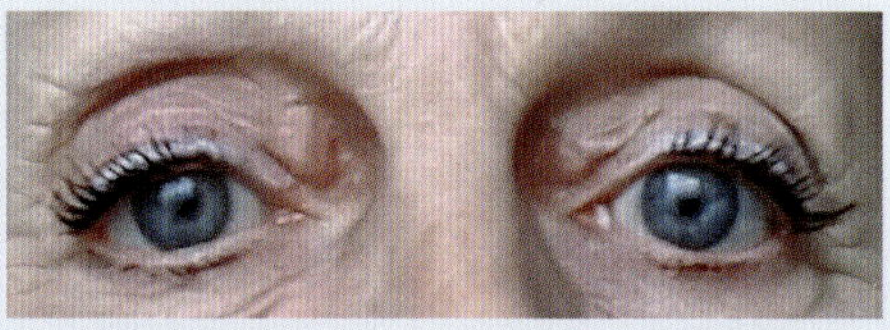

Auch das Sehen ist eng mit dem Gleichgewichtssystem verbunden.
Wie das Hören gehört es zu den Wahrnehmungssystemen, mit denen der Mensch sich im Leben zurechtfindet.

Besonders deutlich wird die Verbindung zwischen Gleichgewicht und Sehen durch den vestibulo-ocular Reflex. Er ermöglicht es, dass die Augen bei Kopfdrehung einen Gegenstand oder eine Person weiterhin scharf sehen können.
Ohne den vestibulo-ocularen Reflex – eine Verschaltung der Bogengänge des Gleichgewichtsorgans mit den Nervenkernen der Augenmuskeln – würde der Mensch die Welt verwackelt wahrnehmen.

Es ist bekannt, dass gutes Sehen die Sicherheit und Beweglichkeit lebenslang unterstützt.
Der Sehsinn liefert dem Menschen etwa 80 Prozent aller Informationen aus der Umwelt, die im Gehirn verarbeitet werden.
Mit sehfähigen Augen kann der Mensch u. a. Entfernungen und Größen, Formen, Farben, Bewegungen ... erkennen und vergleichen.
Ca. 150 Farbtöne können aus dem Spektrum des sichtbaren Lichtes unterschieden und zu einer halben Million Farbempfindungen kombiniert werden.
Sehen und Gleichgewichtssinn sind eng miteinander verschaltet und ermöglichen es, dass wir gerade stehen und uns schnell und sicher bewegen können.

Menschen, die gut sehen können, Menschen die ihr Gleichgewichtssystem pflegen, bleiben leichter selbstständig und zeigen sich sozialen Kontakten gegenüber offener.

18

Bewegung – Gleichgewicht – Füße

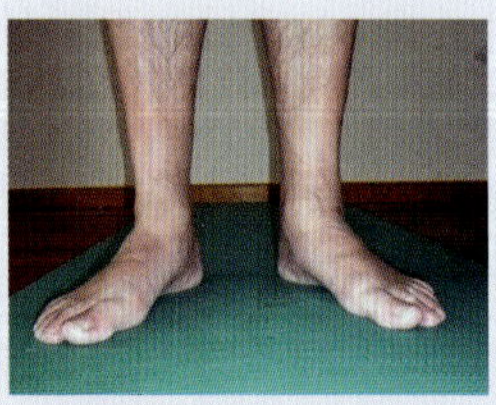

Füße müssen viele verschiedene Belastungen am Tag bewältigen, sie gehören zu den meistbeanspruchten Teilen des menschlichen Körpers.

Gesunde Füße liefert die Grundlage für eine aufrechte Haltung und unterstützen einen sicheren Gang und Stabilität.

Verkümmerte Fußmuskulatur oder Fehlstellungen der Füße können zu verschiedensten gesundheitlichen Beschwerden führen – z. B. zu Rückenschmerzen oder auch zu Schmerzen in Knie- und Hüftgelenken.

Bewegung und Pflege der Füße sind wichtig.
Fußspiele, Fußgymnastik, Fußmassagen, Barfußlaufen, Fußbäder, Wassertreten ... machen Füße fitter und erfreuen das Gehirn. Sie unterstützen die Mobilität des Menschen, sorgen für mehr Wohlbefinden und einen aktiven Geist.
Barfuß laufen ist in jedem Alter ein gesundes und sehr gutes Training für Muskeln, Knochen, Gelenke und Sehnen.

Barfußlaufen und Gleichgewichtssicherheit arbeiten Hand in Hand, denn beim Barfußlaufen müssen sich die Füße ständig dem Boden anpassen, der gesamte Körper muss reagieren. Ein gutes Gleichgewicht wiederum ist Grundlage für sicheres Stehen und Bewegen.
Das Wahrnehmen und Aktivieren der eigenen Füße bedeutet, den gesamten Körper und die Seele des Menschen zu unterstützen!

I9

Bewegung – Gleichgewicht – Hand- und Fingergeschick

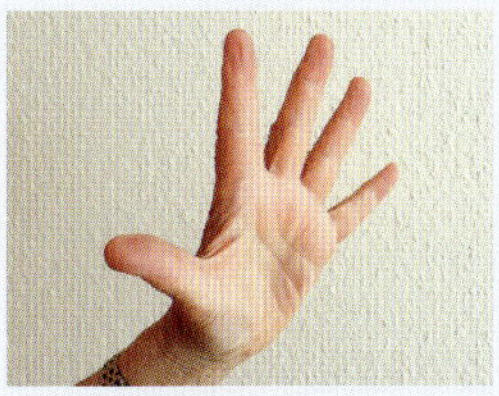

Hände leistet jeden Tag wundervolle Arbeit.
Menschliche Hände sind nicht nur wichtige nützliche Werkzeuge im Alltag, sie unterstützen auch die menschliche Kommunikation durch Gesten.

Finger- und Handmotorik sind für Selbstständigkeit und Selbsttätigkeit im Alltag wichtig. Vom morgendlichen Aufwachen, der Körperpflege, dem Anziehen, dem Zubereiten und Einnehmen der Mahlzeiten ... und allen damit verbundenen Tätigkeiten, ist selbstständiges „Hand-eln" erforderlich.

Das individuelle Handgeschick ist abhängig von Koordinationsfähigkeit, Kraftdosierung, Beweglichkeit, Bewegungsgenauigkeit, Lockerheit und angemessenem Spüren über Tastsinn und Tiefensensibilität der Finger und Hände. Aber auch die Auge-Hand-Koordination, die Vernetzung des Sprachzentrums mit dem Hirnareal für Feinmotorik und die Verbindung von Gleichgewicht und Feinmotorik zeigen die Bedeutung von Fingern und Händen zum gesamten Körper des Menschen auf.

Feinmotorische Fähigkeiten der Finger und Hände sind auch Voraussetzung der Grafomotorik, der Fähigkeit, Mal- und Schreibbewegungen durchzuführen.

Finger- und Klatschspiele unterstützen nicht nur die Entwicklung von Kindern – der Wert von Finger- und Handgymnastik hat bis ins hohe Alter Bestand!
Gezielte Finger- und Handgymnastik regt die Hirntätigkeit an, es fördert die Aufmerksamkeits- und Konzentrationsfähigkeit.

I10

Wir bleiben in Bewegung – wir bleiben im Gleichgewicht – wir wissen warum!

Zusammenfassung der Informationen aus Kursstunde 1–9

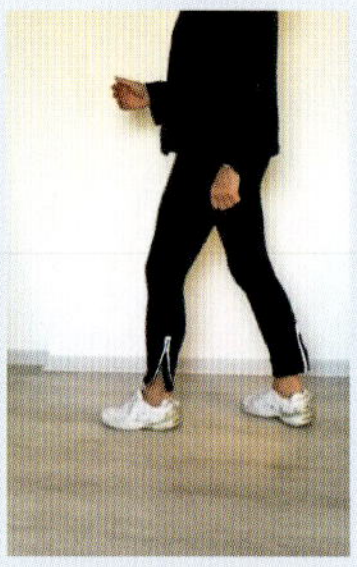

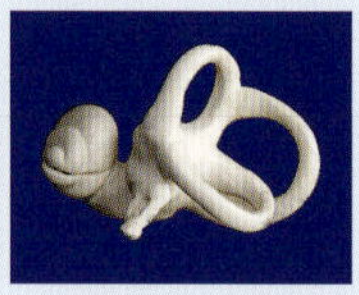

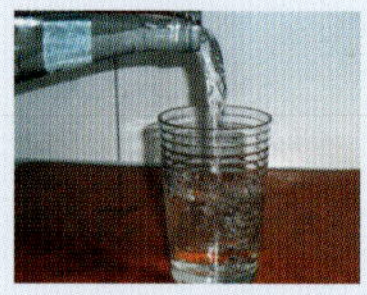

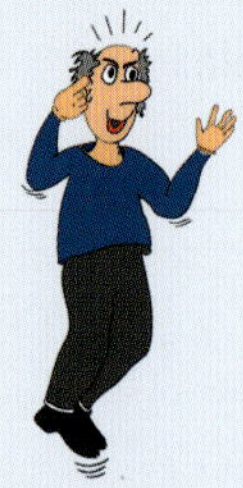

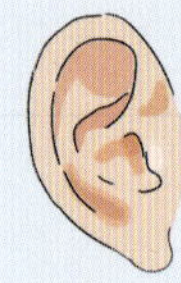

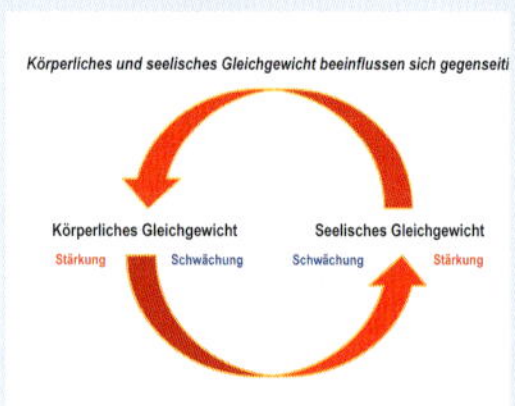

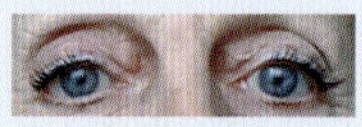

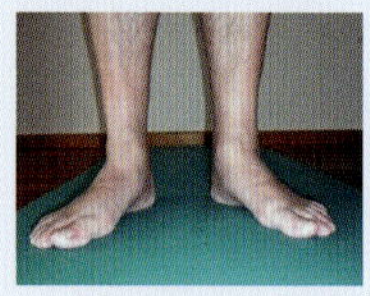

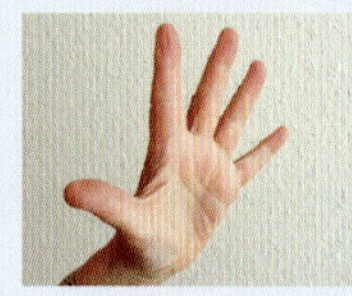

5.6 Trainingsplan/Hausaufgaben

HT1

- Zähneputzen im Einbeinstand

HT2

Gleichgewichtsübung 5a

- Zähneputzen im Einbeinstand
- Bei Wunsch: Ausmalbild Drachenflug

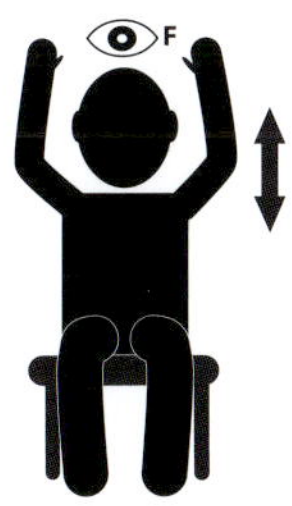

Sitzen · Stufe 3 Übung 1

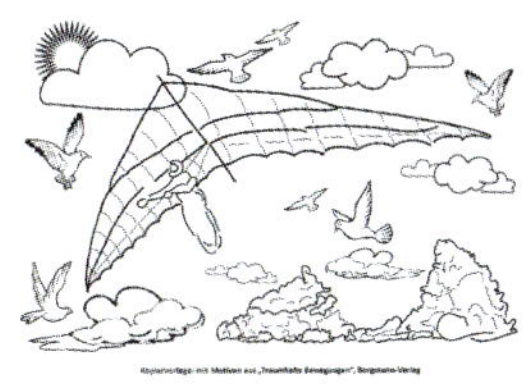

HT3

Gleichgewichtsübung 5b

- Sitz auf dem Luftkissen
- Zähneputzen im Einbeinstand

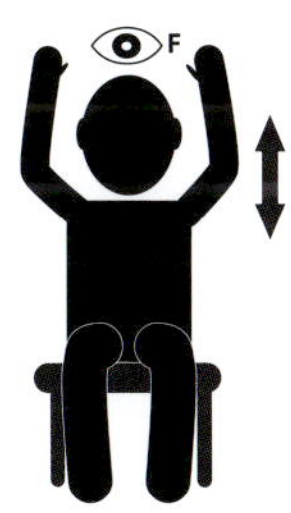

Sitzen · Stufe 3 Übung 1

HT4

Gleichgewichtsübung G6a

- Zähneputzen im Einbeinstand mit Kniebeugen

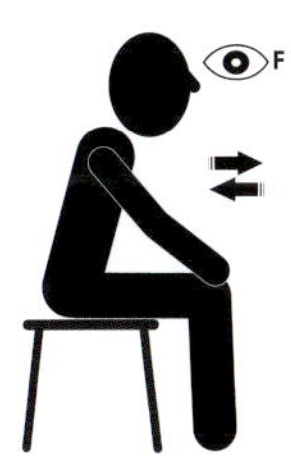

Sitzen · Stufe 3 Übung 2

HT5

Gleichgewichtsübung G6b

- Zähneputzen im Einbeinstand mit Kniebeugen
- Bei Wunsch: Ausmahlbild Berge

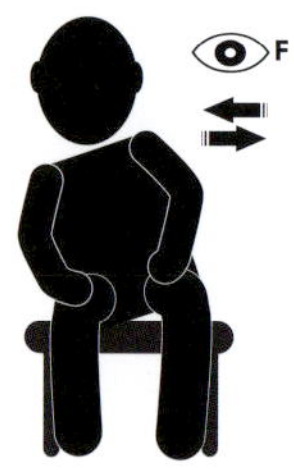

Sitzen - Stufe 4 Übung 2

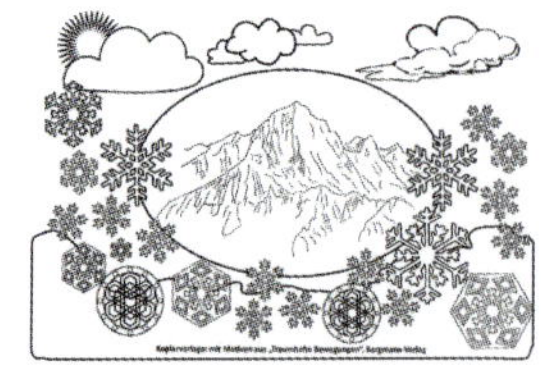

HT6

Gleichgewichtsübung G7a

- Zähneputzen im Einbeinstand mit Kniebeugen

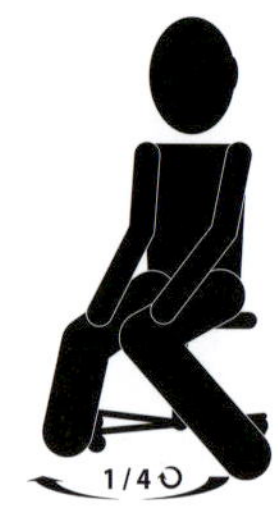

Sitzen - Stufe 1 Übung 3

HT7

Gleichgewichtsübung G7b

- Übung erfolgt mit geschlossenen Augen
- Zähneputzen im Einbeinstand mit Kniebeugen

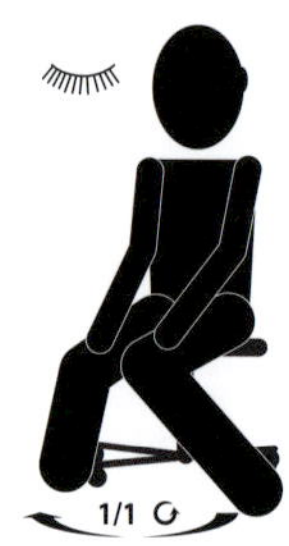

Sitzen - Stufe 4 Übung 3

HT8

Gleichgewichtsübung G8a

- Augenbewegung zu den Seiten
- Zähneputzen im Einbeinstand mit Kniebeugen

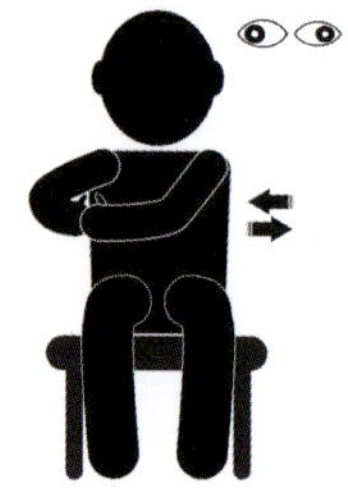

Sitzen - Stufe 3 Übung 4

HT9

Gleichgewichtsübung G8b

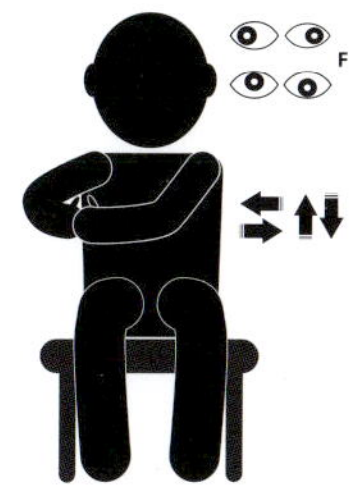
Sitzen - Stufe 3 Übung 4

- Augenbewegung zu den Seiten
- Augenbewegung oben – unten
- Zähneputzen im Einbeinstand mit Kniebeugen

HT10

Lieblingsübung – Gleichgewichtsübung

- Zähneputzen im Einbeinstand mit Kniebeugen

5.7 Gesundheitspflege der Kursleiterinnen und Betreuungskräfte K3

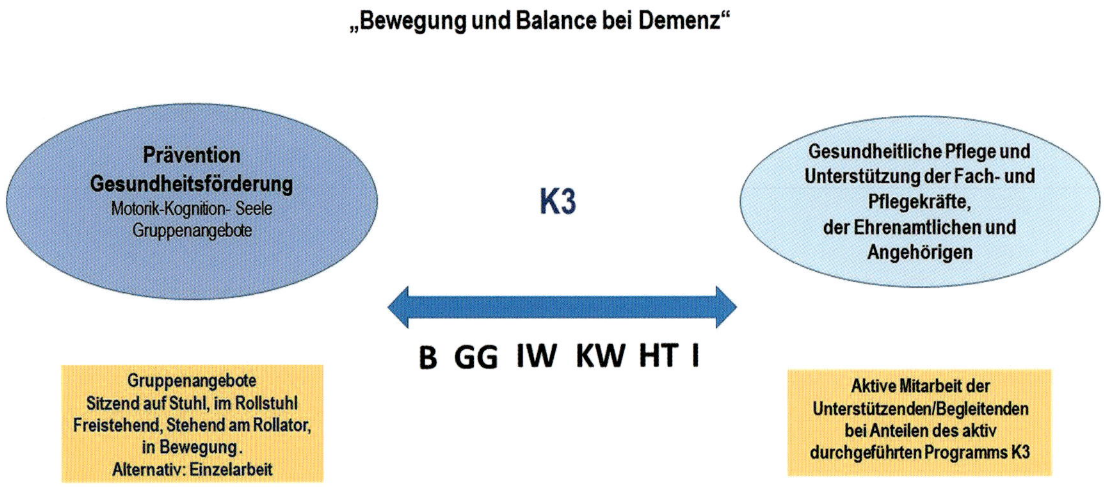

Auch die Kursleiterin sowie Angehörige oder Begleiterinnen, die mit den Kursteilnehmerinnen die Gruppenstunden besuchen, können und sollen Unterstützung für die eigenen Gesundheitsvorsorge- und Fürsorge durch das Programm erfahren. Dazu bieten sich verschiedene Möglichkeiten.

Möglichkeiten der Gesundheitspflege

1. Aktive Mitarbeit der Angehörigen, Begleiterinnen und Kursleiterinnen in den Gruppenstunden.
2. Unterstützung der Kursteilnehmerin/gemeinsame Durchführung der Trainingsaufgabe/Hausaufgabe.

Alternative

Täglich alleinige Durchführung der Trainingsaufgabe/Hausaufgabe K3
H1–H10 vom Programm K3

Bei Wunsch ist es auch möglich, folgenden Trainings-Hausaufgaben zu nutzen
HT1–HT10 vom Programm K1
HT1–HT10 vom Programm K2

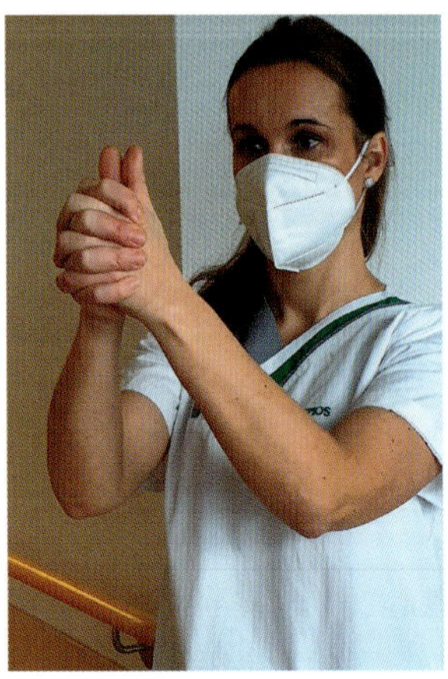

Aktive Mitarbeit der Kursleiterin in den Stunden

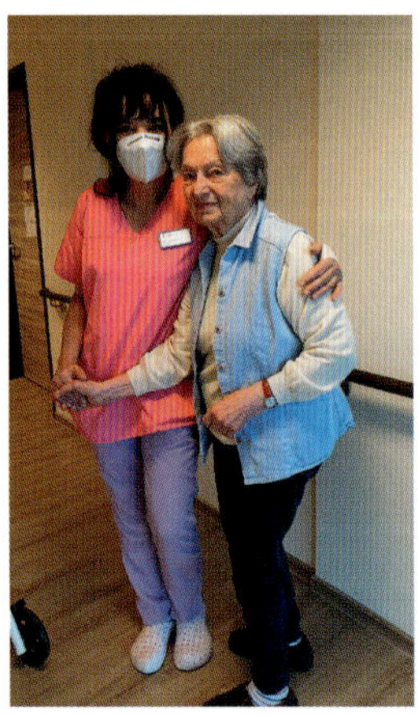

Begleitung/gemeinsame Durchführung der Trainingsaufgaben

K3-Trainingsliste für „private Hausaufgaben"

Kursleiterin, Betreuerin, Angehörige

Durchführung: 1–3 × täglich

UE	Häusliche Trainingsaufgabe Gleichgewicht	Häusliche Trainingsaufgabe Standübung
1	HT1 G5a Stufe 3/Ü1	HT1 Zähneputzen im Einbeinstand
2	HT2 G5b Stufe 3/Ü1 auf Luftkissen	HT2 Zähneputzen im Einbeinstand Ausmalen Drachenbild
3	HT3 G6a Stufe 3/Ü 2	HT3 Zähneputzen im Einbeinstand
4	HT4 G6b Stufe 4/Ü2 auf Luftkissen	HT4 Zähneputzen im Einbeinstand mit Kniebeugen
5	HT5 G7a Stufe 3/Ü 2 Drehteller	HT5 Zähneputzen im Einbeinstand mit Kniebeugen
6	HT6 G7b Stufe 3/Ü 3 Drehteller	HT6 Zähneputzen im Einbeinstand mit Kniebeugen
7	HT7 G8a Stufe 2/Ü4	HT7 Zähneputzen im Einbeinstand mit Kniebeugen. Ausmalbild Berge
8	HT8 G8b Stufe 3/Ü4	HT8 Zähneputzen im Einbeinstand mit Kniebeugen
9	HT9 G8c Stufe 4/Ü4	HT9 Zähneputzen im Einbeinstand mit Kniebeugen
10	HT10 Lieblingsübung – Gleichgewichtsübung	HT10 Lieblingsübung

Tipps von Kursleiterinnen, Betreuungskräften, Angehörigen die das häusliche Training für die eigene Gesundheitsvorsorge in ihren Alltag integriert haben.

- Die Standübung kann regelmäßig beim Zähneputzen durchgeführt werden.
  Aussage: „Hervorragende, einfache Stärkung der Fuß- und Beinmuskulatur!"
  Aussage: „Gute Gleichgewichtsüberprüfung für mich selbst."

- Gleichgewichts-Übung auf dem Weg zur Arbeit oder zum Einkaufen
  Aussage: „Ich mache die Bewegungen oft beim Gehen in verkehrsarmen Zonen. Das war zuerst gar nicht so leicht, kostete mich Konzentration – klappt jetzt gut".
  Aussage: „Ich mache die Übungen inzwischen auch in den verschiedenen anderen Kursen, die ich anbiete – dadurch habe ich regelmäßig Übung."

- Übung im Tagesablauf
  Aussage: „Ich mache die Übung in meiner Arbeitspause – ich komme dadurch zur Ruhe."
  Aussage: „Ich mache die Übungen selbst auch regelmäßig, denn ich habe gemerkt, dass ich meine Kursteilnehmer in ihren Rückmeldungen dadurch besser verstehe – nachspüren und mitsprechen können, dazu benötigt es auch Eigenerfahrung."
  Aussage: „Bei mir haben sich parallel zur Gleichgewichtsverbesserung die eigenen sportlichen Leistungen verbessert."
  Aussage: „Ich mache die Übungen inzwischen regelmäßig, weil ich merke: Es tut gut."
  Aussage: „Ich habe gelernt, mir diese Zeit zu nehmen – und das Gute: Ich bemerke Unterschiede bei mir."
  Aussage: „Ich spüre bei mir deutliche Verbesserungen im körperlichen Gleichgewicht."
  Aussage: „Die Entschleunigung tut mir unendlich gut!"
  Aussage: „Ich hab die Übungen in meiner Familie eingeführt – auch meine Kinder machen mit."

Ergebnis:
Eine aktive private Mitarbeit im Programm K3 ergibt sich ohne besonderen Aufwand.

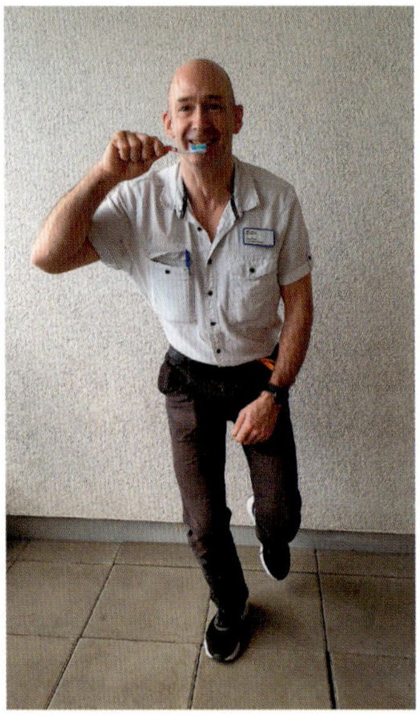

Einbeinstand mit Kniebeuge

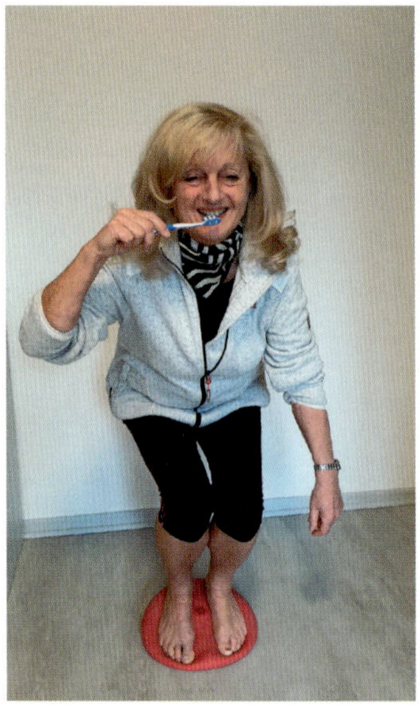

Alternative zum Einbeinstand mit Kniebeuge

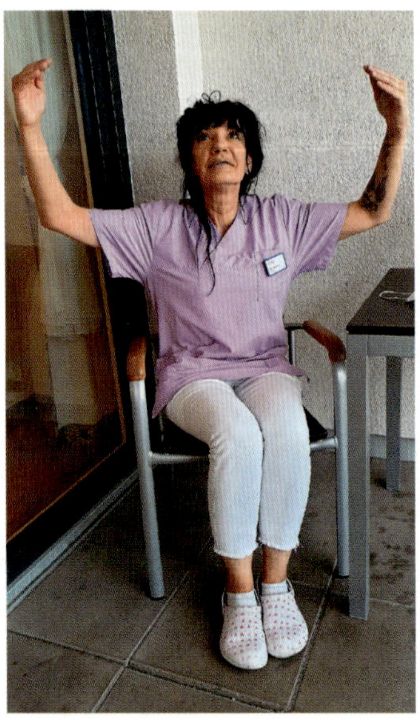

Gleichgewichtsübungen in der Pause

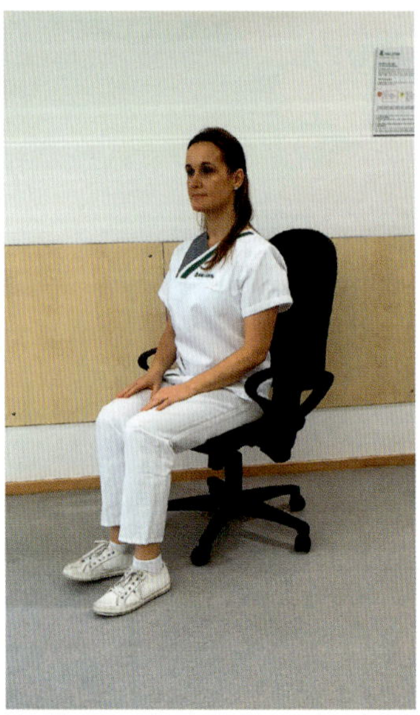

Gleichgewichtsübungen am Schreibtisch

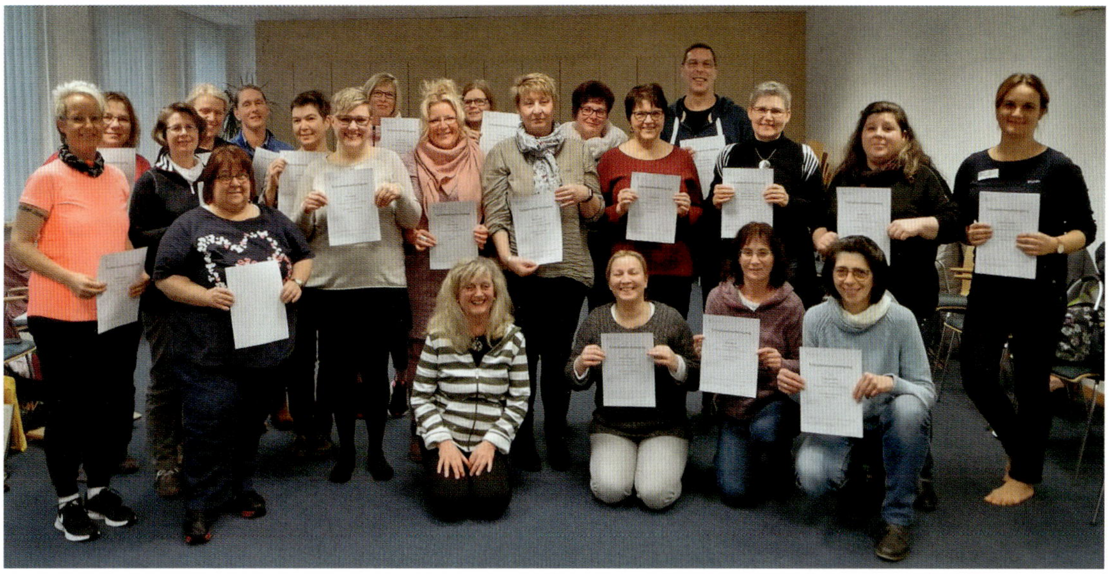

„Bewegung und Balance bei Demenz" Zusatzqualifikation zur Fachkraft für sensomotorische Förderung bei Demenz. Das Foto zeigt eine der interdisziplinären Gruppen, die im Rahmen des vom Lande Niedersachsen geförderten Programms „Bewegung und Balance bei Demenz" – Intervention und Prävention - eingewiesen und von den Asklepios Harzkliniken mit der Zusatzqualifikation zur „Fachkraft für sensomotorische Förderung bei Demenz" ausgezeichnet wurden.

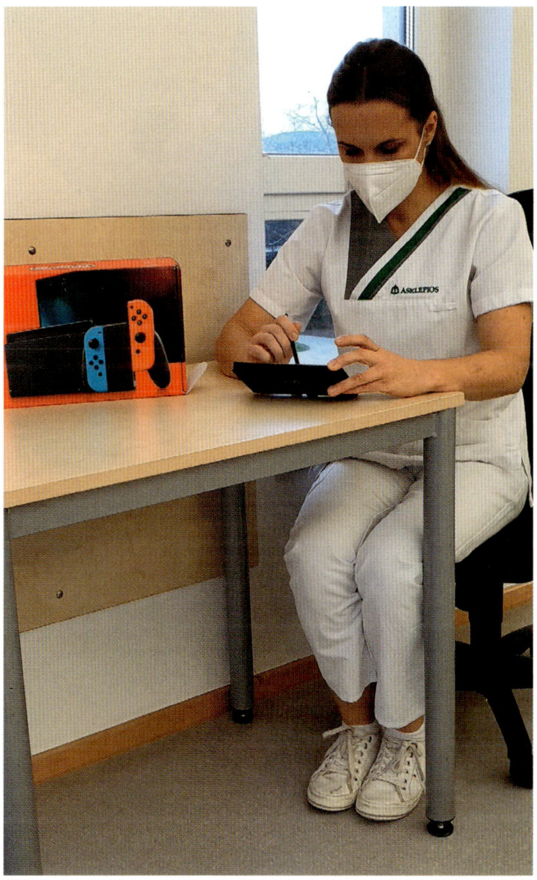

Vorbereitung der Zusatzspiele von Nintendo Deutschland

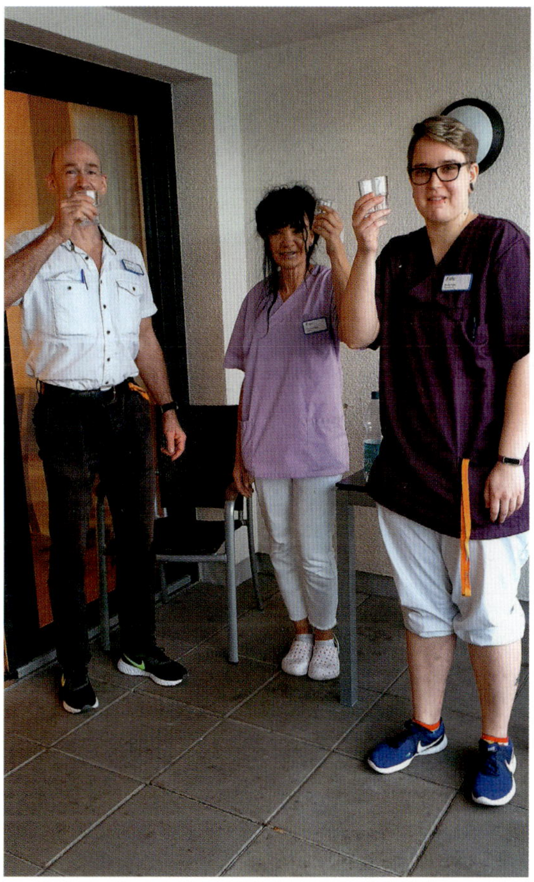

Nicht nur in den Gruppestunden! Wir trinken Wasser, wer macht mit …

1 Präventionsprinzip: Vorbeugung und Reduzierung spezieller gesundheitlicher Risiken durch geeignete verhaltens- und gesundheitsorientierte Bewegungsprogramme

2 Die Zentrale Prüfstelle Prävention (ZPP) ist eine Kooperationsgemeinschaft von gesetzlichen Kranken- und Pflegekassen in Deutschland, s. https://www.zentrale-pruefstelle-praevention.de/admin/
Die ZPP prüft mit dem Ziel die Qualität von Präventionskursen zu gewährleisten nach einheitlichen Kriterien gemäß § 20 Abs. 4 Nr. 1 SGB V

3 Voraussetzung zur Erteilung der Kurse bei ZPP: Die Leitung der Gruppen erfolgt durch qualifizierte Fachkräfte: Personen mit abgeschlossener pädagogischer, therapeutischer, medizinischer, psychologischer oder sportwissenschaftlicher Grundausbildung und zusätzlicher Bescheinigung der Zusatzqualifikation „Gesundheitsförderung durch Verbesserung der Koordination" nach Dorothea Beigel®.

4 Im Leitfaden Prävention der GKV geforderten Kernziele: Stärkung physischer Gesundheitsressourcen, Stärkung der psychosozialen Gesundheitsressourcen, Verminderung von Risikofaktoren, Bewältigung von psychosomatischen Beschwerden und Missbefindenszuständen, Aufbau von Bindung an gesundheitssportliche Aktivität, Verbesserung der Bewegungsverhältnisse.

5 Materialbestellung möglich. www.guckloch-online.de

6 Ausgearbeitete Stundenbilder 1–10/K3 bestellbar, s. Materialset: www.guckloch-online.de

7 Siehe dazu Variationen aus: Beigel, D; Silberzahn, J: Entdecken Sie Ihr Gleichgewicht. Verlag modernes lernen. Dortmund, S. 95, S. 103

8 Variation zur Gleichgewichtsgeschichte aus: Beigel, D.: Traumhafte Bewegungen. Verlag modernes lernen. Dortmund.

9 Aus Beigel, D; Silberzahn, J: „Entdecken Sie Ihr Gleichgewicht". Borgmann Verlag. Dortmund. Kalenderblatt/Sitzen – Stufe1/Variation, Übung 1

10 Materialbestellung, s. www.guckloch-online.de

11 http://www.welt.de/wissenschaft/article1461487/Warum_Singen_gesund_ist.html

12 http://www.uni-protokolle.de/nachrichten/id/113523/

13 Volkslied Ende 19. Jahrhundert

14 Volkslied 19.Jahrhundert

15 Volkslied 19.Jahrhundert

16 Angelehnt an. Beigel, D: Beweg dich, Schule! Verlag modernes lernen. Dortmund

17 Alle in diesem Kapitel vorgestellten Gleichgewichtsübungen entstammen oder sind angelehnt an:
Beigel, D.; Silberzahn, J. :Entdecken Sie Ihr Gleichgewicht. Verlag modernes lernen. Dortmund

18 Testblatt siehe Anhang 1

19 Abgewandelt nach „Bildung kommt ins Gleichgewicht" Verlag modernes lernen. Dortmund.

20 Abgewandelt nach „Bildung kommt ins Gleichgewicht" Verlag modernes lernen. Dortmund.

21 Abgewandelt nach „Bildung kommt ins Gleichgewicht" Verlag modernes lernen. Dortmund.

22 Kölner Stadtanzeiger, 5.2.2008, Interview mit Prof. Henning Scheich, Lernforscher am Leibniz-Institut für Neurobiologie in Magdeburg

23 Siehe auch: „Entdecken Sie Ihr Gleichgewicht". Verlag modernes lernen. Dortmund

24 https://medlexi.de/Inselrinde

25 https://www.dasgehirn.info/grundlagen/anatomie/der-insellappen

26 Es ist ebenso möglich mit der linken Hand zu beginnen.

27 s. dazu Materialpaket BBD

28 https://www.bmi.bund.de/SharedDocs/Downloads/DE/Broschueren/2012/demografiebericht.pdf?__blob=publicationFile

29 https://www.tinnitus-mag.de/tinnitus-wissen/geschichte-und-epidemiologie-des-tinnitus/

Literatur, Adressen, Seminare

Internetadressen

https://www.aerzteblatt.de/nachrichten/103046/WHO-stellt-Leitlinie-fuer-oeffentliche-Demenzpraevention-vor

https://www.alzheimer-forschung.de/alzheimer/wasistalzheimer/veraenderungen-im-gehirn/anatomie-des-gehirns/

https://www.apotheken.de/news/12659-sport-gut-bei-demenz

https://www.bmbf.de/de/demenz---aktiv-gegen-das-vergessen-5858.html

https://www.bundesgesundheitsministerium.de/fileadmin/Dateien/5_Publikationen/Pflege/Broschueren/190429_BMG_RG_Demenz.pdf. 13. aktualisierte Auflage: März 2019

https://www.dasgehirn.info/grundlagen/anatomie/der-insellappen

https://www.dasgehirn.info/grundlagen/das-gehirn-im-alter/drei-fronten-gegen-demenz

https://www.dasgehirn.info/krankheiten/morbus-alzheimer/schleichend-zum-vergessen

https://www.deutsche-alzheimer.de

https://www.dguv-lug.de/primarstufe/bewegte-schule/bleib-in-balance//

http://dzd.blog.uni-wh.de/index.html%3Fp=9977.html

https://www.t-online.de/gesundheit/krankheiten-symptome/id_83121348/alzheimer-forschung-kein-durchbruch-aber-hoffnung.html

https://www.medizinpopulaer.at/archiv/bewegung-fitness/details/article/bewegung-in-den-besten-jahren.html

https://www.mdr.de/wissen/gehirn-bildet-bis-ins-alter-neue-nervenzellen-100.html

https://www.muenchen-klinik.de/demenz/

https://www.ncbi.nlm.nih.gov/pubmed/18570697/

https://www.ndr.de/ratgeber/gesundheit/Gehirntraining-Im-Alter-geistig-fit-bleiben,gehirntraining102.html

https://www.netdoktor.de/krankheiten/demenz/vaskulaere-demenz/

https://news.rub.de/wissenschaft/2019-11-25-neurologie-herantasten-die-beruehrungswahrnehmung-im-gehirn

https://optiformblog.me/2017/12/28/kann-koerperliches-training-vor-demenz-schuetzen/

https://www.parkinson-aktuell.de/was-ist-parkinson/symptome-fuer-parkinson/psychische-beschwerden-bei-parkinson

https://www.scinexx.de/news/biowissen/gehirn-erneuert-sich-bis-ins-hohe-alter/

https://www.scinexx.de/dossierartikel/heilsame-handgriffe/

http://www.uni-protokolle.de/nachrichten/id/113523/

https://www.wegweiser-demenz.de/informationen/medizinischer-hintergrund-demenz/alzheimer/alzheimer-krankheit.html

https://www.wegweiser-demenz.de/informationen/medizinischer-hintergrund-demenz/demenzerkrankung.html

https://www.wegweiser-demenz.de/informationen/medizinischer-hintergrund-demenz/weitere-demenzformen/lewy-koerperchen-demenz.html;

https://www.wegweiser-demenz.de/informationen/medizinischer-hintergrund-demenz/weitere-demenzformen/frontotemporale-demenz-pick.html

http://www.welt.de/wissenschaft/article1461487/Warum_Singen_gesund_ist.html

https://www.zeitschrift-sportmedizin.de/bewegung-neuroplastizitaet-das-gehirn-kein-muskel-und-doch-unglaublich-trainierbar/2/

https://www.zentrale-pruefstelle-praevention.de/admin/

https://zfs.bildung.hessen.de/bewegungsfoerdernde_schule/materialien/faltblatt-projekt-schnecke-stand-2012.pdf

Artikel in Fachzeitschriften

Rolland, Y et al:An abnormal one-leg balance test predicts cognitive decline during Alzheimer's disease, J.Alzheimers Dis V.16,2009, S. 525-531; Sattler, C. et al:Physical fitness as a protective factor for cognitive im pairment in a prospective population-based study in Germany, Alzheimers Dis V 26, 2011, S. 709-718

The Brain-Body Connection: GCBH Recommendations on Physical Activity and Brain Health. Global Council on Brain Health (GCBH). http://www.aarp.org/content/dam/aarp/health/brain_health/2016/05/gcbh-the-brain-body-connection.pdf

Granacher U, Gruber M, Strass D, Gollhofer A. Auswirkungen von sensomotorischem Training im Alter auf die Maximal- und Explosivkraft. Deutsche Zeitschrift für Sportmedizin 2007; 58: 446-451.

https://www.researchgate.net/publication/15009418_Exercise_Training_and_Nutritional_Supplementation_for_Physical_Frailty_in_Very_Elderly_People

Gruber M, Gollhofer A. Impact of sensorimotor training on the rate of force development and neural activation. Eur J Appl Physiol 2004; 92: 98-105.

Hollmann, W. Strüder, H. & Tagarkanis, C. (2005). Gehirn und körperliche Aktivität. Sportwissenschaft, 35

Mc Phillips, M.; Hepper, P.G.;Mulhern, G. (2000): Effects of replicating primary-reflex movements on specific reading difficulties in children: a randomised, double-blind, controlled trial. In: Richard Horton (2000): The Lancet. London: Editorial office

Livingston G, Sommerlad A, Orgeta V et al. Dementia prevention, intervention, and care. Lancet. 2017 Dec 16;390(10113):2673-2734. doi: 10.1016/S0140-6736(17)31363-6

Lourenco MV, Frozza RL, de Freitas GB et al. Exercise-linked FNDC5/irisin rescues synaptic plasticity and memory defects in Alzheimer's models. Nature Medicine 2019; 25, 165–175.

Luck T, Riedel-Heller SG. [Prevention of Alzheimer's dementia in Germany: A projection of the possible potential of reducing selected risk factors]. [Article in German]. Nervenarzt. 2016 Nov;87(11):1194-1200.

Scheich, Henning, Prof. am Leibniz-Institut für Neurobiologie in Magdeburg, Kölner Stadtanzeiger, 5.2.2008

Striegel, Ulrich, Hessisches Kultusministerium: Faltblatt Projekt Schnecke-Bildung braucht Gesundheit

https://zfs.bildung.hessen.de/bewegungsfoerdernde_schule/materialien/faltblatt-projekt-schnecke-stand-2012.pdf

Weiterführende Literatur

Antonovsky, A. (1997): Salutogenese, dgvt Verlag, Tübingen

Batmanghelidj, F. (2002): Wasser die gesunde Lösung VAK, Kirchzarten

Batmanghelihj, F (2004): Sie sind nicht krank. Sie sind durstig. VAK, Kirchzarten

Beigel, D. (2002): Das bewegte Klassenzimmer. Ein Projekt zeigt Wirkung, VAK, Kirchzarten

Beigel, D. (2005): Die Bedeutung frühkindlicher Reflexe für die Auswahl der Angebote in Sport- und Bewegungskindergärten in: Band 11 der Reihe „Zukunftsorientierte Sportstättenentwicklung – Sport- und Bewegungskindergärten“ Grundlagen, Konzepte, Beispiele Herausgeber: Sportjugend Hessen, LSB Hessen

Beigel, D. (2005): Beweg dich, Schule! Eine Prise Bewegung im täglichen Unterricht der Klassen 1-10. *BORGMANN MEDIA*, Dortmund

Beigel, D. (2010): Kita und Schule – ein starkes Team. Beobachten – Erkennen – Planen – Handeln. *BORGMANN MEDIA*, Dortmund

Beigel, D.; Grönemeyer, D. (2011): Zukunftsinitiative Ernährungsbildung. Ernährung rundum gesund. Lehrmaterial für Kindertageseinrichtungen und Grundschulen. Rheine

Beigel, D. (2011): Bildung kommt ins Gleichgewicht. Guten Morgen, liebes Knie. Ein Gleichgewichtsprogramm zur Lernunterstützung. 2. Auflage, *BORGMANN MEDIA*, Dortmund

Beigel, D.; Giesbert, J.; Reichenbach, C. (2011): Bildung mit Durchblick. Ein visuelles Wahrnehmungsprogramm zur Lernunterstützung. *BORGMANN MEDIA*, Dortmund

Beigel, D.; Grönemeyer, D. (2011): Von Anfang an im Gleichgewicht. Ein Bewegungsprogramm für den Kindergarten mit dem Zwerg Willibald, seinen Freunden und dem kleinen Medicus. 2. Auflage. *BORGMANN MEDIA*, Dortmund

Beigel, D.; Beigel, M. (2012): AUKIS. Auswertungsprogramm für das Konzept Kita und Schule – ein starkes Team, *BORGMANN MEDIA*, Dortmund

Beigel, D. (2013): Bleib in Balance. Aktuelles Unterrichtsmaterial für die Klasse 2-4. Kostenlos abrufbar unter www.dguv-lug.de/gleichgewicht.php

Beigel, D.; Grönemeyer, D. (2014): Ich wär‘ jetzt mal ‘ne Fledermaus! Spiel- und Bewegungsgeschichten zur sensomotorischen Förderung. verlag modernes lernen, Dortmund

Beigel, D.; Silberzahn, J. (2015): Entdecken Sie Ihr Gleichgewicht. Ein Ü-30 Wellness- und Trainingsprogramm. verlag modernes lernen, Dortmund

Beigel, D. (2016): Traumhafte Bewegungen. Bewegungsgeschichten für Erwachsene, die ihr körperliches und seelisches Gleichgewicht unterstützen möchten. verlag modernes lernen, Dortmund

Beigel, D. (2017): Flügel und Wurzeln – Persistierende Restreaktionen frühkindlicher Reflexe und ihre Auswirkungen auf Lernen und Verhalten. 6. Auflage, verlag modernes lernen, Dortmund

Beigel, D.; Schäfer, U. (2018): Bildung beginnt schon auf dem Wickeltisch. 177 sofort umsetzbare Möglichkeiten, um Kinder in der Entwicklung zu unterstützen. verlag modernes lernen, Dortmund

Beigel, D. (2018): Entdecken Sie Ihr Gleichgewicht – 40 Bildkarten zur Gesundheitsförderung. Gleichgewichtstraining im Sitzen und Stehen / Variation im Sitzen. verlag modernes lernen, Dortmund

Beigel, D. (2018): Bildung kommt ins Gleichgewicht – Bildkarten zur Lernförderung: Stationen-Training in Schule und Verein. verlag modernes lernen, Dortmund

Beigel, D. (2019): Beweg dich, Schule! – Eine „Prise Bewegung“ im täglichen Unterricht der Klassen 1 bis 13. 5. erweiterte Auflage, verlag modernes lernen, Dortmund

Beigel, D. (2019): Erwachsene und Senioren im Gleichgewicht. Bleib in Balance. Älter werden in Balance. Gleichgewichtskurse Dorothea Beigel®. verlag modernes lernen, Dortmund

Beigel, D. (2019): Kinder im Gleichgewicht. Eltern-Kind Gleichgewichtskurse Dorothea Beigel®. verlag modernes lernen, Dortmund

Beigel, D.; Frey, R. (2020): Was ist los in meinem Kopf. Eine Geschichte für kleine und große Leute, die verstehen wollen, warum das Gleichgewicht für das Lernen so wichtig ist. 2. Auflage, *BORGMANN MEDIA*, Dortmund

Macedonia, M. (2018): Beweg Dich und Dein Gehirn sagt Danke – Wie wir schlauer werden, besser denken und uns vor Demenz schützen. Brandstätter Verlag, Wien

Montague, A. (1992): Körperkontakt, Klett-Cotta, Stuttgart

Nehls, Michael, Dr. med. 2017 Heyne Verlag München in Verlagsgruppe Random House GmbH, München ????

Wagenknecht H. (1980): Lexikon der Psychologie. Herder, Freiburg

Zimbardo, P. G., Floyd L. (1983): Psychologie. Springer, Berlin / Heidelberg

Zimbardo, P. G. (1995): Zimbardo Psychologie. Springer, Berlin / Heidelberg

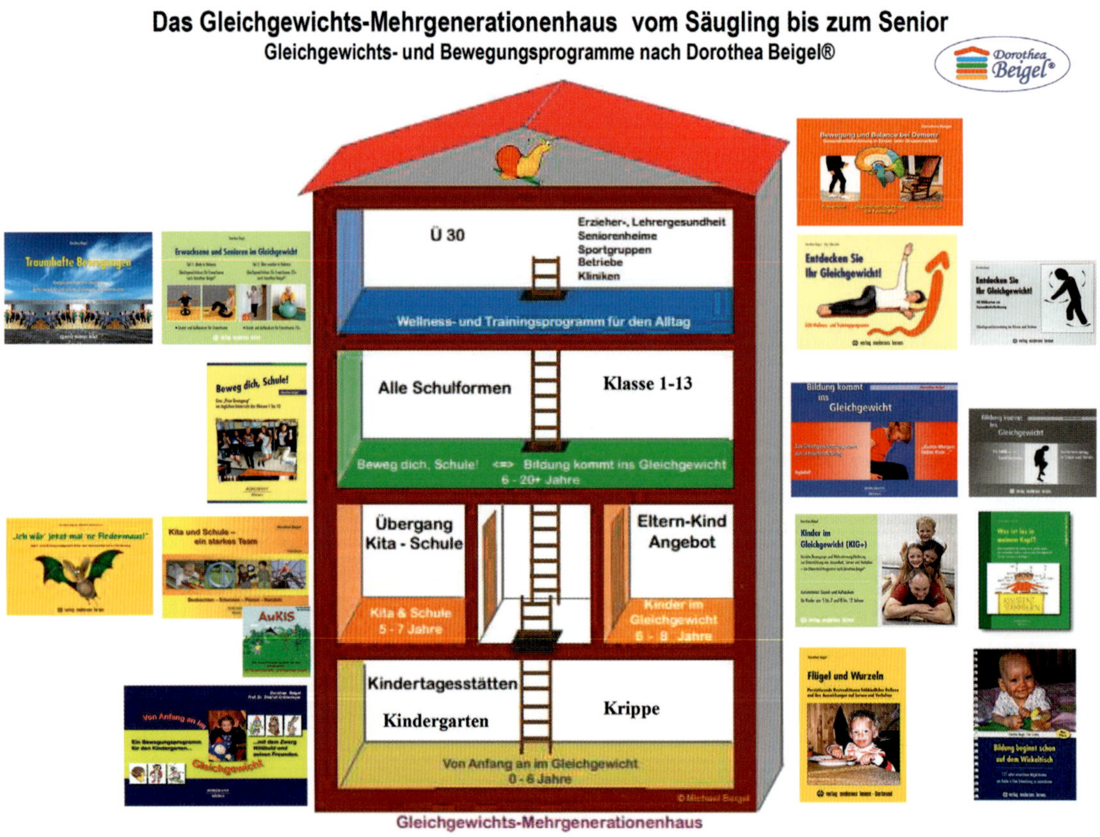

Adressen

Ansprechpartnerin für das Projekt „Bewegung und Balance bei Demenz" in Niedersachsen
Organisation/Projektleiterin:
Beata Boronczyk MscN, MA,
Asklepios Harzkliniken Goslar

Aktionsbündnis „Sehen im Alter"
c/o DBSV – Deutscher Blinden- und Sehbehindertenverband e. V.
Rungestr. 19
10179 Berlin

Liste der zertifizierten Gleichgewichts-Dozentinnen/Dozenten für die Bewegungs- und Gleichgewichtsprogramme nach Dorothea Beigel®
www.bildung-kommt-ins-gleichgewicht.de

Materialien, Seminare, Fortbildungen

Guckloch GmbH
Institut Pädagogik-Therapie
www.guckloch-online.de

- *Materialset K2 beinhaltet*
  10 Stundenbilder
  Hausaufgabenblätter

- *Materialset K3 beinhaltet*
  10 Stundenbilder
  Hausaufgabenblätter

Seminare für Interessierte (Präsenz- und Online-Seminare)

http://www.guckloch-online.de/seminare

Kontakt zur Autorin

Dorothea Beigel
dbeigel@t-online.de
0171-585 9992

Übersicht über das Online-Material

- Ausmalbilder
- Rückmeldebogen zu den Programmen K1, K2, K3
- Testbögen K2/K3; Testbögen für Unterstützende

Weiterbildung mit Abschluss/Zertifikat

Zertifizierte Dozentin/Dozent für die Bewegungs- und Gleichgewichtsprogramme nach Dorothea Beigel®
Die auf der Internetseite www.bildung-kommt-ins-gleichgewicht.de gelisteten zertifizierten Dozentinnen/Dozenten für die Bewegungs- und Gleichgewichtsprogramme nach Dorothea Beigel® sind europaweit zur Schulung der Programme berechtigt.

Die Weiterbildung mit Abschluss/Zertifikat erfordert
6 Pflichtseminare (in beliebiger Reihenfolge zu wählen. Grundkurs muss allerdings vor Aufbaukurs belegt werden)

- Flügel und Wurzeln „Einführungskurs“ (Frühkindliche Bewegungsmuster und ihre Auswirkungen auf Lernen, Leisten und Verhalten)
- Bildung kommt ins Gleichgewicht (Einführungskurs Gleichgewicht, Schwerpunkt Kita und Schule bis Klasse 13)
- Beobachten – Erkennen - Planen – Handeln (Übergang Kita/Schule)
- Flügel und Wurzeln „Aufbaukurs“ (Frühkindliche Bewegungsmuster und ihre Auswirkungen auf Lernen, Leisten und Verhalten)
- Entdecken Sie Ihr Gleichgewicht (Aufbaukurs Gleichgewicht, Erwachsene)
- Zertifizierungskurs

Mit Erhalt des Zertifikats und jeweils aktueller Listung auf der Internetseite **„www.bildung-kommt-ins-gleichgewicht.de“** erhalten Dozentinnen/Dozenten der Bewegungs- und Gleichgewichtsprogramme nach Dorothea Beigel® folgende Berechtigungen:
Durchführung von Workshops/Schulungen (Zeitrahmen bis 3,5 Std.) und Vorträge zu den Programmen

- „Von Anfang an im Gleichgewicht - Bewegungs- und Gleichgewichtsprogramm für den Kindergarten nach Dorothea Beigel®“
- „Bildung kommt ins Gleichgewicht - Bewegungs- und Gleichgewichtsprogramm zur Lernunterstützung nach Dorothea Beigel®“
- „Kita und Schule – ein starkes Team. Beobachtungs- und Förderangebot nach Dorothea Beigel®“
- „Entdecken Sie Ihr Gleichgewicht – Bewegungs- und Gleichgewichtsprogramm für Erwachsene nach Dorothea Beigel®“

Zusätzliche Qualifizierung für zertifizierte Dozentinnen/Dozenten der Bewegungs- und Gleichgewichtsprogramme nach Dorothea Beigel®

Die Möglichkeit, weitere Programme nach Dorothea Beigel® **zu schulen**, richtet sich nach später absolvierten Wochenendlehrgängen (siehe dazu auch die eingetragene Angaben www.bildung-kommt-ins-gleichgewicht.de).

Wählbare Seminare zur Erweiterung der Qualifizierung

- Beweg Dich, Schule!
- Bildung beginnt schon auf dem Wickeltisch
- Fledermaus-Aufbau-Programm
- Bewegung und Balance bei Demenz

Zusätzliche Seminarangebote zur Qualifizierung als Kursleiterin für die, von der Zentralen Prüfstelle Prävention zertifizierten Kurse nach Dorothea Beigel®

Kinder im Gleichgewicht (beinhaltet die ZPP zertifizierten Kurse:

- Kinder im Gleichgewicht 6/7 Jahre
- Kinder im Gleichgewicht 8-12 Jahre)

Bleib in Balance (beinhaltet die ZPP zertifizierten Kurse:

- Bleib in Balance
- Älter werden in Balance (70+)

Bewegung und Balance bei Demenz (beinhaltet auch den ZPP zertifizierten Kurs)

- Gesundheitsförderung durch Verbesserung der Koordination

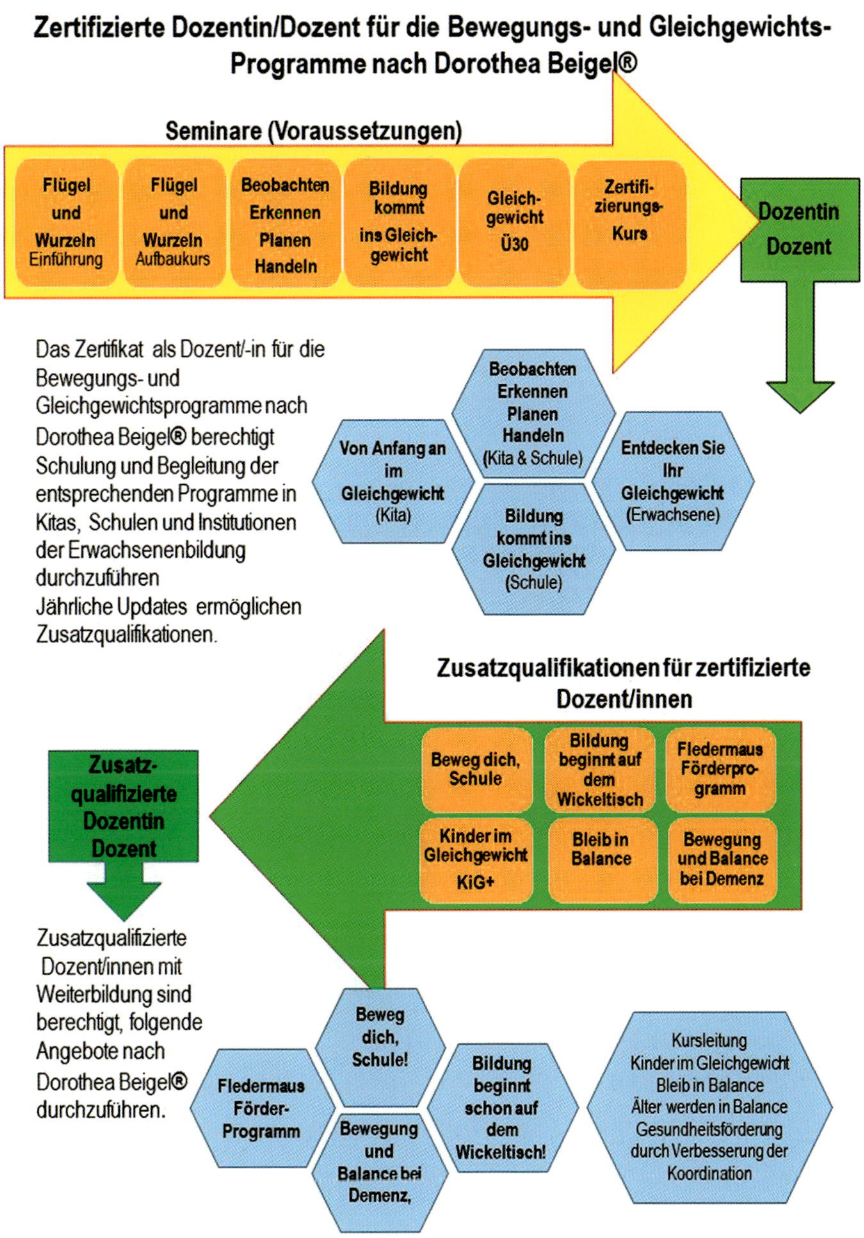

Raum für Notizen

Raum für Notizen

Raum für Notizen

Raum für Notizen

Dorothea Beigel

Flügel und Wurzeln

Persistierende Restreaktionen frühkindlicher Reflexe und ihre Auswirkungen auf Lernen und Verhalten

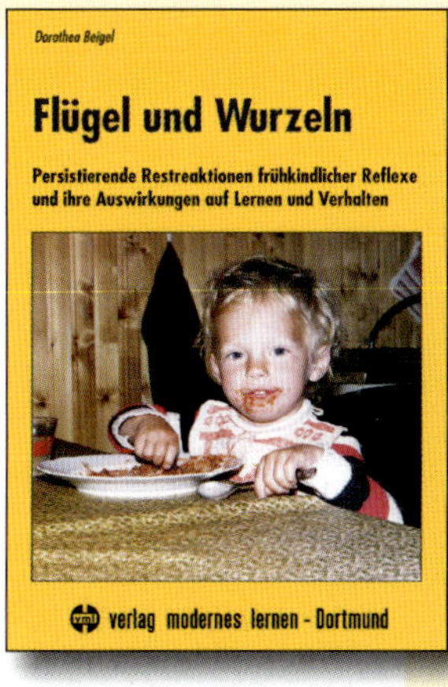

„Flügel und Wurzeln" ist aus dem Wunsch heraus entstanden, beim Leser Verständnis für teilleistungs- und verhaltensauffällige Kinder zu wecken und Wege aufzuzeigen, die Hintergründe solcher Störungen zu begreifen und deren Auswirkungen frühzeitig zu kompensieren. Die Autorin gibt einen Überblick über die Sinnessysteme des Menschen und geht auf persistierende Restreaktionen frühkindlicher Reflexe ein. Sie beschreibt Möglichkeiten und Erfahrungen aus der Arbeit mit Bewegungsprogrammen zur Integration von Restreaktionen frühkindlicher Reflexe. In eigens hervorgehobenen Ratschlägen für Elternhaus, Kindergarten und Schule wird aus Sicht einer Pädagogin darauf hingewiesen wie Teilleistungsstörungen vorgebeugt werden kann und wie sie ausgeglichen werden können.

Ein Buch, das angesichts der immer schneller anwachsenden Zahl „auffälliger" Kinder auf die pragmatischen Möglichkeiten eines Staatlichen Schulamtes hinweist. Angesichts der politischen Folgerungen aus der Pisa-Studie ist es als Plädoyer für eine gedeihliche Kindheit in Elternhaus, Kindergarten und Schule zu verstehen. Es geht darum, die kindlichen „Wurzeln" wachsen und gedeihen zu lassen und auf diese Weise den Kindern „Flügel" zu geben, mit denen sie sich gesund und erfolgreich den Herausforderungen der Gegenwart und Zukunft stellen können.

Bestseller: über 25.000 Auflage!

7. Aufl. 2018, 256 S., Format 16x23cm, fester Einband, Alter: Kiga, GS

ISBN 978-3-8080-0833-1 | Bestell-Nr. 1154 | 20,40 Euro

Dorothea Beigel / Dietrich Grönemeyer

„Ich wär' jetzt mal 'ne Fledermaus!"

Spiel- und Bewegungsgeschichten zur sensomotorischen Förderung

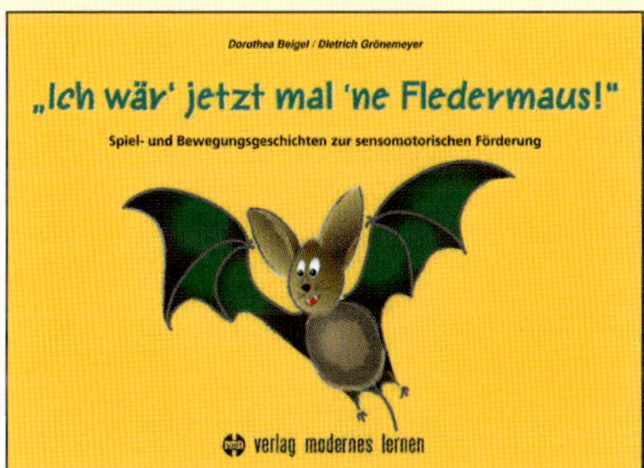

Dieses Praxisbuch bietet über 50 kindgerechte Bewegungsgeschichten zur spielerischen Schulung der Sensomotorik. Frühkindliche Bewegungsmuster werden liebevoll aufgegriffen, verfeinert, variiert und ausgebaut. Ritchie, der Ringelwurm, der die Kinder Bewegungsmuster rund um den Tonischen Labyrinth Reflex spielen lässt, ist ebenso wie die Tausendfüßler Fritzchen und Marleen, die so gerne barfuß gehen (Fußgreifreflex), oder Freddy, die freche Fledermaus (Asymmetrisch Tonischer Nackenreflex) Akteur in den Geschichten. Dieses Buch, durch das Zwerg Wilibald und, als medizinischer Berater, der kleine Medicus begleiten, bietet sich für Erzieherinnen, Lehrerinnen und Therapeutinnen auch als Ergänzung zum Beobachtungsverfahren „Kita und Schule - ein starkes Team" und als praktische Erweiterung zu „Flügel und Wurzeln, Restreaktionen frühkindlicher Reflexe und ihre Auswirkungen auf Lernen und Verhalten" an.

„Ein sehr schönes und übersichtliches Buch, leicht verständlich und für Berufsanfänger in der Pädiatrie einfach nur perfekt!" ErgotherapeutIn, HeilpädagogIn

„Sehr empfehlenswert!" Mediziner

2. Aufl. 2017, 224 S., farbige Abb., DIN A4, Ringbindung, Alter: 4–8

ISBN 978-3-8080-0727-3 | Bestell-Nr. 1252 | 21,50 Euro

Dorothea Beigel / Ruth Frey

Was ist los in meinem Kopf?

Eine Geschichte für kleine und große Leute, die verstehen wollen, warum das Gleichgewicht für das Lernen so wichtig ist

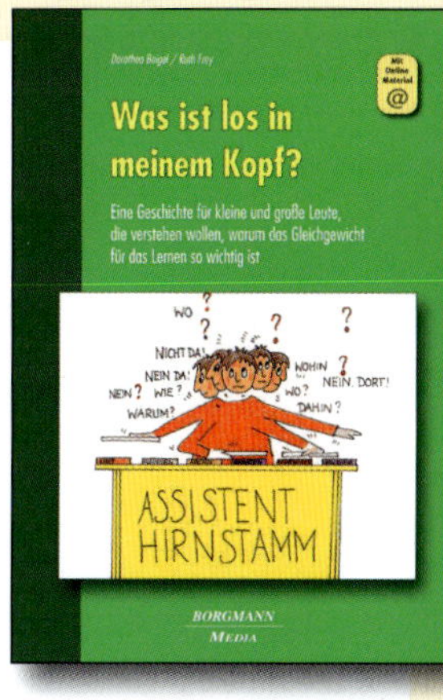

Als wunderbare Ergänzung zu ihren Kalendern hat Dorothea Beigel zusammen mit Ruth Frey ein Demo-Material für Therapie und Unterricht herausgebracht. Buch und Material – Poster (Silhouette eines Gehirns) und Begleitheft mit der Geschichte und Spielideen sowie Kopiervorlagen der einzelnen Hirnareale (alle als Download) – geben Lehrerinnen, Erzieherinnen, Eltern und Therapeutinnen praktische, sofort einsetzbare Anregung, um kindgerechte Antworten auf Fragen zum eigenen Gehirn, zum Lernen und zur Bedeutung von Bewegung zu geben. Ergänzt wird die Geschichte durch Minuten-Spielideen für das Klassenzimmer und durch Antworten auf „noch mehr" Kinderfragen zum Gehirn.

3., überarbeitete und erweiterte Auflage 2020, 88 S. Begleitheft mit 14 Farbtafeln, Beigabe: Farbtafeln DIN A4 und Poster DIN A3 als Download, Groß-Format DIN A4, geh, Alter: 5–10

ISBN 978-3-942976-27-5 | Bestell-Nr. 9446 | 19,95 Euro

Dorothea Beigel / Ute Schäfer

Bildung beginnt schon auf dem Wickeltisch

177 sofort umsetzbare Möglichkeiten, um Kinder in ihrer Entwicklung zu unterstützen

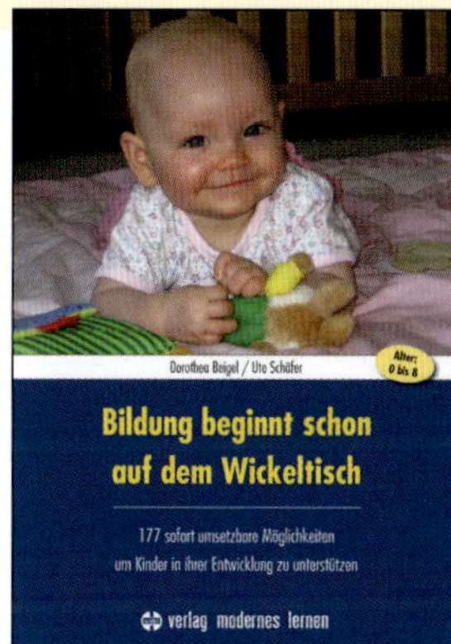

„Das Praxisbuch spricht Fachleute, Eltern und Großeltern an. Durch die klare Strukturierung kann es als Nachschlagewerk benutzt werden. ... Die Verknüpfung zwischen Theorie und Praxis ist gelungen und zeigt zum Beispiel wunderbar die wichtige Bedeutung von Finger- und Fußspielen. Die zeitgemäßen, fröhlichen und attraktiven Sprüche motivieren zum Ausprobieren.

Im Zeitalter der Digitalisierung ist es wesentlich, Eltern und Erzieher immer wieder daran zu erinnern, dass zwischenmenschliche Kommunikation und die gemeinsame Tätigkeit Fundament für eine stabile Entwicklung sind." Ulrike Ziemer, socialnet.de

256 S., farbige Abb., Groß-Format DIN A4, Ringbindung, Alter: 0–8

ISBN 978-3-8080-0832-4 | Bestell-Nr. 1290 | 23,95 Euro

Dorothea Beigel / Jörg Silberzahn

Entdecken Sie Ihr Gleichgewicht

Das Ü30-Wellness- und Trainingsprogramm für Alltag und Beruf

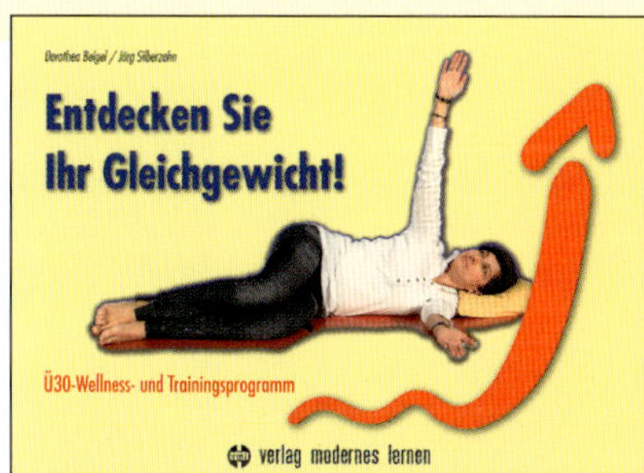

Dieses Material für Erwachsene stellt die Weiterführung und den Abschluss der Gleichgewichts-Kalender-Reihe dar. Medienpaket bestehend aus: Poster-Kalender DIN A3 quer, ca. 54 Seiten, farbig, Ringbindung + Begleitbuch ca. 144 S., farbige Abb., Format DIN A4, br; beides im Pappschuber

ISBN 978-3-8080-0744-0 | Bestell-Nr. 1257 | 29,80 Euro

BORGMANN MEDIA

verlag modernes lernen borgmann publishing

Schleefstraße 14, D-44287 Dortmund
Telefon 0231 - 128008, Fax 0231 - 125640
Leseproben, Rezensionen, Bestellen im Internet:
www.verlag-modernes-lernen.de

Bewegtes Lernen mit Dorothea Beigel !

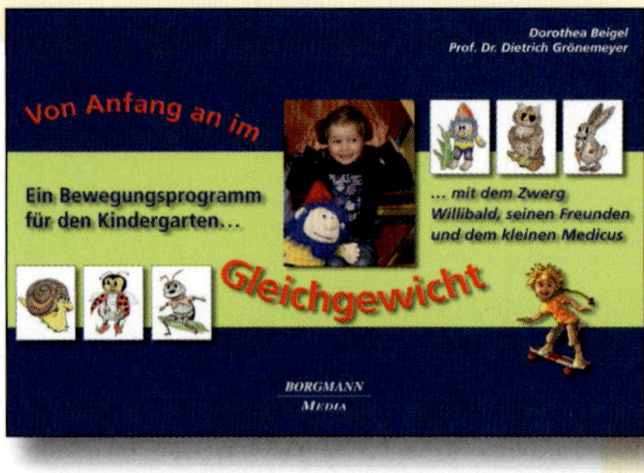

Dorothea Beigel / Dietrich Grönemeyer

Von Anfang an im Gleichgewicht

Ein Bewegungsprogramm für den Kindergarten mit dem Zwerg Willibald, seinen Freunden und dem kleinen Medicus

„Gerade im Kindergarten haben viele Erzieher ein Zeitproblem mit dem umfangreichen Bildungsplan: Sprachförderung, Bewegungserziehung, musikalische Förderung, Experimente. Für die Übungen des Bewegungsprogramms 'Von Anfang an im Gleichgewicht' braucht es aber nur etwa 5 Minuten täglich und kein zusätzliches Material." Daniela Pfaffenberger, kigaportal.com

3. Aufl. 2018, Medienpaket bestehend aus: Poster-Kalender DIN A3 quer, 24 Blatt, farbig, Ringbindung + Begleitbuch 96 S., farbige Abb., Format DIN A4, br; beides im Pappschuber, Alter: 0–5

ISBN 978-3-938187-83-8 | Bestell-Nr. 9431 | 26,80 Euro

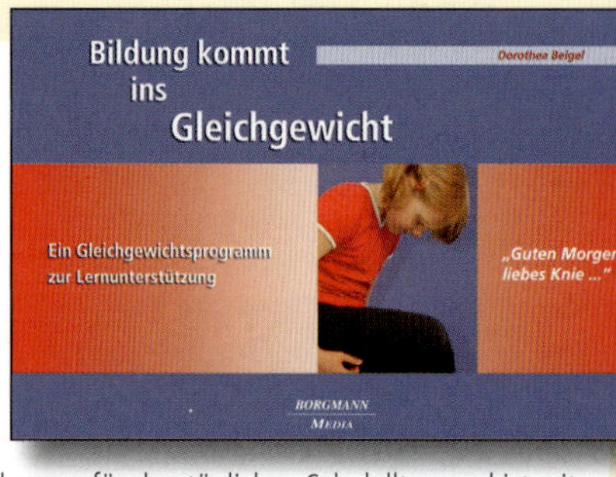

Dorothea Beigel

Bildung kommt ins Gleichgewicht

„Guten Morgen, liebes Knie ..." – Ein Gleichgewichtsprogramm zur Lernunterstützung

Dieses Material bietet leicht umsetzbares Handwerkszeug für den täglichen Schulalltag und ist mit einem Zeitaufwand von 1-3 Minuten pro Unterrichtsstunde ohne speziellen Raumbedarf in allen Klassenstufen und in allen Schulformen durchführbar. Es regt den Lehrer an, sich aktiv am „kleinen Bewegungsprogramm" zu beteiligen, um das eigene Gleichgewicht zu pflegen und die Konzentration und die Lernmöglichkeit der Schüler zu fördern. Das fünfstufige Gleichgewichtsprogramm kann mit anderen Förderungen unkompliziert verbunden werden.

4. Aufl. 2021 , Medienpaket bestehend aus: Poster-Kalender DIN A3 quer, 12 Blatt, farbig, Ringbindung + Begleitheft 72 S., Format DIN A4, geh; beides im Pappschuber, Alter: ab 5

ISBN 978-3-938187-53-1 | Bestell-Nr. 9404 | 24,80 Euro

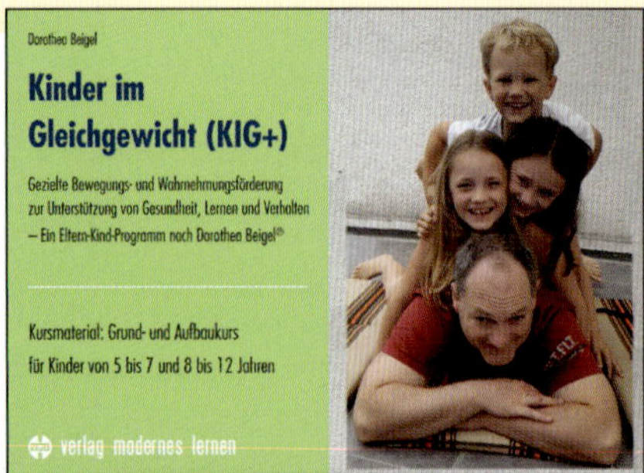

Dorothea Beigel

Kinder im Gleichgewicht (KIG+)

Gezielte Bewegungs- und Wahrnehmungsförderung zur Unterstützung von Gesundheit, Lernen und Verhalten • Ein Eltern-Kind-Programm nach Dorothea Beigel® • Kursmanual: Grund- und Aufbaukurs für Kinder von 5 bis 7 und 8 bis 12 Jahren

Ziel der sensomotorischen Einheiten ist die nachhaltige Unterstützung der körperlichen und seelischen Gesundheit, des Lernens, Verhaltens und Wohlfühlens. Das spielerische Bewegen in den Stunden bezieht Bewegungsübungen aus der kindlichen Entwicklung mit ein und geht auf die Förderung der Wahrnehmungsbereiche und die Ausreifung frühkindlicher Bewegungsmuster ein. Durch zielgerichtete „Bewegungs-Hausaufgaben" werden die Stundeninhalte vertieft, um eine nachhaltige Wirkung zu gewährleisten. Die Zusammenarbeit mit den Eltern ist ein wichtiger Bestandteil des Angebots.

244 S., farbige Abb., Groß-Format DIN A4, Ringbindung, Alter: 5–12

ISBN 978-3-8080-0834-8 | Bestell-Nr. 1291 | 26,95 Euro

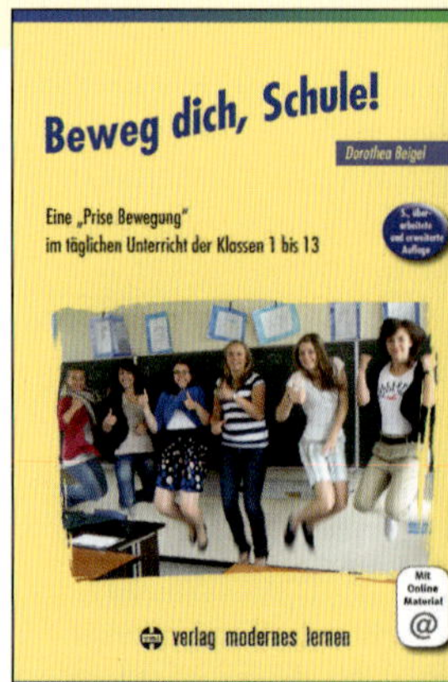

Dorothea Beigel

Beweg dich, Schule!

Eine „Prise Bewegung" im täglichen Unterricht der Klassen 1 bis13

Der kurze Theorieteil untermauert das Verständnis für die Notwendigkeit von kurzen Bewegungssequenzen in allen Altersklassen und Schulformen. Erprobte Bewegungseinheiten setzen direkt an der Stoffvermittlung einzelner Fächer an. Die Spiel- und Bewegungsangebote sind kurzzeitig, variabel und jederzeit für Kinder, Jugendliche und Erwachsene altersangemessen einsetzbar, ohne dass zusätzlicher Material- und/oder Raumbedarf im Unterricht entsteht. Der Praxisteil gliedert sich schwerpunktmäßig in die Bereiche Mathematik, Deutsch, Fremdsprachen und übergreifende Fächerangebote. Ergänzt wird das Angebot durch „Brain-Gym"-Spiele, Minutenpausen, Mini-Sport-Bewegungen und Bewegungsangebote für das Lehrerzimmer.

5., überarbeitete und erweiterte Aufl. 2019, 352 S., farbige Abb., Beigabe: Übersicht der Spiele zusätzlich als Download, Format 16x23cm, fester Einban, Alter: 6–20

ISBN 978-3-8080-0855-3 | Bestell-Nr. 1311 | 23,95 Euro

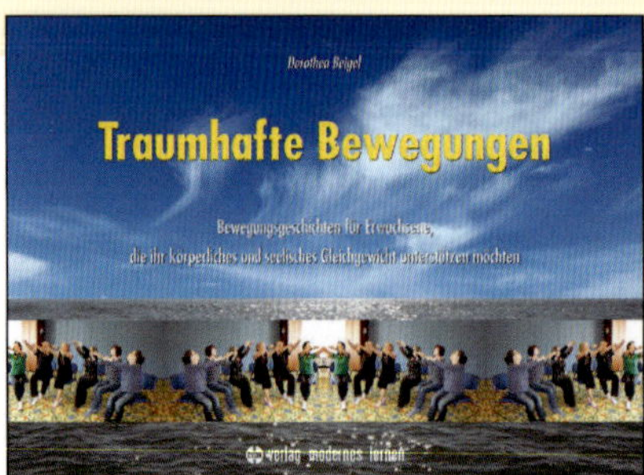

Dorothea Beigel

Traumhafte Bewegungen

Bewegungsgeschichten für Erwachsene, die ihr körperliches und seelisches Gleichgewicht unterstützen möchten

„Mein Gleichgewicht liebt diese Geschichten!"Eine der vielen positiven Teilnehmer-Rückmeldungen.

„Alles in allem ein vortreffliches Ermutigungswerk, das hoffentlich viele Menschen im wahrsten Sinne des Wortes bewegen wird!" Detlef Rüsch, amazon.de

200 S., farbige Abb., Format DIN A4, Ringbindung, Alter: Erwachsene

ISBN 978-3-8080-0766-2 | Bestell-Nr. 1265 | 21,50 Euro

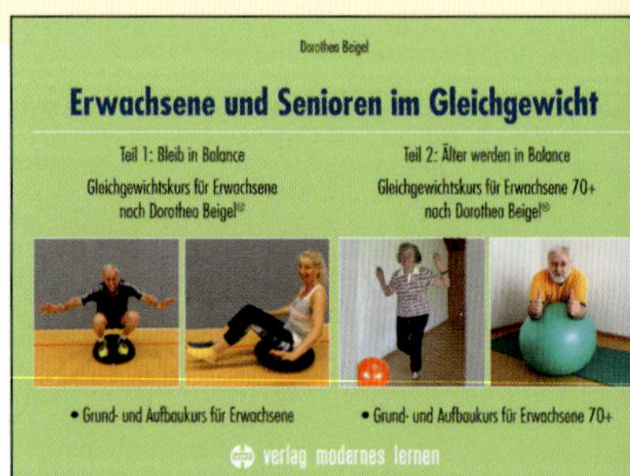

Dorothea Beigel

Erwachsene und Senioren im Gleichgewicht

Teil 1: Bleib in Balance: Gleichgewichtskurs für Erwachsene nach Dorothea Beigel® – Grund- und Aufbaukurs für Erwachsene

Teil 2: Älter werden in Balance: Gleichgewichtskurs für Erwachsene 70+ nach Dorothea Beigel® – Grund- und Aufbaukurs für Erwachsene 70+

308 S., farbige Abb., Groß-Format DIN A4, Ringbindung

ISBN 978-3-8080-0835-5 | Bestell-Nr. 1292 | 26,95 Euro

BORGMANN MEDIA

verlag modernes lernen borgmann publishing

Schleefstraße 14, D-44287 Dortmund
Telefon 02 31 - 12 80 08, Fax 02 31 - 12 56 40
Leseproben, Rezensionen, Bestellen im Internet:
www.verlag-modernes-lernen.de